Elogios a

Liberdade Metabólica

"*Liberdade Metabólica* derruba os mitos modernos sobre saúde e oferece uma perspectiva revigorante sobre a perda de gordura, focando as causas raízes em vez dos sintomas. A profunda compreensão de Ben sobre metabolismo e ferramentas práticas, como o reset de 30 dias, tornam este guia indispensável para quem busca saúde e vitalidade duradouras."
— Dr. Jason Fung, autor de *O Código da Obesidade*, best-seller do *New York Times*

"*Liberdade Metabólica* é uma jornada transformadora rumo à saúde plena e ao equilíbrio metabólico. Combinando experiência pessoal com estratégias respaldadas pela ciência, Ben Azadi oferece ferramentas práticas para otimizar o metabolismo, equilibrar os hormônios e se libertar do ciclo das dietas e dos problemas crônicos de saúde. Com um plano completo de reset de 30 dias, este livro é um guia essencial para quem busca bem-estar e vitalidade duradouros."
— Dr. Robert Lufkin, autor de *Lies I Taught in Medical School*, best-seller do *New York Times*

"*Liberdade Metabólica*, de Ben Azadi, é um divisor de águas para quem está pronto para se libertar do ciclo do efeito sanfona e da disfunção metabólica. Ben combina com maestria ferramentas ancestrais de cura, como a dieta cetogênica e o jejum, com biohacks modernos para ajudá-lo a desbloquear a inteligência inata do seu corpo. Desde a compreensão das causas profundas dos problemas metabólicos até a aplicação do Reset de Liberdade Metabólica de 30 Dias, este livro oferece um roteiro prático e fundamentado na ciência para alcançar saúde e vitalidade duradouras. Se você está pronto ara transformar seu metabolismo e recuperar sua energia, este é o guia que estava esperando."
— JJ Virgin, quatro vezes autora best-seller do *New York Times*

"*Liberdade Metabólica*, de Ben Azadi, é mais do que apenas um livro — é um alerta para quem está preso na disfunção metabólica. Ele simplifica estratégias de saúde complexas como a dieta cetogênica, o jejum e o biohacking em passos práticos que você pode começar a aplicar hoje mesmo."
— Dr. Eric Berg, biólogo humano e biohacker.

"Finalmente, um livro sobre metabolismo que revela as verdadeiras causas da perda de energia, da névoa mental, do ganho de peso inexplicável e até do diabetes. *Liberdade Metabólica* rompe com a abordagem convencional centrada em dietas, que tantas vezes deixa as pessoas frustradas com resultados limitados — ou inexistentes. Este não é apenas mais um livro sobre dieta — é um guia transformador para compreender e revitalizar seu metabolismo como nunca antes."
— Dr. Daniel Pompa, autor de *Beyond Fasting* e fundador do Pompa Program

"O que Ben Azadi faz em *Metabolic Freedom* é abrir seus olhos para a propaganda alimentar, ensinar o que é comida de verdade e proteger seu 'eu do futuro' contra as armadilhas publicitárias das grandes indústrias alimentícias."
— Dr. Ken D. Berry, autor de *Lies My Doctor Told Me*

"Com *Liberdade Metabólica*, Ben Azadi apresenta um plano impactante e empoderador para ativar o potencial inato de cura do corpo. Repleto de insights sobre jejum intermitente, dietas cetogênicas e biohacking, este livro oferece as ferramentas para superar a disfunção metabólica e viver com saúde plena. Não é só um livro — é um verdadeiro salva-vidas para quem está pronto para assumir o controle da própria saúde. Leitura altamente recomendada não só para meus pacientes, mas também para meus clientes!"
— Cynthia Thurlow, enfermeira especializada em saúde da mulher, autora e apresentadora do podcast *Everyday Wellness*

"*Liberdade Metabólica* — que título lindo e conceitualmente poderoso! Todos nós merecemos ser livres dos perigos à saúde causados pelos alimentos ultraprocessados da era moderna e até mesmo de abordagens convencionais mal orientadas para perda de peso. Como alguém que ajudou a popularizar o conceito de 'flexibilidade metabólica', posso confirmar que o novo livro de Ben é um recurso fantástico para qualquer pessoa que deseje melhorar a saúde metabólica, perder gordura corporal do jeito certo (e manter a perda com o mínimo de esforço) e prevenir doenças."
— Mark Sisson, fundador do movimento de saúde ancestral, autor de *The Primal Blueprint*, *The Keto Reset Diet* e *Born to Walk,* best-sellers do *New York Times*

"Cada célula do seu corpo é um milagre da biotecnologia. Ben Azadi nos oferece um caminho claro para restaurar o metabolismo em nível celular. Leia este livro e aprenda com um dos melhores."
— Dra. Cate Shanahan, autora best-seller do *New York Times*

"Ben Azadi decifrou o código da saúde metabólica! *Liberdade Metabólica* não é apenas mais um livro — é um divisor de águas. Trata-se de ir à raiz do problema, e não de mascarar os sintomas. Ben traduz a ciência em passos simples e práticos, para que você possa assumir o controle da sua energia, queimar gordura como uma máquina e, finalmente, se sentir vivo de novo. Se você está pronto para ativar a inteligência inata do seu corpo, funcionar a todo vapor e viver cada dia com intensidade, *Liberdade Metabólica* é o plano que estava esperando."
— Gary Brecka, biólogo humano e biohacker

"Em *Liberdade Metabólica*, o autor Ben Azadi oferece um verdadeiro mapa para recuperar a saúde metabólica em um mundo assolado por desinformação, fake news e marketing enganoso. Com estratégias baseadas em ciência, apresentadas em uma linguagem simples e acessível, além de relatos pessoais e passos práticos, Ben Azadi compartilha ferramentas essenciais para alcançar perda de peso sustentável, equilíbrio hormonal e energia jovial."
— Dr. William Davis, autor do best-seller *Barriga de Trigo*, nº 1 na lista do *New York Times*

"*Liberdade metabólica* é a terra prometida da saúde, da cura e do florescimento com energia abundante, clareza mental, queima de gordura, força e resiliência para enfrentar os desafios da vida. Infelizmente, na sociedade atual, poucas pessoas vivenciam esse

estado fisiológico tão desejado. Ben Azadi escreveu um guia definitivo sobre como você pode acionar o interruptor metabólico e conquistar liberdade na sua saúde! Recomendo fortemente este livro!"
— Dr. David Jockers, autor de *The Keto Metabolic Breakthrough* e *The Fasting Transformation*

"Ben Azadi tem um talento extraordinário para simplificar conceitos complexos de saúde, tornando-os acessíveis e aplicáveis a todos. Em seu guia de 30 dias para dominar o metabolismo, ele desmonta as crenças equivocadas que nos ensinaram sobre saúde e dá a você o conhecimento necessário para transformar completamente o corpo de dentro para fora. Prepare-se para se surpreender com a rapidez com que você — e suas células — podem recomeçar com o plano fácil e realista de Ben, que se encaixa perfeitamente na sua rotina. Com mais de um milhão de seguidores inspirados e crescendo, Ben não apenas ensina esses princípios — ele é a prova viva de que funcionam. Este livro é seu mapa para uma saúde duradoura e vitalidade, guiado por alguém que realmente percorreu esse caminho."
— Dra. Melissa Sonners, apresentadora do podcast *Be Inspired Mama* e autora da Hay House

"Este livro é leitura indispensável para quem deseja restaurar o metabolismo e retomar o controle da própria saúde. Ele oferece uma verdadeira aula sobre as causas profundas das doenças, além de um plano de 30 dias para alcançar a Liberdade Metabólica. Ben Azadi oferece insights capazes de transformar sua vida."
— Megan Ramos, autora de *Life in the Fasting Lane*, best-seller do *New York Times* e cofundadora de *The Fasting Method*

"*Liberdade Metabólica* oferece aos leitores um mapa para personalizar o próprio metabolismo e fazê-lo funcionar em prol de uma saúde melhor."
— Dr. William W. Li, autor de *Comer para Vencer Doenças*, best-seller do *New York Times*, presidente e diretor médico da Angiogenesis Foundation

"Em *Liberdade Metabólica*, Ben Azadi apresenta um guia poderoso para recuperar a saúde por meio do poder transformador da dieta cetogênica, do jejum e de estratégias de desintoxicação. Este livro é leitura obrigatória para mulheres que desejam equilibrar seus hormônios, otimizar a energia e romper com o ciclo de caos metabólico. Não se trata apenas de perder peso — mas, sim, de alcançar a verdadeira vitalidade e florescer em todas as fases da vida."
— Carrie Jones, doutora em medicina naturopática, membro do Conselho Americano de Endocrinologia, mestre em saúde pública e mestre em psicofarmacologia clínica.

LIBERDADE METABÓLICA

LIBERDADE METABÓLICA

Um Guia de 30 Dias para Restaurar Seu Metabolismo, Equilibrar os Hormônios e Queimar Gordura

Ben Azadi

EDITORA ALAÚDE

Liberdade metabólica

ISBN: 978-85-7881-799-2
E-ISBN: 978-85-7881-800-5

Produção Editorial: Grupo Editorial Alta Books
Coordenadora Editorial: Mariana Portugal
Revisora Técnica: Juliana Szabluk

Impresso no Brasil – 1ª Edição, 2025 – Edição revisada conforme o Acordo Ortográfico da Língua Portuguesa de 2009.

Dados Internacionais de Catalogação na Publicação (CIP)

A9991
Azadi, Ben
Liberdade metabólica: um guia de 30 dias para restaurar seu metabolismo, equilibrar os hormônios e queimar gordura Ben Azadi; prefácio de Mindy Pelz ; 1. ed. - São Paulo: Alaúde, 2025.
344 p., il.; 16 X 23 cm.

Título original: Metabolic Freedom: A 30-Day Guide to Restore Your Metabolism, Heal Hormones & Burn Fat
ISBN 978-85-7881-799-2
1. Metabolismo - Distúrbios - Prevenção 2. Saúde metabólica 3. Jejum intermitente 4. Dieta cetogênica 5. Biohacking 6. Estilo de vida saudável I. Título.

CDD 613.25

Índice para catálogo sistemático:
1. Saúde : metabolismo 613.25

ALTA BOOKS
GRUPO EDITORIAL

Rua Viúva Cláudio, 291 – Bairro Industrial do Jacaré
CEP: 20.970-031 – Rio de Janeiro (RJ)
Tels.: (21) 3278-8069 / 3278-8419
www.altabooks.com.br – altabooks@altabooks.com.br
Ouvidoria: ouvidoria@altabooks.com.br

Editora
afiliada à:
abdr ASSOCIAÇÃO BRASILEIRA DE DIREITOS REPROGRÁFICOS
ASSOCIADO CBL Câmara Brasileira do Livro

Para Cyrus Azadi
Nascido em 1933, falecido em 2014 devido a um AVC (uma condição metabólica evitável causada pelas complicações do diabetes)

Sumário

PREFÁCIO

A saúde metabólica é o tema central quando se trata de saúde e qualidade de vida no mundo atual. Toda doença crônica tem suas raízes em uma saúde metabólica debilitada. Os desafios crescentes relacionados à saúde mental são agravados por um sistema metabólico sobrecarregado. Até o sistema imunológico do mundo foi comprometido por um metabolismo em desordem. Como cultura, estamos mergulhados em um verdadeiro caos metabólico.

Infelizmente, para a maioria das pessoas, ter uma saúde metabólica ruim se tornou a regra, não a exceção. Em 2022, 93% dos norte-americanos estavam metabolicamente doentes, e cerca de 2,5 bilhões de adultos no mundo foram classificados como acima do peso — mais de 890 milhões destes se encaixam na faixa de obesidade. Isso significa que 43% dos adultos com 18 anos ou mais estão com sobrepeso, e 16% convivem com a obesidade. E esse não é um problema exclusivo dos Estados Unidos; milhões de pessoas em todo o mundo estão sendo afetadas. De acordo com a Organização Mundial da Saúde, a prevalência global da obesidade mais que dobrou entre 1990 e 2022, e se as tendências atuais continuarem, estima-se que mais da metade da população mundial — mais de 4 bilhões de pessoas — estará com sobrepeso ou obesidade até 2035. O impacto financeiro disso é assustador. Estima-se que o impacto econômico global do sobrepeso e da obesidade atinja 4,32 trilhões de dólares por ano até 2035, o que representará quase 3% do PIB mundial. Essa loucura precisa parar!

Aqui está o desafio: mudar os rumos da sua saúde metabólica já não é tão simples quanto costumava ser. Nosso sistema alimentar passou a incluir intencionalmente ingredientes nocivos nos alimentos, sequestrando nosso paladar e nos tornando mais viciados do que nunca em substâncias tóxicas. São substâncias químicas classificadas como obesogênicas — ingredientes que desregulam o sistema hormonal do corpo, promovendo o ganho de peso e o acúmulo de gordura. Substâncias que interferem no metabolismo, na regulação do apetite e no desenvolvimento das células de gordura, contribuindo diretamente para o aumento global das taxas de obesidade. Talvez o aspecto mais prejudicial dessas substâncias seja o fato de que você praticamente precisa de um doutorado em bioquímica para conseguir interpretá-las nos rótulos nutricionais. Agora, misture uma alta carga de obesogênicos com níveis crescentes de estresse, sedentarismo e a quantidade cada vez maior de toxinas despejadas no meio ambiente — e temos uma séria crise de saúde nas mãos.

É hora de um herói metabólico surgir. Alguém que nos ajude a entender tudo isso. Alguém corajoso e paciente o bastante para nos entregar um mapa que nos conduza de volta à Liberdade Metabólica. E esse alguém é Ben Azadi — uma liderança poderosa na área da saúde, cujo compromisso em ajudar o mundo a transformar sua saúde metabólica é inabalável. Conheço o Ben há mais de dez anos. Já estivemos lado a lado em incontáveis conferências sobre bem-estar, debatemos conceitos de saúde com outros profissionais em encontros brilhantes e passamos horas e horas conversando sobre como inspirar as pessoas a recuperarem sua saúde. Eu conheço o coração dele. Já testemunhei seu compromisso incansável com o serviço à humanidade. Já o vi em ação, ajudando sua comunidade com dedicação inabalável. Ele é um verdadeiro presente para a conversa sobre saúde metabólica!

Liberdade Metabólica é mais do que um guia — é uma tábua de salvação. Neste livro, Ben combina com maestria décadas de pesquisa, vivência pessoal e ferramentas práticas para enfrentar um problema que todos nós conhecemos: a relação quebrada com a comida, os hormônios e a saúde metabólica. Este livro não vende soluções rápidas. Ele nos convida a um mergulho profundo na restauração da inteligência inata do corpo — uma filosofia com a qual me identifico profundamente. Assim como ensino à minha comunidade sobre o poder do jejum, da flexibilidade metabólica e do equilíbrio hormonal, Ben destaca a importância de reiniciar o metabolismo desde a base.

Talvez o que mais tenha me impressionado em *Liberdade Metabólica* seja sua capacidade de equilibrar ciência de ponta com passos práticos e aplicáveis. Ben simplifica temas complexos como autofagia, saúde mitocondrial e inflamação celular em lições acessíveis (e inspiradoras), ajudando você a retomar o controle da própria saúde. Sua trajetória — da disfunção metabólica à saúde vibrante — é uma prova viva da capacidade que o corpo tem de se curar quando recebe as ferramentas e o ambiente certos.

Para as mulheres, especialmente aquelas que estão enfrentando mudanças hormonais como a menopausa, este livro é um verdadeiro tesouro. Os insights de Ben sobre a saúde do fígado, a regulação hormonal e o papel de nutrientes-chave se alinham lindamente com os princípios que ensino sobre jejum e restauração hormonal. Se você está lidando com resistência à insulina, inflamação ou simplesmente se sente presa em um ciclo de baixa energia, as soluções apresentadas aqui — como o *Reset de 30 Dias para a Liberdade Metabólica* — foram criadas para funcionar em harmonia com sua biologia, e não contra ela.

Convido a todos os leitores a enxergarem este livro não apenas como um manual, mas como um movimento. Abrace as estratégias ancestrais de cura, os biohacks e a sabedoria nutricional que Ben apresenta. Seu corpo foi feito para prosperar — e com o conhecimento contido nestas páginas, você pode alcançar um nível de saúde que talvez achasse inalcançável.

Isso não é apenas sobre perder peso ou aliviar sintomas — é sobre recuperar sua vida. Sinto-me honrada por escrever este prefácio para *Liberdade Metabólica* e por endossar um livro que, sem dúvida, vai capacitar milhões de pessoas a curar seus corpos, restaurar sua vitalidade e alcançar uma verdadeira saúde metabólica.

Que esta seja a sua jornada de transformação e liberdade. Sei que Ben e eu estamos aqui, torcendo por você!

— Dra. Mindy Pelz, autora de *Saudável Como uma Garota, Eat Like a Girl* e *A Reconfiguração da Menopausa*, best-sellers do *New York Times*

Introdução

Quando alguém decide encarar a desafiadora tarefa de escalar o Monte Everest, geralmente é designado um sherpa pessoal para guiá-lo nessa jornada. É comum que os alpinistas experimentem sintomas do mal da altitude à medida que sobem a montanha. Esses sintomas começam como incômodos sutis, como respiração ofegante e dores no corpo, até se transformarem em problemas graves como congelamento e, por fim, a morte. Sem um sherpa para orientá-los, esses escaladores provavelmente acabariam entrando na zona de perigo. E uma vez na zona de perigo, tudo se complica: a maioria se sente sem esperança e encurralada, acabando por sucumbir às condições extremas.

Desde 2008, atuando na área de saúde e bem-estar, vi muitas pessoas que estão na zona de perigo da saúde metabólica... e nem fazem ideia. Os sintomas são os primeiros sinais de alerta, mas a maioria recorre a medicamentos ou dietas da moda para mascará-los, enquanto continua se aproximando cada vez mais da zona de perigo. Meu objetivo com este livro é ser o seu sherpa na jornada rumo à saúde e à Liberdade Metabólica. Elaborei exatamente o plano de ação de que você precisa para sair da zona de perigo e entrar na zona de prosperidade.

Meu (Antigo) Metabolismo Desregulado

Quando seu metabolismo entra em colapso, todos os aspectos da sua vida desmoronam junto. Eu sei — já vivi a experiência. Durante a maior parte da minha infância e juventude, lutei contra um metabolismo desregulado. Aos 24 anos — idade em que muitas pessoas estão começando suas carreiras ou formando uma família —, eu mal conseguia reunir energia para realizar tarefas simples. Os 36 quilos a mais que eu carregava por causa de um metabolismo disfuncional me causavam dores nos joelhos, dores na lombar, doença autoimune, pré-diabetes, depressão, fadiga crônica e inflamação. Meu clínico me alertou que minha glicemia estava subindo constantemente para a faixa da pré-diabetes, e minha pressão arterial também havia aumentado. Quando pedi um conselho, ele simplesmente disse: "Você precisa perder peso. É só comer menos e se mexer mais." Tentei esse caminho, como tantos fazem, apenas para me ver em uma situação ainda pior.

Lembro de várias consultas em que me diziam que a maioria dos meus exames de sangue estava "normal", e ainda assim eu me sentia tudo, menos normal. Os médicos achavam que era coisa da minha cabeça, mas eu sabia que algo estava interferindo no funcionamento do meu corpo. Consulta após consulta, tudo o que conseguia era mais frustração — me sugeriam várias prescrições para aliviar os sintomas, mas em nenhum momento houve uma conversa sobre a causa raiz de eu me sentir e aparentar tão inflamado. Como milhões de outras pessoas, eu saía de cada consulta mais desanimado do que nunca. Cheguei a um ponto tão desesperador que comecei a ter pensamentos suicidas. A única coisa que me impediu de tirar a própria vida foi minha mãe. Cada vez que um pensamento suicida surgia, eu pensava na dor e no sofrimento que ela sentiria.

Nas profundezas da escuridão, eu sentia, lá no fundo, que devia haver um caminho para superar os sintomas incômodos e a inflamação que eu estava enfrentando. Descobri que existe uma bênção em chegar ao fundo do poço: é possível usá-lo como trampolim para descobrir o quão magnífico é o corpo humano. É possível transformar toda a dor em propósito. Estava desesperado por respostas, então comecei a ler sobre o assunto. Comecei pelos livros do Dr. Wayne Dyer, que me ajudaram a sair da mentalidade de vítima. Naquela época, eu culpava minha família permissiva, os "genes ruins" e o metabolismo lento pelos meus problemas de saúde. O Dr. Dyer me ensinou, pela primeira vez na vida, a assumir responsabilidade e me apropriar da minha jornada. Ele dizia: "A responsabilidade é a sua habilidade de reagir aos desafios da vida." Até então, minha capacidade de reagir aos desafios era limitada. E então ouvi o Dr. Dyer dizer: "Se as outras pessoas forem a causa dos seus problemas, você vai precisar contratar um psiquiatra para o resto do mundo, para conseguir melhorar." Ao assumir a responsabilidade, deixei imediatamente de ser vítima da minha história e passei a ser o protagonista do meu destino.

Como Conquistei a Saúde Metabólica

Fiz pequenas mudanças na alimentação com a qual estava abastecendo meu corpo e, em seguida, comecei a me movimentar. Adotei a mentalidade de "um ajuste por semana". Passei a me aprofundar em artigos científicos e livros sobre metabolismo e descobri que nem todos os alimentos são criados iguais. Existem alimentos que sustentam um metabolismo saudável e outros que o destroem. Eu vinha consumindo alimentos divulgados como saudáveis, mas que na verdade estavam destruindo meu corpo em nível celular. Eram alimentos populares entre os que buscam saúde, como grãos integrais, aveia, cereais matinais, óleo de canola, entre muitos outros. Esses alimentos tinham o selo de aprovação da FDA, das diretrizes *MyPlate* do Departamento de Agricultura dos Estados Unidos e de outras organizações, como a American Diabetes Association e a American Heart Association.

Depois que passei a consumir alimentos que otimizam o metabolismo — como ovos, carne, manteiga e vegetais sem amido —, em poucos dias senti a mudança no meu corpo que eu tanto desejava: mais clareza mental, menos pensamentos suicidas e menos inflamação; e o peso começou a cair como uma cobra trocando a pele em excesso. Eu sabia que, se quisesse me curar e alcançar a saúde metabólica, precisaria encontrar um caminho menos convencional. Não queria depender de medicamentos ou dietas extremas para mascarar sintomas. Estava determinado a encontrar um caminho que curasse meu metabolismo de forma definitiva. Foi isso que me levou à maior ferramenta de saúde que temos: as estratégias ancestrais de cura.

Quando comecei a estudar esses princípios que resistiram ao teste do tempo, soube que estava diante de algo realmente profundo. Como disse o Dr. Dyer: "Quando você muda a maneira como olha para as coisas, as coisas que você olha mudam." Passei a enxergar a saúde metabólica sob uma nova perspectiva, e esse momento mudou instantaneamente o rumo da minha vida. Depois que descobri os segredos de um metabolismo saudável e flexível, consegui eliminar mais de 36 quilos de gordura corporal — e manter o peso estável. Passei de 34% de gordura corporal para 6%, do manequim 48 para o 40. Meus níveis de energia dispararam, e a fadiga crônica e as dores desapareceram. Ter um abdômen definido é ótimo, mas mais importante ainda foi conquistar uma mente forte e estável. Ficar contando calorias, mergulhado no desânimo e preso ao efeito sanfona ficou no passado. Conquistei algo que todos nós desejamos: a verdadeira saúde metabólica. Desde que incorporei essas práticas ancestrais de cura à minha vida, venho mantendo uma saúde metabólica estável e um corpo enxuto. Como meu corpo reagiu tão bem a essas mudanças? Eu sou uma exceção? Não. O que descobri é que *o corpo humano foi feito para se curar sozinho.*

Decodificando o Código Metabólico da Saúde

Dentro do seu corpo existe o maior médico do mundo: a inteligência inata. Durante anos, bloqueei essa inteligência inata ao consumir os alimentos errados. Quando eliminei a interferência, meu corpo começou a trabalhar para se curar sozinho. Foi nesse processo que decodifiquei o código metabólico da saúde. Não importa qual seja a sua idade ou quantos sintomas esteja enfrentando neste momento — quando você tem a combinação certa para esse código, é possível desbloqueá-lo.

Fiquei fascinado com a falta de informação que a maioria das pessoas recebe sobre o funcionamento do próprio metabolismo. Estudei e testei as dietas e métodos mais populares para perda de peso e, nos últimos 17 anos, venho trabalhando com os casos de saúde mais difíceis, ajudando esses pacientes a descobrir quais alimentos sustentam um metabolismo saudável — e quais o destroem. Desde 2008, venho ensinando esses segredos metabólicos a milhões de pessoas ao redor do mundo. Cada função do seu corpo depende do metabolismo, palavra que vem do grego *metabole*, que significa mudar ou transformar. Seu metabolismo pega diferentes substâncias — como proteínas, carboidratos, gorduras, gordura corporal, luz solar e oxigênio — e as transforma em energia. Quando esse processo acontece da forma como seu corpo foi projetado, o metabolismo produz energia, neutraliza o estresse oxidativo (que causa danos celulares) e queima o excesso de gordura.

Estatísticas Alarmantes da Saúde

Nunca houve um momento mais crucial para conquistar a saúde metabólica. Década após década, condições crônicas como câncer, diabetes, doenças autoimunes, cardiovasculares, Alzheimer, desequilíbrios hormonais, transtornos mentais e até fadiga e dor crônicas atingiram níveis nunca antes vistos. Muitas pessoas se sentem sobrecarregadas e desanimadas com a forma tradicional de tratar esses problemas, que geralmente segue um modelo padronizado, focado em mascarar os sintomas em vez de abordar a causa.

Segundo dados dos Centros de Controle e Prevenção de Doenças (CDC), entre 2017 e 2018, a prevalência de obesidade entre adultos nos Estados Unidos chegou a impressionantes 42,4%.[1] Outros 32,5% dos adultos americanos estavam com sobrepeso.[2] A situação não melhorou desde então. Hoje, mais de dois terços da população adulta dos Estados Unidos está com sobrepeso ou obesidade. Por que isso importa? Porque o excesso de peso afeta a saúde. Entre as condições diretamente relacionadas à obesidade estão o diabetes tipo 2, AVC, doenças cardíacas e certos tipos de câncer. *Essas chamadas "doenças do estilo de vida" estão entre as principais causas de morte precoce e evitável.*

O aumento da obesidade e do diabetes não é coincidência. Existe uma causa evidente: estamos consumindo mais alimentos ultraprocessados do que em qualquer outro momento da história. Na década de 1930, as taxas de obesidade nos Estados Unidos eram praticamente inexistentes, inferiores a 1%. Agora, Harvard prevê que até o ano de 2030, 50% da população americana será classificada como obesa.[3]Em 2018, a Universidade da Carolina do Norte em Chapel Hill publicou um estudo mostrando que apenas 1 em cada 8 norte-americanos era metabolicamente saudável — o que equivale a apenas 12%![4] Além disso, em 2022, o *Journal of the American College of Cardiology* publicou um estudo revelando que 93% dos adultos nos Estados Unidos estavam metabolicamente doentes. Em outras palavras, apenas 7% das pessoas seriam classificadas como metabolicamente saudáveis. [5]

Quantas pessoas nos Estados Unidos levam um estilo de vida saudável? A Mayo Clinic buscou responder a essa pergunta em 2016 e determinou que indivíduos com um estilo de vida saudável seguiam quatro critérios principais:

1. Não fumavam.

2. Praticavam atividade física suficiente por semana (classificada como atividade moderada ou vigorosa por pelo menos 150 minutos semanais).

3. Seguiam uma alimentação saudável.

4. Tinham percentual de gordura corporal inferior a 20% para homens e inferior a 30% para mulheres.

Acontece que apenas 2,7% dos norte-americanos se encaixam nesses critérios de um estilo de vida saudável. [6] Estamos fracassando em nossa biologia. Uma em cada quatro mulheres é infértil, assim como um em cada três homens. Como espécie, estamos literalmente perdendo a capacidade de nos reproduzir. Outras espécies que enfrentaram esse problema acabaram extintas. Também não estamos vivendo tanto quanto deveríamos. Após séculos de aumento constante na expectativa de vida, ela caiu nos Estados Unidos: de 78,9 anos em 2014 para 78,7 em 2015, e depois para 78,6 anos em 2017.[7] Estamos atrás de outras nações desenvolvidas de alta renda, cuja média de vida é de 82,3 anos. Só nos Estados Unidos, 50% da população sofre de alguma doença crônica.[8] O país ocupa o 34º lugar em expectativa de vida ao nascer,[9] o que significa que muitas nações em desenvolvimento estão com indicadores melhores que os nossos.

De acordo com o CDC, uma em cada três mulheres e um em cada dois homens receberão um diagnóstico de câncer ao longo da vida.[10] Esse número é gigantesco! O que está causando esse aumento absurdo? Estima-se que 60% dos norte-americanos estejam com pré-diabetes ou diabetes. Sessenta e oito por cento desses diabéticos acabam desenvolvendo doenças cardíacas, 16% terão um AVC, e 70% sofrerão de neuropatia diabética, uma degeneração progressiva dos nervos.[11] Vi isso acontecer com meu pai. [12]

Minha Mensagem: Da Dor ao Propósito

Meu pai seguiu a Dieta Padrão Americana (SAD — *Standard American Diet*) e, como consequência, desenvolveu diabetes tipo 2. Eu não entendia a doença e segui cegamente as orientações que os médicos dele davam — baseadas apenas nos princípios da medicina ocidental.

Lembro-me de levá-lo às consultas médicas e de buscar sua insulina e os medicamentos para baixar a glicose. Todas as terças-feiras, também o levava ao supermercado para comprar os alimentos recomendados por seu médico. Naquela época, eu não sabia interpretar rótulos de ingredientes, então segui as instruções e comprava refrigerantes zero, cereais integrais, barrinhas de cereal, aveia instantânea e muitos outros alimentos "falsamente saudáveis" para meu pai. Mal sabia eu que esses produtos estavam cheios de ingredientes artificiais como aspartame, sucralose, corantes vermelhos e muitos outros, o que piorava ainda mais o diabetes dele.

Depois disso, eu ainda organizava a caixa de comprimidos para os sete dias da semana.

Ano após ano, a saúde do meu pai piorava. Ele ganhava peso, e a dosagem dos medicamentos aumentava. Um dia, ele me ligou porque estava com uma neuropatia diabética terrível nos pés e mal conseguia andar. Minha mãe e eu fomos buscá-lo e o levamos ao pronto-socorro. A neuropatia acontece quando há falta de fluxo sanguíneo para as extremidades, causada pelo excesso de açúcar no sangue. Isso pode se tornar um problema grave, pois leva a infecções que podem se espalhar pelo corpo e causar a morte. Para evitar esse desfecho, os médicos muitas vezes amputam os pés, como forma de salvar o restante do corpo. A cada 24 horas, 238 amputações acontecem nos Estados Unidos em pessoas com diabetes.[13] Meu pai sabia que uma amputação poderia estar em seu futuro.

Depois de ser internado na emergência, ele passou por um estresse enorme ao pensar na possibilidade de perder os pés, e sofreu um derrame devastador, que deixou todo o lado direito do seu corpo paralisado. Ele também perdeu a capacidade de falar. A parte mais absurda dessa história é que os médicos e enfermeiros não perceberam que ele estava tendo um derrame. Lembro-me de ter entrado no quarto do hospital para vê-lo, e ele não falava comigo. Apenas me olhava com aqueles olhos tão cheios de desesperança. Eu disse: "Pai, você está bem? Por que não está falando comigo?" Eu sabia que havia algo muito errado, então fui atrás do médico e das enfermeiras. Após diversos exames, confirmaram que ele havia sofrido um derrame, mas já era tarde demais. O dano estava feito.

Depois do derrame, transferiram meu pai para os cuidados paliativos. Semana após semana, vi seu corpo definhar diante dos meus olhos. Nove meses após o início desse período tão difícil, fui visitá-lo numa noite. Meu pai estava na pior condição em que eu já o tinha visto. Quando entrei no quarto, ele estava tendo convulsões e vomitando em si mesmo. Imediatamente chamei as enfermeiras para ajudarem. Elas o limparam, e ele ficou com uma aparência melhor. Antes de ir embora, me aproximei dele e olhei bem fundo nos seus olhos. Os olhos dele continuavam cheios de desesperança. Eu disse o quanto o amava. Disse que ele sempre seria meu pai, e eu sempre seria seu filho. Beijei sua testa e sussurrei as palavras: "Hasta la vista, baby." Um dos nossos filmes favoritos era *O Exterminador do Futuro*, e ele sempre citava essa frase para mim quando se despedia.

Dirigi de volta para casa naquela noite, chorando o caminho inteiro. Lembro de ter chegado e feito a mesma oração que vinha repetindo há semanas: que, por favor, o sofrimento do meu pai chegasse ao fim. Já era o suficiente, e tudo o que eu queria era que ele estivesse em paz. Mas naquela noite havia algo diferente — senti uma energia, uma sensação de que alguém, algo, estava me ouvindo. Fui dormir e, doze horas depois, recebi a ligação dizendo que meu pai havia falecido.

Perder meu pai despertou várias perguntas em mim. Eu queria entender por que ele teve que suportar tanta dor, mesmo tendo seguido as orientações dos médicos. Mas não era só com meu pai —muitas pessoas estão enfrentando doenças. Será que fomos feitos para adoecer? Por que há uma epidemia tão grande de doenças? Aprofundei-me nas pesquisas e, para minha surpresa, descobri que os médicos do meu pai estavam apenas tratando os sintomas. Eles não enxergaram que havia uma causa e um efeito, e não apenas um resultado. Logo percebi que as mesmas informações que eu vinha ensinando em palestras ao redor do mundo — e agora compartilho neste livro — eram as mesmas que poderiam ter salvado a vida do meu pai. E também entendi que aquela montanha me foi dada para que eu pudesse mostrar ao mundo que ela pode ser movida. Essa foi a mensagem que transformou minha dor em propósito.

Compreendendo a Causa

Algo precisa mudar. Precisamos reconhecer que o corpo humano tem a capacidade inata de se curar e oferecer as ferramentas para que essa cura aconteça. Em 1858, Dr. Rudolph Virchow, fundador do campo da patologia celular, afirmou que todas as doenças são distúrbios que acontecem no nível celular. Ele defendia que, para tratar qualquer doença, devemos primeiro entender sua causa — e essa causa está sempre localizada no nível das células. Quando se trabalha para remover a causa, ou em alguns casos as causas, a doença e os sintomas desaparecem automaticamente.

A medicação para diabetes tipo 2 pode até mostrar uma melhora nos níveis de açúcar no sangue, mas a diabetes está piorando. A medicina convencional trata o sintoma (a glicose), quando a causa raiz é o excesso de insulina e a inflamação da membrana celular. Ao tomar insulina, você piora a causa — e, consequentemente, a própria diabetes. Não dá para tratar superficialmente apenas os sintomas e esperar que a doença melhore. Foi exatamente isso que aconteceu com meu pai... e que está acontecendo com milhões de pessoas. Os receptores celulares se tornaram dessensibilizados aos gritos da insulina. Por isso, as células beta precisam trabalhar mais e "gritar" para que a mensagem seja ouvida. É como quando você grita com seu filho para ele arrumar o quarto. No começo, ele até escuta, mas se você continuar gritando por meses e anos, ele acaba se acostumando e passa a ignorar. A medicação e a insulina podem até regular os níveis de glicose no sangue, mas não vão ajudar a recuperar sua sensibilidade.

Qual é a solução? Estratégias de cura ancestrais. Um estilo de vida com baixo teor de carboidratos, baseado em cetogênese, aliado ao jejum intermitente (JI), tem se mostrado eficaz para ajudar a ressensibilizar os receptores celulares, aliviando o esforço do pâncreas. [14] [15] [16]

A Ciência e a Arte do Metabolismo

Depois de trabalhar com dezenas de milhares de pessoas das mais diversas origens, ficou claro para mim que nenhuma dieta funciona se o metabolismo estiver sofrendo interferência. O principal motivo pelo qual tantas pessoas não conseguem recuperar a saúde hoje em dia é que colocam o foco no sintoma, e não na causa. O livro que você tem em mãos vai ajudá-lo a identificar essas interferências, para que possa eliminá-las e permitir que seu corpo se cure sozinho.

Muitos dos meus clientes já tentaram acelerar o metabolismo usando suplementos nocivos e abordagens extremas, apenas para acabar em uma situação ainda pior. Eles encontraram meu trabalho porque o que ofereço não depende de força de vontade; o que ofereço é compreensão de como o metabolismo funciona, e passos simples, porém eficazes, rumo à Liberdade Metabólica.

Desde 2008, tenho ministrado palestras principais ao redor do mundo sobre o tema da flexibilidade metabólica — quando o corpo alterna entre queimar gordura e usar outras fontes de energia —e desenvolvi cursos online com vídeos e guias passo a passo. Tenho um canal popular no YouTube com mais de 300 mil inscritos e mais de 20 milhões de visualizações de pessoas de todo o mundo.

Meu público nas redes sociais já ultrapassa um milhão de seguidores interessados em aprender esse conteúdo. Estou numa posição única: entrevistei mais de 900 dos melhores médicos, cientistas e pesquisadores da área da saúde no meu podcast *Metabolic Freedom*. Já guiei quase 5.000 pessoas pelos protocolos que você aprenderá neste livro, por meio dos meus programas de acompanhamento online. E trabalhei pessoalmente, um a um, com centenas de clientes que já tinham tentado de tudo para recuperar a saúde, mas ainda lidavam com doenças misteriosas. Consegui ensiná-los a se tornarem verdadeiros detetives da saúde — capazes de identificar suas interferências, eliminá-las e permitir que seus corpos iniciassem o processo natural de cura.

Este livro é o resultado da minha experiência pessoal e clínica, somada a mais de 17 anos de pesquisa. Foi inspirado pelos milhões de pessoas que descobriram meu trabalho em momentos de desespero. *Liberdade Metabólica* é diferente de tudo o que você já leu porque une a ciência e a arte do metabolismo. Vou ajudá-lo a fazer a transição de um queimador de açúcar para um queimador de gordura, reduzindo gradualmente os carboidratos e aumentando de forma constante as gorduras e proteínas saudáveis. Isso ajuda a aliviar os desejos e os sintomas, facilitando a adesão ao plano. Uma vez que você entrar no modo de queima de gordura, vamos combinar isso com o jejum intermitente (JI), que aumenta sua eficiência metabólica. Em seguida, você aprenderá a alternar entre queima de gordura e queima de açúcar, garantindo que seu metabolismo continue se adaptando às mudanças — o que é essencial para obter resultados duradouros.

Nestes capítulos, você encontrará estratégias comprovadas para restaurar seu metabolismo — estratégias que já ajudaram dezenas de milhares de pessoas como você a prosperar. Este livro está dividido em duas partes principais. Na primeira, vamos explorar as principais causas da disfunção metabólica, analisando os fatores que prejudicam a saúde metabólica ideal. Na segunda parte, apresentarei soluções eficazes, embasadas na ciência, para ajudá-lo a restaurar e revigorar seu metabolismo. Além disso, você terá acesso a um plano abrangente de 30 dias para colocar essas estratégias em prática, com receitas deliciosas que promovem a queima de gordura e um glossário ao final para facilitar a consulta.

Ao longo destas páginas, você vai aprender:

- as principais causas da disfunção metabólica — e a solução para cada uma delas

- como ativar sua inteligência inata para restaurar o metabolismo sem se sentir restrito ou faminto

- estratégias ancestrais de cura, como a cetose e o jejum, que ensinam o corpo a queimar gordura armazenada em vez de açúcar

- o papel dos mensageiros químicos chamados hormônios e como mantê-los equilibrados

- quais alimentos prejudicam seu metabolismo e quais o fortalecem
- como seus pensamentos influenciam a saúde ou a doença
- os mais recentes *biohacks* de ponta para dobrar seus resultados em metade do tempo
- como personalizar as ferramentas descritas neste livro por meio do *Reset de 30 Dias para a Liberdade Metabólica.*

Você vai perceber que existe um caminho de volta para a saúde plena — e ele é único para você. Não importa em que fase da vida esteja ou quais sejam suas circunstâncias individuais, este livro foi criado para ajudá-lo a encontrar o seu caminho personalizado. A melhor parte do *Reset de 30 Dias para a Liberdade Metabólica*, apresentado no Capítulo 12, é que ele é realmente fácil de seguir. *Liberdade Metabólica* vai inspirá-lo a se reconectar com sua inteligência inata, para que esse médico interior possa agir em seu favor e permitir que seu corpo se cure naturalmente. Seja qual for sua condição — colesterol alto, doenças autoimunes, diabetes ou outros distúrbios metabólicos — este livro oferece os passos exatos de que você precisa para recuperar sua saúde e restaurar o equilíbrio da sua vida.

Serei seu *sherpa*, segurando sua mão enquanto você retoma o controle da própria saúde. Estou empolgado para compartilhar, nas próximas páginas, a única solução de que você vai precisar para resetar seu metabolismo, equilibrar seus hormônios e queimar gordura. O *Reset de 30 Dias para a Liberdade Metabólica* se integra perfeitamente a qualquer abordagem alimentar que você escolher — seja você carnívoro, vegano ou vegetariano. Espero que este livro transforme sua vida ao ajudá-lo a identificar o que tem interferido no seu metabolismo — para que você se sinta melhor hoje e previna doenças amanhã.

Vamos mergulhar juntos e descobrir como se libertar do ciclo das dietas efeito sanfona, para que você consiga queimar gordura de forma eficaz e se sentir incrível todos os dias. Prepare-se para uma mudança de paradigma na saúde, que vai beneficiá-lo de muitas maneiras extraordinárias. Estou escrevendo isso com um grande sorriso no rosto, porque sou grato por poder segurar sua mão e guiá-lo nesse processo rumo à Liberdade Metabólica. Prepare-se para a revolução metabólica!

Parte I

Os Problemas

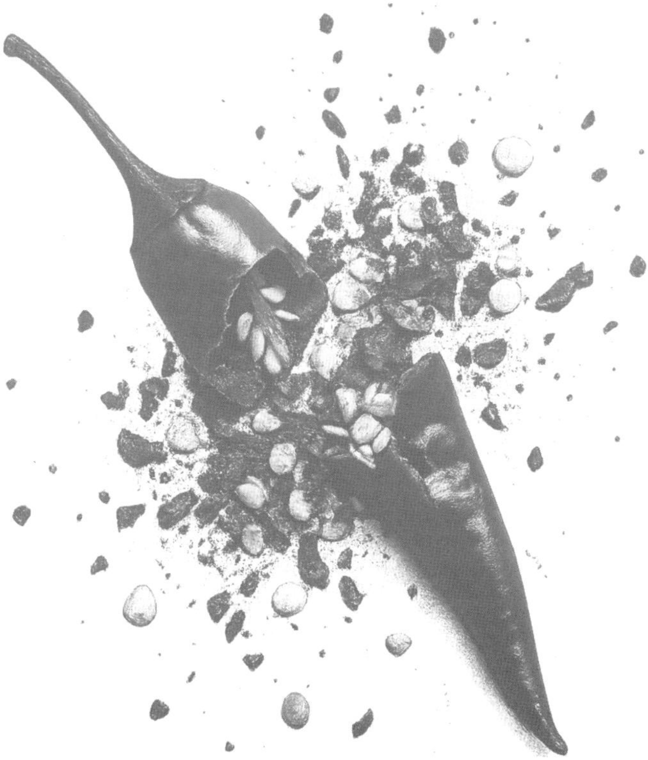

1

Precisamos de um Novo Paradigma para a Queima de Gordura

No início da minha jornada de perda de peso, em 2008, eu achava que bastava queimar mais calorias do que consumia para alcançar o resultado desejado. Meu foco era perder peso para ficar saudável. Comecei a me exercitar mais e a comer menos, e o peso começou a cair. Mas então algo aconteceu. Algumas semanas depois, eu me sentia com mais fome e precisava contar com cada vez mais força de vontade e pura disciplina para passar o dia. Com o tempo, a queima de gordura desacelerou e então estacionei. Meu primeiro impulso foi reduzir ainda mais as calorias e aumentar o gasto com exercícios. Funcionou! Pelo menos por algumas semanas... até que o mesmo problema voltou a se repetir.

Com o tempo, descobri que *o excesso de peso não era o meu problema — era o meu sintoma*. Ao focar na perda de peso e na restrição calórica, eu estava tratando o sintoma, mas nunca chegava à *causa*. Esse foi um dos meus maiores *momentos eureca*, porque me levou à compreensão de que ninguém jamais teve um problema de peso. Mesmo quando eu era obeso, eu não tinha um problema de peso. Eu tinha um sintoma de peso! Quando mudei meu foco para os hormônios e a inflamação celular, os sintomas desapareceram naturalmente. Muitas pessoas continuam focadas em seus sintomas sem jamais chegar à verdadeira causa, que está no nível celular.

Neste capítulo, vou revelar o principal motivo pelo qual você ganhou peso e tem dificuldade para mantê-lo longe. Também vou desconstruir a velha teoria de que seus genes determinam seu destino. Vamos explorar por que nossas células são essenciais para a queima de gordura e como a inflamação crônica pode interferir na capacidade delas de funcionar, gerando sintomas físicos desconfortáveis. Também vou apresentar o que chamo de "cinco fracassos na perda de gordura" e a ciência por trás de por que eles não funcionam.

Suas Células Ajudam na Queima de Gordura

Seu corpo possui um sistema de comunicação interno, coordenado pelas células, que garante que a queima de gordura metabólica aconteça de forma natural. Pense nessa inteligência como um controlador de tráfego aéreo em um aeroporto. Assim como esse profissional é responsável por garantir que centenas de voos decolem e pousem em segurança todos os dias, cada célula do seu corpo atua de maneira semelhante, se comunicando com seus hormônios para que você possa queimar gordura e produzir energia.

Quantos controladores de tráfego aéreo existem dentro do seu corpo? De acordo com uma estimativa publicada em 2013 no *Annals of Human Biology* por uma equipe internacional de pesquisadores, intitulada apropriadamente "Uma estimativa do número de células no corpo humano", você tem cerca de 37,2 trilhões de células. Se fossem enfileiradas, suas células poderiam dar 2 milhões de voltas ao redor da Terra. Isso é muito voo para coordenar! [1]

Nosso ambiente interno e externo afeta cada uma dessas células. O DNA delas sofre danos ao longo do dia, e precisamos reparar nosso genoma (o conjunto completo de genes dentro de uma célula) diversas vezes ao dia. Com nossos 20 mil genes, podemos construir 4 milhões de versões diferentes de nós mesmos!

Por que estou começando um capítulo sobre queima de gordura falando de genética? Porque, quando recebemos um diagnóstico de obesidade — ou até mesmo de condições graves como câncer ou doenças cardíacas — costumamos ouvir que isso está nos nossos genes. Que não é culpa nossa, foi apenas má sorte. Essa mensagem está ultrapassada, como você verá ao longo deste livro. Com as mudanças de estilo de vida que você está prestes a adotar, você tem o poder de influenciar positivamente a expressão dos seus genes, transformando sua saúde no nível mais profundo. E se você quiser construir um novo corpo? Adivinha só? Você pode!

Já vimos isso muitas vezes. Quando você reencontra um velho amigo que, de repente, está com uma aparência completamente diferente — é porque ele construiu um novo corpo para si. Você também pode construir um novo corpo, cheio de células vibrantes, em questão de dias, desde que forneça ao seu metabolismo os blocos de construção de que ele precisa para prosperar. Por outro lado, também é possível replicar células doentes quando você alimenta seu metabolismo com alimentos inflamatórios e ultraprocessados, que são abundantes na nossa cadeia alimentar. A escolha é sua. A vida útil de uma célula varia de acordo com o tipo. A tabela a seguir mostra a duração de vida de diferentes células.

Como a Inflamação Interfere nas Nossas Células

Quando você pausa para refletir sobre a grandiosidade do corpo humano, é impossível não se maravilhar. Enquanto lê esta frase, quero que coloque a mão direita sobre a orelha direita e a mantenha ali enquanto compartilho algo com você. Pronto? Vamos lá.

Você é uma obra-prima, porque é parte do próprio Mestre. *Seu corpo não está danificado.* Seu corpo é um receptáculo para sua alma maravilhosa. Você foi projetado para prosperar, vivendo com vitalidade, energia e vigor em seu máximo potencial.

Pode tirar a mão agora. Talvez esteja se perguntando por que pedi para você colocá-la ali. É que eu não queria que essa mensagem entrasse por um ouvido e saísse pelo outro!

Dentro do seu corpo, existe uma orquestra maravilhosa de hormônios circulando no sangue. Esses mensageiros químicos se conectam aos receptores das células, destravam a porta celular e se comunicam com as próprias células. Quando esse processo acontece do jeito como você foi projetado, seu corpo queima gordura e você se sente bem — e a obesidade deixa de existir. E aqui vai a pergunta: se todos fomos criados assim, por que 93% dos adultos americanos têm a saúde metabólica comprometida? [2]

Suas células possuem locais de recepção chamados proteínas integrais de membrana. Esses receptores estão integrados a cada célula e funcionam como torres de telefonia celular. Uma torre de celular recebe sinais do ambiente e executa uma função. Da mesma forma, os receptores das suas células recebem sinais dos hormônios, dos nutrientes (vindos tanto da alimentação quanto de suplementos), do oxigênio e até dos pensamentos. Quando esse sistema de comunicação não funciona corretamente, surgem sintomas. Existe apenas um motivo principal para esse sistema se tornar disfuncional: a inflamação. Você provavelmente já ouviu falar em *inflamação*, mas é fundamental saber que existem dois tipos e entender a diferença entre eles.

Suas células possuem locais de recepção chamados proteínas integrais de membrana. Esses receptores estão integrados a cada célula e funcionam como torres de telefonia celular. Uma torre de celular recebe sinais do ambiente e executa uma função. Da mesma forma, os receptores das suas células recebem sinais dos hormônios, dos nutrientes (vindos tanto da alimentação quanto de suplementos), do oxigênio e até dos pensamentos. Quando esse sistema de comunicação não funciona corretamente, surgem sintomas. Existe apenas um motivo principal para esse sistema se tornar disfuncional: a inflamação. Você provavelmente já ouviu falar em *inflamação*, mas é fundamental saber que existem dois tipos e entender a diferença entre eles.

Inflamação Aguda vs. Inflamação Crônica

A inflamação aguda não é necessariamente algo ruim. Como você verá nas próximas páginas, há um benefício em gerar estresse de curto prazo para que o corpo se fortaleça. Esse é um princípio chamado *hormese*, que será explorado em detalhes mais adiante. Pense na inflamação aguda como a dor muscular após um treino: seu corpo se adapta ao estresse, repara os danos e se recupera — e, com isso, você se torna mais saudável e mais forte. Já a inflamação crônica, por outro lado, é o vilão que queremos evitar.

Cada célula possui uma bicamada lipídica (gordurosa) ao seu redor, chamada de membrana celular, composta por uma dupla camada de moléculas de fosfolipídios. A membrana celular funciona como a "pele" externa da célula e controla a entrada e saída de substâncias. As proteínas presentes nessa membrana desempenham várias funções, como dar suporte estrutural e formar canais para a passagem de materiais. Pense na membrana celular como os seguranças particulares das suas células.

Cientistas já acreditaram que o núcleo de DNA era o centro de inteligência das células. Mas essa premissa se mostrou falha quando o Dr. Bruce Lipton, um biólogo celular de renome mundial, entrou em cena. Ele desafiou a ideia de que o DNA comandava tudo, conduzindo experimentos em que removia o núcleo de DNA das células e observava o que acontecia em seguida. Para sua surpresa, a célula continuava funcionando normalmente por meses. Isso provou que outra parte estava no controle — e ele se dedicou a descobrir qual era. Dr. Lipton descobriu que, ao remover a *membrana celular*, a célula morria instantaneamente. Isso significa que a sabedoria presente em nossos corpos está contida na membrana celular — é ali que a vida começa e termina. [3] [4]

VIDA ÚTIL DAS CÉLULAS

Tipo de Célula	Longevidade
Glóbulos brancos	Aproximadamente 13 dias
Células da pele	Cerca de 30 dias
Glóbulos vermelhos	Por volta de 120 dias
Células do fígado	Renovadas a cada 150 a 500 dias
	Pode se regenerar mesmo após a remoção de até 90% do órgão
Células capilares	6 anos (mulheres), 3 anos (homens)
Células estomacais/intestinais	Até 5 dias
Células ósseas	Osteócitos: Até 25 anos
	Ciclo de regeneração completa: 10 anos
Células cardíacas	Novas células geradas ao longo da vida
	Metade das células presentes no nascimento ainda está presente aos 50 anos
	A taxa de reposição diminui com a idade: 1% aos 25 anos; 0,5% aos 75 anos
Células neurais	Neurônios no córtex cerebral podem durar a vida toda
	É possível regenerar células danificadas (neurogênese)

E isso nos leva de volta à inflamação crônica. Quando sua membrana celular está cronicamente inflamada, hormônios, aminoácidos, nutrientes, minerais, oxigênio e outros elementos ficam bloqueados e não conseguem entrar na célula. A figura a seguir demonstra como isso ocorre no nível celular.

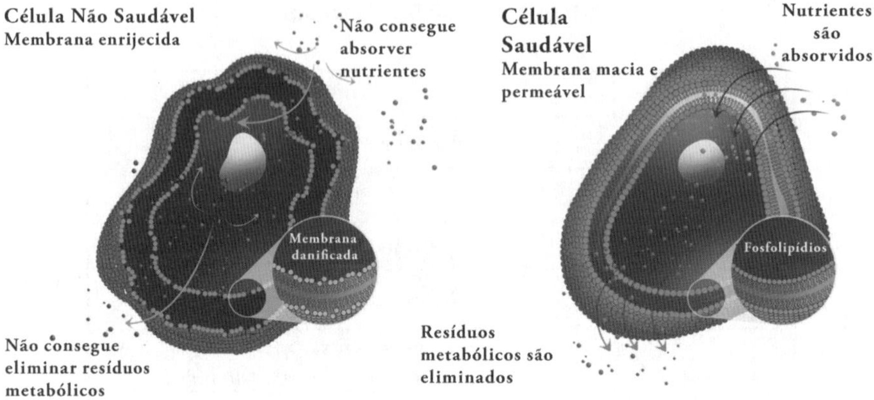

Figura 1: Comparação entre uma célula saudável e uma não saudável

Isso leva ao surgimento de sintomas. Esses sintomas começam como fadiga geral, confusão mental e ganho de peso, mas, se não forem tratados corretamente, podem evoluir para diabetes, doenças cardíacas, distúrbios autoimunes e até câncer.

Sintomas São a Luz de Alerta do Seu Corpo

Seu corpo é inteligente. Quando há alguma interferência, ele encontra uma forma de se comunicar com você. Imagine que você está em uma longa viagem de carro e, de repente, acende a luz de verificação do motor. O que você faria? Ignoraria? Colocaria uma fita adesiva por cima e continuaria dirigindo? Se escolhesse essa opção, provavelmente acabaria destruindo o carro ou, no mínimo, sofrendo um acidente—o que resultaria em sérios problemas. A melhor escolha seria encostar o carro ou levá-lo até um mecânico, abrir o capô e investigar a origem da falha. Seus sintomas são a luz de alerta do seu corpo — e graças a Deus que você conta com esse sistema para mostrar quando algo está fora de equilíbrio.

Portanto, quando há interferência, o melhor a fazer é descobrir de onde ela está vindo. A medicina convencional, no entanto, prefere perseguir os sintomas em vez de investigar sua origem. Por exemplo, imagine que você saiu à noite e exagerou na comida. Consumiu o seguinte: uma pizza inteira, um prato cheio de espaguete com almôndegas, quatro cervejas e duas bolas de sorvete.

Na manhã seguinte, você acorda com os seguintes sintomas: dor de cabeça, gases, inchaço, indigestão e refluxo ácido. Então você marca uma consulta com um médico convencional. Explica todos os seus sintomas, e o médico prescreve vários medicamentos, incluindo um antiácido e um antidiurético.

Esses sintomas são o problema ou são mecanismos de feedback? E se, em vez disso, seu médico perguntasse: "O que você comeu ontem à noite?"

Mais uma vez: os sintomas são um presente valioso da sua inteligência inata. Os sintomas mais comuns ligados à inflamação da membrana celular são ganho de peso e resistência à perda de peso. É por isso que as dietas da moda fracassaram com você. A maioria das dietas de soluções rápidas vai contra a forma como seu corpo foi projetado no nível celular, dificultando a obtenção de resultados duradouros. Na próxima seção, vou explicar por que a maioria dos programas de dieta falha: eles se concentram em tratar os sintomas em vez de abordar as causas reais.

Os Cinco Fracassos na Perda de Gordura

Existem cinco mitos sobre a queima de gordura que provavelmente contribuíram para sua frustração com os resultados. Eu chamo esses mitos de os "cinco fracassos na perda de gordura." Eles incluem ideias como usar lanches para acelerar o metabolismo, acreditar que os carboidratos são essenciais para a queima de gordura, a noção de "calorias que entram versus calorias que saem", a dependência da força de vontade e a crença em abordagens padronizadas.

Antes de apresentar cada um deles em detalhes, quero que saiba: **o fracasso das suas tentativas anteriores de perder peso não é culpa sua**. A indústria do emagrecimento é um grande negócio por quatro motivos:

1. Muitas pessoas querem perder peso.

2. Elas entram em programas de emagrecimento caros.

3. Os programas fracassam.

4. Elas repetem o processo, vez após vez.

O problema é que a maioria dos programas — e até médicos, nutricionistas e dietistas — promove a ideia **de que é preciso perder peso para ficar saudável**. Mas não é assim que o corpo funciona. Nós não perdemos peso para ficar saudáveis; **ficamos saudáveis para perder peso**.

A abordagem de "perder peso para ficar saudável" cria um ciclo vicioso. A pessoa sobe na balança e diz: "Preciso perder 20 quilos." Ela se inscreve em um dos diversos planos de dieta disponíveis. Segue o plano e perde algum peso. Mas o plano é doloroso, e, com o tempo, ela desiste e volta aos velhos hábitos. O peso retorna. Ela sobe na balança e diz: "Preciso perder 20 quilos... de novo." Então, entra em mais uma dieta. E assim o ciclo continua, como no filme *Feitiço do Tempo* — só que sem o final feliz.

Parte do problema é que os mecanismos de controle de peso são muito complexos e vulneráveis a teorias mirabolantes. Essa falta de compreensão leva à proliferação de "soluções" que não produzem resultados positivos.

Por exemplo, se a membrana celular está inflamada, os hormônios responsáveis pela queima de gordura — T3, leptina, testosterona e o hormônio do crescimento — não conseguem entrar na célula para transmitir a mensagem de "queimar gordura". É como entrar numa reunião do Zoom com seus colegas de trabalho, mas com o microfone desligado. Seus colegas não conseguem ouvir você, então você fala mais alto até começar a gritar; eventualmente, você se frustra (e talvez até seja demitido). É isso que as dietas da moda acabam fazendo: só aumentam sua frustração. Se alguém tivesse dito: "Ei, seu microfone está desligado", bastaria ativá-lo. Este livro vai ensinar você a reativar o microfone das suas células, para que elas recebam a mensagem de queimar gordura — e ninguém precise ser demitido. Bem, talvez a indústria farmacêutica e a alimentícia.

Agora, vamos analisar de perto cada um dos cinco fracassos na perda de gordura.

1. Calorias Consumidas vs. Calorias Gastas

A maioria das dietas tradicionais fracassa por causa do reganho de peso. Podemos aprender muito sobre as falhas desse método com o programa de televisão *O Grande Perdedor*. Se você se lembra, os participantes desse programa popular eram todos obesos. Cada um recebia um treinador pessoal que aplicava a abordagem de "calorias consumidas versus calorias gastas" para promover a perda de peso. Os participantes aumentavam os exercícios e reduziam a ingestão calórica. Parece lógico, não é? Esse conceito parte da ideia de que, enquanto você consumir menos calorias do que gasta, inevitavelmente perderá peso. O problema é que essa visão é simplista demais e ignora as condições reais da vida.

Durante as gravações do programa, os participantes alcançaram resultados impressionantes, que foram destacados e aplaudidos no episódio final. No entanto, um estudo publicado em 2016 na revista *Obesity* acompanhou 14 ex-participantes e revelou que 13 deles haviam recuperado parte do peso perdido durante a competição — e, ao longo dos seis anos seguintes, 5 estavam com mais peso do que antes de entrarem no programa. Os participantes analisados no estudo haviam recuperado, em média, 40 quilos (ou 70% do peso que haviam perdido); além disso, sentiam mais fome e apresentavam um metabolismo ainda mais lento do que no início do programa! Descobriu-se que os níveis de leptina — o hormônio que envia ao cérebro o sinal de que é hora de parar de comer — haviam despencado após o programa... e nunca mais se recuperaram. É por isso que *O Grande Perdedor* nunca teve um episódio especial de reencontro! [5]

Embora esse seja um exemplo extremo, vejo variações disso acontecerem com muitas pessoas que tentam dietas populares para perda de peso. As calorias importam, mas não são *tão* importantes assim. Quando eu era dono de uma academia em Miami, em 2013, promovia seminários sobre a ciência da queima de gordura. Ensinava meus alunos a calcular quantas calorias queimavam por dia e, em seguida, colocava-os em déficit calórico. Funcionava... no começo. Mas falhava a longo prazo, o que confirmava minha hipótese: mais importante do que a *quantidade* de calorias que consumimos é a *qualidade* dessas calorias. Percebi que focar em calorias era uma enorme distração em relação ao que realmente importa: hormônios e inflamação.

O fato é que, em termos dos efeitos no corpo humano, nem todas as calorias são *processadas* da mesma forma. Elas vêm "embaladas" em alimentos diferentes, e a forma como esses alimentos são digeridos faz uma grande diferença tanto na absorção das calorias quanto na saciedade que proporcionam. Isso significa que as calorias de alimentos açucarados, como biscoitos, são digeridas instantaneamente, convertidas em glicose e absorvidas rapidamente pela corrente sanguínea, provocando um pico nos níveis de açúcar no sangue. O cérebro recebe uma explosão de dopamina — um neurotransmissor ligado à sensação de prazer. Depois, quando os níveis de açúcar caem à medida que as células absorvem essa glicose, você pode sentir agitação, ansiedade — é o que chamamos de "queda do açúcar". O consumo prolongado de açúcar tem sido associado a um risco maior de depressão. Ele o deixa metabolicamente algemado até a próxima refeição ou lanche.

Em contraste, quando você come salmão, seu sistema digestivo precisa trabalhar para liberar as calorias presentes nas proteínas e nas gorduras. Essas calorias são liberadas aos poucos, entrando na corrente sanguínea de forma lenta e gradual. Isso mantém os níveis de açúcar no sangue estáveis, e a gordura proporciona uma sensação de saciedade duradoura.

Obter a maior parte das calorias a partir de carboidratos é prejudicial à saúde — mas é exatamente isso que muitos americanos fazem. Em termos de ingestão calórica total, os carboidratos representam cerca de 55% da dieta americana típica, variando de 200 a 350 gramas por dia. O potencial destrutivo dos carboidratos refinados é alarmante: uma maior ingestão de alimentos ricos em açúcar está associada a um aumento de 44% na prevalência da síndrome metabólica e da obesidade, e a um aumento de 26% no risco de desenvolver diabetes mellitus. [6]

Vamos deixar uma coisa clara: as calorias têm um papel, mas é muito menor do que as pessoas imaginam. Calorias, que são uma medida de energia potencial, são calculadas com uma margem automática de erro, feita em um ambiente altamente controlado de laboratório, e não levam em conta a complexidade do sistema corporal. Por exemplo, um carboidrato tem 4 calorias no laboratório, mas pode equivaler a 3 ou 5 calorias dentro do corpo. É praticamente impossível contar com precisão as calorias de uma refeição depois que elas entram no nosso sistema digestivo.

O corpo não é um sistema linear, como as leis da termodinâmica; ele é um sistema aberto com várias variáveis. É uma máquina orientada pela demanda, não pelo fornecimento. Os hormônios e os níveis de inflamação determinam essa demanda. *Os hormônios são mais poderosos que as calorias* — sempre. Por exemplo, quando os sensores energéticos insulina e mTOR (*alvo mecanístico da rapamicina* ou *alvo da rapamicina em mamíferos*) são ativados pelos carboidratos, nosso corpo entra em um estado anabólico, ou seja, constrói músculos e armazena gordura. Quando comemos mais gordura e menos carboidratos, nosso metabolismo reduz a insulina e o mTOR, ativando o tônus simpático (resposta saudável ao estresse) e a autofagia (reciclagem celular). Isso sinaliza a quebra de gordura corporal e de tecido muscular, e o corpo entra em modo de reparo. É nesse momento que a queima de gordura é ativada — controlada por hormônios, e não por calorias.

Estudos recentes investigaram o impacto do transplante de microbiota fecal (TMF) na perda de peso, com descobertas intrigantes. Um ensaio clínico randomizado analisou participantes com obesidade que receberam TMF de doadores magros enquanto mantinham sua ingestão calórica. Apesar de não haver mudanças significativas nos hormônios intestinais como o peptídeo semelhante ao glucagon-1 (GLP-1), que regula a saciedade, os receptores do transplante apresentaram alterações notáveis na microbiota intestinal. Essas mudanças foram associadas a uma redução de certos ácidos biliares e ao aumento da diversidade microbiana, levando a uma modesta perda de peso e melhora de marcadores metabólicos — mesmo sem alterações na dieta ou na ingestão calórica.[7] [8] [9]

O conceito-chave que você deve ter em mente — e ao qual voltaremos muitas vezes ao longo deste livro — é que somos geneticamente programados para o padrão alimentar dos nossos ancestrais, seguido por milhares de anos. Até muito recentemente — na verdade, nos últimos 50 anos apenas — o sistema digestivo humano estava adaptado a uma dieta rica em gorduras naturais, fibras e proteínas, e pobre em carboidratos. Essa era a combinação de nutrientes que o corpo sabia utilizar com sucesso. O açúcar aparecia na forma de frutose presente nas frutas, ligada às fibras, o que tornava sua extração um processo lento. É claro que nosso estilo de vida mudou drasticamente em relação ao dos nossos ancestrais. Já não passamos o dia caçando a próxima refeição. No entanto, nosso metabolismo não faz distinção entre pular uma refeição de forma intencional, como no jejum intermitente, e passar fome por escassez de alimentos.

Está na hora de parar de nos distrair com a ideia de "calorias que entram versus calorias que saem". Se você perguntasse a Warren Buffet: "Como se fica rico?", e ele respondesse: "Fácil — gaste menos do que ganha", você provavelmente não se sentiria satisfeito com essa resposta, certo? É a mesma coisa quando médicos, nutricionistas e profissionais de saúde dizem para simplesmente comer menos e se mexer mais. Focar as calorias é o oposto da Liberdade Metabólica. Isso desvia sua atenção do que realmente importa: hormônios e metabolismo celular.

2. Coma Várias Pequenas Refeições ao Longo do Dia

Como veremos mais adiante neste livro, *a frequência* com que comemos é tão importante quanto *o que* comemos. Durante a maior parte da história da humanidade, os alimentos estavam disponíveis apenas de forma intermitente ao longo do dia. Quando se trabalhava no campo, não havia pausa para um "lanchinho". Enchia-se o estômago nas refeições principais, trabalhava-se por muitas horas e, depois, vinha outra refeição. Era comum que pessoas saudáveis ficassem sem comer por 12 horas ou mais — geralmente do jantar até o café da manhã do dia seguinte. Os alimentos precisavam ser racionados, especialmente no inverno, quando o suprimento se limitava basicamente a proteínas e gorduras. Isso não era incomum; era apenas a rotina normal. Não havia geladeiras cheias de comida fresca, nem Taco Bell aberto à meia-noite, nem restaurantes 24 horas. Quando o sol se punha, o trabalho ao ar livre parava — e se descansava até o amanhecer.

Mesmo que ainda sejamos geneticamente programados como nossos ancestrais, hoje vemos muitos "gurus" da saúde, nutricionistas e dietistas recomendando que as pessoas controlem porções, reduzam calorias e comam a cada duas ou três horas. Eles dizem que essa estratégia de "beliscar ao longo do dia" ajuda a emagrecer e a manter o metabolismo "acelerado". Eles estão certos? Em parte sim, mas em sua maioria, não.

No curto prazo, essa estratégia até pode parecer funcionar, mas, a longo prazo, ela apresenta uma taxa de fracasso de 99%. Aqui está apenas um dos problemas de "beliscar o dia inteiro": se você quiser envelhecer mais rápido do que qualquer outra pessoa do seu bairro, basta comer a cada duas ou três horas. Quando você consome calorias constantemente, seu corpo entra em modo de duplicação celular. Isso é ótimo para uma criança em fase de crescimento, mas péssimo para um adulto. A divisão celular acelerada é a essência do envelhecimento. Você verá mais adiante neste livro que o seu metabolismo não funciona em termos de velocidade — ele é eficiente ou ineficiente.

Além disso, muitas doenças têm origem no intestino. Se você está sempre comendo e mantém o estômago cheio o tempo todo, não permite que seu sistema digestivo descanse. Alguns dos principais fatores que contribuem para distúrbios digestivos como refluxo, má digestão e intolerâncias alimentares são problemas metabólicos de base, como deficiência de enzimas, intolerância a certos alimentos, toxicidade química e constipação crônica. Muitos desses sintomas são causados por comer com frequência excessiva. Fazer refeições em intervalos muito curtos não dá ao corpo tempo suficiente para se recuperar entre elas e reabastecer seu estoque de enzimas. Isso pode causar uma deficiência de enzimas digestivas e de ácido clorídrico no estômago, levando ao desenvolvimento de distúrbios digestivos como refluxo ácido (azia), doenças esofágicas, câncer e intolerâncias alimentares. [10]

Em um estudo fascinante conduzido na Universidade da Virgínia, pesquisadores pegaram um grupo de estudantes universitários e lhes deram uma refeição de 800 calorias de pizza, comprada em um restaurante local muito popular entre os alunos, e monitoraram o nível de estresse que essa refeição causava no trato digestivo. O que descobriram foi surpreendente: quatorze horas depois, essa refeição ainda *não* havia sido totalmente digerida — e vale lembrar que jovens costumam ter um sistema digestivo mais rápido!

Quando você faz refeições com frequência ao longo do dia — especialmente refeições ultraprocessadas e ricas em carboidratos (típicas da dieta americana padrão, a *Standard American Diet* ou SAD) —, isso destrói a integridade intestinal nas junções estreitas que são estruturas localizadas no revestimento do intestino responsáveis por manter as células unidas.

Em um intestino saudável, as células são firmemente conectadas por estruturas chamadas de *junções estreitas*, ou *tight junctions*, que funcionam como guardiões: permitem que nutrientes passem para a corrente sanguínea e mantêm substâncias nocivas do lado de fora. Quando essas junções se enfraquecem ou são danificadas, o revestimento intestinal se torna "permeável", permitindo que partículas indesejadas — como bactérias, toxinas e alimentos não digeridos — entrem na corrente sanguínea. Esse quadro é conhecido como *síndrome do intestino permeável*.

Esse comprometimento na integridade intestinal pode causar inflamação e ativar respostas imunológicas, podendo contribuir para diversos problemas de saúde, como sensibilidades alimentares, doenças autoimunes e distúrbios metabólicos.

O que acontece em seguida? O fígado inflama e altera toda a cascata hormonal. O fígado desempenha um papel central no sistema endócrino. Quando você o sobrecarrega, pode desenvolver *esteatose hepática* rapidamente. A esteatose ocorre quando há um acúmulo excessivo de gordura no fígado, dificultando seu funcionamento — como filtrar toxinas e produzir energia. Esse acúmulo leva à inflamação e, com o tempo, pode causar danos hepáticos se não for tratado. Os genes inflamatórios são ativados por todo o organismo, a barreira hematoencefálica se rompe, os rins param de filtrar adequadamente, e o corpo se torna uma esponja de toxinas e inflamação. O estresse digestivo crônico leva a distúrbios digestivos e doenças autoimunes.

Como você aprenderá mais adiante, quando falarmos sobre a cetose, usar gordura como principal fonte de energia gera uma queima muito mais limpa — ao contrário da queima do açúcar, que é uma fonte "suja" de combustível. A glicose queima rápido e com facilidade, mas gera muitos radicais livres no processo. Pense na queima de gordura como um fogão a gás natural e na queima de açúcar (glicose) como a queima de lenha. O fogão a gás queima limpo, sem fumaça; a lenha gera uma quantidade enorme de fumaça tóxica.

Radicais livres são moléculas altamente instáveis com um ou mais elétrons desemparelhados em suas camadas externas. Eles se formam a partir da quebra de ligações químicas, de modo que cada fragmento retém um elétron. São produzidos tanto pelo metabolismo celular normal quanto por fontes externas, como radiação, poluição, medicamentos e fumaça de cigarro. Como podem ser tanto prejudiciais quanto benéficos ao organismo, desempenham um papel duplo: tóxico e, em alguns casos, útil. Mas quando o excesso de radicais livres não é eliminado, sua acumulação no corpo gera um fenômeno chamado *estresse oxidativo*. O excesso de radicais livres é uma das principais forças por trás da inflamação, do câncer e do envelhecimento acelerado.

O hábito de beliscar ao longo do dia estimula a produção de radicais livres — que, em excesso, são prejudiciais e promovem o envelhecimento. Recebo muitas críticas da comunidade fitness quando digo que comer a cada duas ou três horas acelera o envelhecimento, mas essa é a verdade!

O segredo para uma saúde plena está em imitar os padrões alimentares dos nossos ancestrais caçadores-coletores. A ciência tem mostrado que o jejum intermitente aumenta a resistência do corpo ao estresse oxidativo e ajuda a combater a inflamação — outro fator-chave por trás de muitas doenças comuns.[11] Vou ensinar mais sobre a ciência e a arte do jejum intermitente no Capítulo 8.

Em suma: dê um descanso ao seu estômago! Deixe-o vazio por algumas horas ao dia — isso está em total sintonia com a forma como seu sistema digestivo foi criado. Esse é o primeiro passo para sair da má saúde em direção à boa saúde — e do desespero para a esperança.

3. O Metabolismo Precisa de Carboidratos para Queimar Gordura e Funcionar

Isso é falso. Você não precisa consumir glicose proveniente de carboidratos na alimentação. Seu corpo *produz* glicose, e você obtém todo o açúcar de que precisa ao queimar o excesso de gordura corporal e por meio das proteínas que consome. O termo médico para isso é *gliconeogênese* — o processo metabólico pelo qual o organismo produz açúcares (glicose) a partir de precursores não derivados de carboidratos. Basicamente, sua própria gordura corporal, combinada com os aminoácidos das proteínas que você ingere, mantém seus níveis de açúcar no sangue em equilíbrio. O corpo utiliza a insulina para controlar rigorosamente a glicemia, de modo que, em qualquer momento do dia, haja menos de uma colher de chá de açúcar circulando em toda a corrente sanguínea. Como revela o *British Journal of Nutrition*, mesmo em jejum prolongado, consumindo apenas água, os níveis de glicose no sangue de um adulto saudável permanecem estáveis. [12]

As proteínas são uma fonte de substratos gliconeogênicos, que, em períodos de jejum ou ingestão reduzida de carboidratos, podem ser usados para produzir glicose. Dietas com alto teor de proteína (HP) geralmente contêm poucos carboidratos e promovem a gliconeogênese após as refeições. Mais uma vez: seu corpo já possui toda a glicose de que precisa para queimar gordura — ou seja, seu metabolismo não depende da ingestão extra de carboidratos.

4. Abordagens Iguais para Todos

A maioria das dietas funciona — só não a longo prazo. Costumo dizer isso no palco durante minhas palestras, e isso sempre choca a plateia.

Quando as pessoas começam uma dieta para perda de peso, geralmente estão supermotivadas, e pode até parecer fácil preparar refeições com poucas calorias ou manter a geladeira abastecida com alimentos saudáveis. Mas, com o passar das semanas e meses, os velhos comportamentos voltam. Elas passam a enxergar a dieta como uma punição e começam a "trapacear". Ou então pensam: "Ótimo! Eu perdi peso. Mereço uma recompensa por ter suportado essa tortura." Para perder peso e manter a saúde, é preciso uma mudança completa de estilo de vida — não apenas seguir uma dieta.

Dietas têm data para terminar. Sua saúde é uma jornada para a vida inteira. Dietas restritivas muitas vezes significam lutar contra o instinto teimoso do seu corpo de manter o peso.

Esse traço evoluiu nos seres humanos há muito tempo, quando o alimento era escasso e exigia esforço para ser obtido. Ao cortar os alimentos que seu corpo deseja — especialmente as gorduras —, você está indo contra a natureza e se preparando para o fracasso. Se disserem para você não comer aquilo de que gosta, nos primeiros dias talvez consiga resistir. Mas, em pouco tempo, seu cérebro primitivo vai assumir o controle — e você vai desejar exatamente o que não pode ter.

Além disso, todos nós temos necessidades hormonais diferentes em fases diferentes da vida, e nossa alimentação precisa estar em sintonia com isso. Como você vai aprender nos próximos capítulos, existe uma arte na perda de gordura — algo que nenhuma dieta de emagrecimento ensina. Vou mostrar como diferentes hormônios influenciam o humor, a saciedade e a perda de peso — e como personalizar sua nutrição para otimizar esses hormônios.

A mágica acontece quando você encontra um estilo de vida personalizado para seus hormônios. E isso nos leva ao último fracasso na perda de gordura.

5. Depender da Força de Vontade para Perder Peso

O simples fato de você estar lendo este livro já indica que decidiu fazer algo pela sua saúde. Talvez queira, enfim, pôr um fim no ciclo das dietas sanfona. Talvez esteja preocupado com a possibilidade de seus sintomas piorarem e levarem a doenças cardíacas, câncer ou outras condições graves relacionadas à saúde metabólica comprometida. Ou quem sabe você queira ser um exemplo para seus filhos, para que eles não precisem passar pelo mesmo sofrimento.

Diferente de outros métodos, o caminho proposto pela *Liberdade Metabólica* não exige força de vontade. A maioria das pessoas não consegue alcançar uma queima de gordura sustentável porque carrega esses maus hábitos há décadas — e tem suas razões para não querer abandoná-los. Além disso, é difícil manter mudanças quando outras pessoas na sua própria casa não estão alinhadas com você, sem falar dos desafios extras que surgem em eventos sociais ou viagens, que colocam à prova qualquer novo hábito.

O problema da maioria dos planos de perda de gordura é que eles exigem que você mude muitas coisas ao mesmo tempo. Isso faz com que você tenha que depender da força de vontade. E além de ser insustentável, essas mudanças radicais acabam desestabilizando o ambiente doméstico, porque seu parceiro percebe o ritmo extremo das mudanças que você está fazendo — e pode não gostar disso. O que observei ao trabalhar com milhares de pessoas ao redor do mundo é que, quando você tem um plano claro, fácil de seguir, é possível romper com o passado de forma limpa, sem se sentir privado e sem precisar contar com força de vontade.

O *Reset de 30 Dias para a Liberdade Metabólica*, que você encontrará no Capítulo 12, foi criado justamente para ajudar as pessoas à sua volta a apoiarem você — porque não envolve mudanças extremas. A maioria dos casais está disposta a se ajudar por 30 dias, especialmente quando não se trata de um plano radical. Talvez seu parceiro até resolva embarcar nessa com você.

***

Está na hora de abandonar as crenças limitantes e os cinco fracassos na perda de gordura que nos doutrinaram — e abrir espaço para uma nova possibilidade. O poder está em você. Dentro de cada célula do seu corpo existe uma inteligência ancestral que nenhum médico, pílula, cirurgia ou suplemento é capaz de reproduzir. Essa jornada vai exigir que você acredite que é possível.

Esqueça o passado e qualquer tropeço que tenha vivido. Não se trata dos tropeços; trata-se das retomadas! Eu acredito que os tropeços são apenas preparações para algo grandioso. Não é culpa sua ter sido alimentado com tantas mentiras sobre o seu corpo. Deixe o passado para trás — ele não serve mais. Ao tomar essa decisão, você abre uma porta para possibilidades além dos seus sonhos mais ousados.

Agora é hora de mergulhar mais fundo no cerne da questão: entender como o seu metabolismo realmente funciona. Isso não é só ciência; é um plano que vai lhe dar o poder de assumir um controle real e duradouro sobre sua saúde. Descobri que, quanto mais clareza temos sobre algo, mais fácil se torna aplicar esse conhecimento de forma significativa e sustentável. E tenho certeza de que será assim com você também. Quando entendemos de verdade o nosso metabolismo, abrimos a porta para escolhas que restauram o equilíbrio, a energia e a vitalidade.

2

Os Equívocos sobre Como Seu Metabolismo Funciona

Uma das coisas mais impressionantes sobre o seu corpo é a forma como o metabolismo funciona. Ele não opera necessariamente em termos de velocidade — ele funciona com base na eficiência ou ineficiência. Um metabolismo eficiente é capaz de extrair energia de qualquer substância disponível para a necessidade do momento. Por exemplo, seu metabolismo pode gerar energia a partir das reservas de gordura do corpo, das calorias presentes no seu prato, do glicogênio armazenado no fígado e nas células musculares, da glicose no sangue ou dos corpos cetônicos produzidos pelo fígado na ausência de glicose. Quando você alcança a Liberdade Metabólica, seu metabolismo consegue alternar entre essas fontes de energia — e tudo isso acontece sem que você sequer perceba.

Se analisarmos o estilo de vida dos nossos ancestrais caçadores-coletores, encontraremos evidências de que a flexibilidade metabólica foi essencial para a sobrevivência da espécie. Nossos ancestrais não sabiam de onde viria a próxima refeição (nem quando a teriam), então o metabolismo deles foi afinado para aproveitar qualquer fonte de energia disponível. E o nosso metabolismo continua programado da mesma maneira até hoje.

Infelizmente, apenas 7% das pessoas nos Estados Unidos têm um metabolismo saudável e flexível, como o que acabei de descrever. Como mencionei na Introdução, 93% dos americanos estão metabolicamente algemados. O metabolismo dessas pessoas é eficiente apenas em uma única via de produção de energia: a glicose (açúcar). Não há nada de errado em usar glicose como fonte de energia — a menos que ela seja a única fonte.

Neste capítulo, você vai conhecer alguns dos benefícios extraordinários de um metabolismo saudável, como a regeneração dos neurônios do cérebro e a reparação da microbiota intestinal. Também vou apresentar algumas condições nas quais a flexibilidade metabólica é especialmente eficaz — como romper a resistência à perda de peso, ajudar o corpo a se desintoxicar e até mesmo prevenir o câncer. Uma vez que você entende a ciência por trás do funcionamento do seu metabolismo, fica muito mais fácil alcançar uma saúde metabólica plena.

Os Cinco Benefícios de Cura de um Metabolismo Flexível

Quando você tem um metabolismo flexível, seu corpo conta com várias formas de gerar energia e queimar gordura. Em contraste, uma pessoa com metabolismo restrito tem muito menos opções disponíveis. No início do livro, compartilhei algumas estatísticas alarmantes sobre câncer, doenças cardíacas, diabetes e muitas outras condições crônicas de saúde. Existem cinco grandes benefícios de cura proporcionados por um metabolismo flexível — e eles podem ajudar você a *não* se tornar parte dessas estatísticas:

1. Criar adaptação por meio do estresse hormético

2. Alternar entre a via de reparo (autofagia) e a via de crescimento (mTOR)

3. Fortalecer suas mitocôndrias

4. Regenerar neurônios no cérebro

5. Reparar a microbiota intestinal ao promover biodiversidade

6. Vamos analisá-los um por um.

1 .Criar Adaptação por Meio do Estresse Hormético

Um dos princípios mais importantes que aprendi sobre saúde é chamado *hormese*. Ele vai mudar a forma como você enxerga o bem-estar. A hormese é definida como um fenômeno em que uma substância potencialmente prejudicial produz efeitos estimulantes e benéficos nos organismos vivos — quando administrada em pequenas quantidades.[1]

O exercício físico é o exemplo mais simples de como a hormese funciona. Vamos supor que você esteja sedentário há 10 anos e ouça falar sobre os benefícios do CrossFit. O CrossFit é um treino de alta intensidade com 60 minutos de duração, que geralmente envolve levantamentos olímpicos, treinos explosivos e outras modalidades funcionais. Se você decidir que seu primeiro treino ao retornar ao mundo do exercício físico será uma aula de CrossFit, seu corpo terá dificuldade para se adaptar a esse estresse, você ficará dolorido por vários dias — e pode até se machucar. Nesse caso, você teria ultrapassado sua zona hormética. Por outro lado, se você fizer uma caminhada de 45 minutos e alguns exercícios simples como flexões, agachamentos e pranchas, seu corpo provavelmente conseguirá se adaptar bem a esse estresse leve — você permanecerá dentro da sua zona hormética e se tornará mais forte e saudável. Você terá encontrado o seu ponto ideal! Com o tempo, o objetivo é elevar o seu teto hormético, para que consiga lidar com estressores mais intensos *sem* sair da zona de benefícios.

A ZONA HORMÉTICA

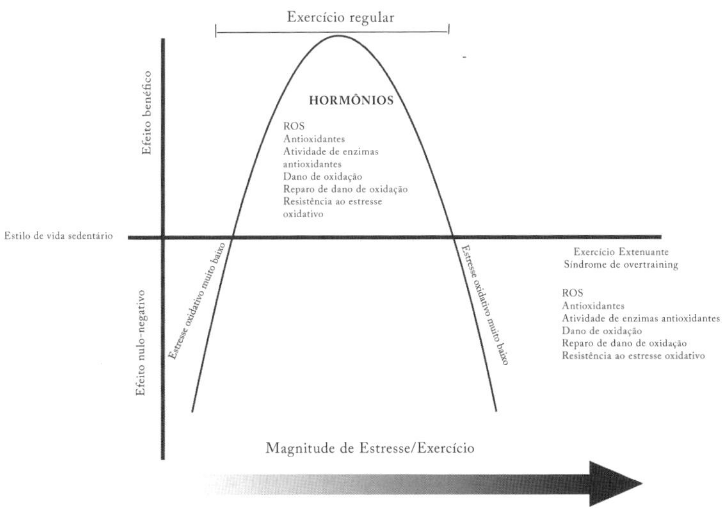

Figura 2: Como a Hormese Funciona

O jejum e a cetose são outro bom exemplo. Sim, o jejum impõe um estresse ao corpo — mas esse só se torna prejudicial quando não há adaptação adequada. Imagine que estou segurando dois copos com água. Um está cheio até a borda, e o outro está apenas um quarto cheio. Se eu sacudir os dois copos com a mesma intensidade — representando o estresse —, o copo cheio vai derramar água para todos os lados, simbolizando o aparecimento de sintomas. Já o copo com pouca água não vai derramar, mesmo com uma sacudida mais forte. Essa metáfora mostra a diferença entre alguém cujo limite de tolerância ao estresse já foi atingido e alguém com uma carga menor de estresse acumulado. A pessoa com o copo cheio tem um teto hormético baixo — ou seja, ela suporta pouco estresse antes de apresentar sintomas. Já a pessoa com o copo menos cheio tem um teto hormético mais alto e consegue lidar com mais estresse sem sofrer efeitos negativos. Isso também explica por que algumas pessoas se sentem muito bem durante o jejum, enquanto outras não. Quando você permanece dentro da sua zona hormética, os resultados são extraordinários.

2. Alternando entre a Via de Reparo (Autofagia) e a Via de Crescimento (mTOR)

As células são como mantimentos: quando vencem, precisam ser descartadas — e isso acontece com até 330 bilhões delas por dia! [2] No entanto, às vezes temos células no corpo que começam a apresentar disfunções e continuam ali. Como se recusam a morrer, os cientistas as chamam de células senescentes. Eu as chamo de *células zumbis*.

À medida que se acumulam no organismo, estudos sugerem que elas promovem o envelhecimento e condições associadas a ele, como osteoporose e doença de Alzheimer.[3] [4] [5]As células zumbis começam como células normais, mas depois enfrentam algum tipo de estresse — como dano ao DNA ou uma infecção viral. Nesse momento, a célula pode escolher morrer ou se transformar em zumbi, entrando basicamente em um estado de animação suspensa.

O problema é que essas células zumbis liberam substâncias químicas que prejudicam as células normais ao redor. É aí que começam os danos. Pesquisadores também demonstraram que transplantar células zumbis em camundongos jovens fez com que eles se comportassem como se fossem mais velhos: sua velocidade máxima de caminhada diminuiu, e sua força muscular e resistência foram reduzidas.

[6] Testes revelaram que as células implantadas converteram outras células em zumbis. Uma das melhores formas de eliminar essas células zumbis é por meio de um processo chamado *autofagia*.

Autofagia significa literalmente "comer a si mesmo", e é um processo de limpeza de células danificadas. Pense nos alimentos da sua geladeira. O que aconteceria se você deixasse os itens vencerem e, em vez de jogá-los fora, apenas os empurrasse para o fundo da geladeira? Você criaria um ambiente tóxico! Mofo e bactérias se espalhariam, e muitos outros processos desagradáveis aconteceriam. Pois bem, seu corpo funciona como sua geladeira: suas células, gorduras e proteínas também têm prazo de validade. Se você não "tira o lixo" intencionalmente do organismo, esse acúmulo tóxico pode levar a doenças como câncer e Alzheimer. O jejum ajuda o corpo a se livrar desses produtos vencidos porque ativa o processo de autofagia, que quebra e recicla proteínas disfuncionais e detritos celulares.

O oposto da autofagia é uma via chamada mTOR, sigla para *mecanistic target of rapamycin* (alvo mecanístico da rapamicina). Essa via sinaliza crescimento — é uma via anabólica. (Pense nos fisiculturistas; eles têm uma ativação intensa de mTOR.) Essa via pode promover a cura de forma pontual, mas pode gerar problemas se o corpo permanecer em um estado constante de crescimento, como a duplicação das células zumbis.

Há uma arte em equilibrar *autofagia* e *mTOR*, e esse é o foco do seu *Reset de 30 Dias para a Liberdade Metabólica*. Como você verá nas próximas páginas, quando usada como parte do estilo de vida da *Liberdade Metabólica*, a prática intencional e intermitente do jejum pode ser uma forma simples de esgotar suas reservas de glicose, ativar a queima de corpos cetônicos, perder peso — e se sentir muito bem.

3. Fortalecendo Suas Mitocôndrias

As mitocôndrias são tão importantes que as células mais cruciais para a sobrevivência (em termos de necessidade de produção de energia) são justamente aquelas que contêm a maior quantidade delas. De acordo com algumas estimativas, cada célula do músculo cardíaco contém entre 5.000 e 8.000 mitocôndrias — e cada neurônio pode ter até *dois milhões*!

As mitocôndrias também são essenciais para o funcionamento e a sobrevivência das células da retina. Os neurônios retinianos têm uma demanda energética extremamente alta, já que precisam de grandes quantidades de ATP (*trifosfato de adenosina*) para gerar potenciais de membrana e alimentar as bombas que regulam o transporte de íons. Pense no ATP como a moeda de energia criada pelas mitocôndrias. Nos fotorreceptores, esse número também pode ser altíssimo — há estimativas que sugerem milhares de mitocôndrias por célula. O número exato pode variar, mas não é incomum que uma única célula da retina, especialmente um cone fotorreceptor, contenha de algumas centenas a alguns milhares de mitocôndrias.[7] Para efeito de comparação, outras células do corpo geralmente têm de centenas a poucos milhares de mitocôndrias por célula.

Tudo isso faz sentido do ponto de vista da sobrevivência. O cérebro e os olhos precisam funcionar de forma eficiente para que você possa localizar e capturar alimento — ou fugir de um predador para continuar vivo. O nome do jogo é: sobrevivência!

As mitocôndrias são muito mais do que "fábricas de energia sem cérebro". Sim, é importante que elas recebam energia na forma de glicose, ácidos graxos e aminoácidos para produzir ATP, mas as mitocôndrias também são altamente inteligentes. Por exemplo, elas funcionam como um sistema de vigilância, atento à identificação de ameaças.

As ameaças celulares se apresentam em três áreas principais:

1. mentais/emocionais

2. físicas

3. químicas

A prioridade número um do corpo humano é a sobrevivência. Quando o seu "balde de estresse" está cheio, as mitocôndrias passam a produzir menos energia de forma estratégica, tudo em nome da sobrevivência. Isso é chamado de resposta de perigo celular (cell danger response, ou CDR). A CDR é uma resposta metabólica conservada ao longo da evolução que protege as células e o organismo contra danos. Ela é acionada quando há exposição a ameaças químicas, físicas ou biológicas que ultrapassam a capacidade celular de manter a homeostase. O descompasso metabólico resultante entre os recursos disponíveis e a capacidade funcional desencadeia uma cascata de mudanças na função celular.

DEZ FATOS FASCINANTES SOBRE AS MITOCÔNDRIAS

1. Você herda todas as suas mitocôndrias exclusivamente da sua mãe.
2. As células metabolicamente mais ativas, e essenciais para a sobrevivência, são as que contêm a maior concentração de mitocôndrias.
3. As mitocôndrias se fundem e se comunicam entre si (por exemplo, as das adrenais "conversam" com as do cérebro). Isso significa que as mitocôndrias de diferentes células se comunicam entre si.
4. Elas produzem 95% da energia do seu corpo.
5. Aos 70 anos, estima-se que tenhamos perdido entre 56% e 70% das mitocôndrias
6. Todas as células possuem mitocôndrias — exceto os glóbulos vermelhos. Como os glóbulos vermelhos transportam oxigênio pelo corpo, se tivessem mitocôndrias, consumiriam parte desse oxigênio, reduzindo a eficiência da entrega aos tecidos.
7. De certo ponto de vista, as mitocôndrias são organismos tecnicamente "alienígenas" dentro do nosso corpo. Elas possuem seu próprio DNA (chamado mtDNA), o que lhes confere um genoma independente. Funcionam de forma semelhante a bactérias — mas são o tipo de bactéria que vive em harmonia com nossas células, em uma relação simbiótica mutuamente benéfica.
8. A membrana interna das mitocôndrias contém uma porcentagem incomumente alta (acima de 70%) de proteínas, envolvidas tanto na fosforilação oxidativa quanto no transporte de metabólitos (como piruvato e ácidos graxos) entre o citosol (o fluido dentro da célula) e as mitocôndrias. A fosforilação oxidativa é o processo pelo qual as células produzem energia nas mitocôndrias, utilizando oxigênio para converter alimentos em ATP — a moeda energética da célula.
9. Os dois principais combustíveis das mitocôndrias são minerais e aminoácidos. O corpo é capaz de produzir aminoácidos, mas não minerais. Todos os minerais precisam vir da alimentação.
10. Existem apenas dois antioxidantes que as mitocôndrias conseguem utilizar: glutationa e melatonina.

Quando a CDR persiste de forma anormal, o metabolismo do corpo inteiro e o microbioma intestinal são perturbados, o desempenho coletivo de vários sistemas de órgãos é comprometido, o comportamento se altera e surgem doenças crônicas. A memória metabólica de experiências anteriores de estresse é armazenada na forma de alterações no conteúdo mitocondrial e celular de macromoléculas, resultando em um aumento da reserva funcional por meio de um processo conhecido como hormese mitocelular.[8] Em termos simples, memória metabólica significa que suas células e mitocôndrias se lembram do estresse passado, o que muda o modo como funcionam. Essa memória ajuda a fortalecer a capacidade de lidar com estresses futuros — é disso que se trata a *hormese mitocelular*.

Como você pode ver, ter um metabolismo flexível que dá suporte às suas mitocôndrias é um grande benefício para a saúde.

4. Regenerando Neurônios do Cérebro

Seu cérebro também prospera quando você tem um metabolismo flexível. Seus neurônios — os mensageiros do cérebro que se comunicam a cada segundo — sofrem danos com o excesso de açúcar. Quando você reduz os níveis de glicose no corpo por meio da cetose e do jejum, começa a reparar esses neurônios, permitindo que as informações se movimentem com mais eficiência de um neurônio para o outro. Isso significa menos névoa mental e mais clareza e energia mental.

Seu cérebro é composto por entre 86 e 100 bilhões de neurônios, que são as células especializadas responsáveis por "pensar" e gerar pequenas cargas elétricas. Além disso, há aproximadamente o mesmo número de células da glia, que mantêm a homeostase, formam a bainha de mielina (gordurosa) em torno dos dendritos em forma de fios que conectam os neurônios (mais um exemplo da importância vital da gordura) e oferecem suporte e proteção aos neurônios.

Os combustíveis que alimentam seu cérebro são glicose, corpos cetônicos e oxigênio, via corrente sanguínea. Assim como outras células do corpo, o processo de respiração celular nos neurônios gera resíduos ou subprodutos, incluindo dióxido de carbono, água, amônia e vários tipos de proteínas. No cérebro, duas proteínas em particular são produzidas: a beta-amiloide e a tau. A beta-amiloide é a substância que forma as placas encontradas nos cérebros de pacientes com Alzheimer. A proteína tau, que se assemelha a conjuntos de trilhos paralelos de trem, pode sofrer danos ou se "enroscar", provocando disfunções mitocondriais. Emaranhados de tau são uma marca registrada de muitas doenças neurodegenerativas. Em certas enfermidades, os neurônios e/ou outras células cerebrais e nervosas podem ter dificuldade para transportar glicose para dentro da célula — e acabam morrendo de fome. Já os corpos cetônicos podem ser absorvidos por neurônios que não conseguem utilizar glicose.

5. Reparando o Microbioma Intestinal por Meio da Criação de Biodiversidade

Pesquisas mostram que o jejum promove a cura do intestino. Muitas das mudanças positivas que ocorrem no seu microbioma intestinal param abruptamente assim que você come. Normalmente pensamos na comida como fonte de energia, mas a digestão dos alimentos que ingerimos, na verdade, consome energia. Quando comemos, uma enorme quantidade de energia é necessária para processar esse alimento. Estima-se que, após uma refeição pesada, 65% da energia do corpo seja direcionada aos órgãos digestivos. Durante o jejum, damos um descanso ao nosso sistema contra o bombardeio constante de alimentos. Redirecionamos nossa energia para a cura e recuperação. Nosso corpo consegue desintoxicar, reparar células e eliminar toxinas externas e resíduos metabólicos naturais.

Mastigar os alimentos e permitir que o corpo extraia os macronutrientes e os assimile em micronutrientes para serem distribuídos é uma tarefa enorme. Um dos meus benefícios favoritos do jejum é um processo que chamo de *desvio de energia*. Quando você está em estado de jejum, seu metabolismo desvia recursos que seriam usados na digestão e os direciona para áreas do corpo que precisam de cura.

A bactéria intestinal *Akkermansia* também demonstrou ter efeitos protetores contra a obesidade, e muitas empresas estão começando a adicioná-la aos seus probióticos. Embora as pesquisas sobre a eficácia desses probióticos em aumentar essa bactéria útil ainda sejam inconclusivas, estudos demonstraram que o jejum aumenta a abundância de *Akkermansia*.[9]

Pesquisadores descobriram que o jejum intermitente influencia positivamente o microbioma intestinal ao aumentar a diversidade de bactérias benéficas e reduzir as prejudiciais. Essas mudanças na microbiota intestinal também foram associadas a melhorias nos perfis lipídicos do sangue, sugerindo que o jejum intermitente pode contribuir para uma saúde metabólica geral mais eficiente. Os achados destacam o potencial do jejum intermitente como uma estratégia não invasiva para modular a saúde intestinal e melhorar fatores de risco cardiovascular. [10]

Cinco Condições que a Liberdade Metabólica Ajuda a Tratar

Agora que você entende como esses princípios promovem a cura do seu corpo, vamos ver em quais condições específicas eles funcionam melhor. Existem cinco momentos distintos em que alternar entre a queima de gordura e a queima de açúcar será a resposta para os seus sintomas de saúde.

A Liberdade Metabólica pode ajudar você a:

1. superar a resistência à perda de peso
2. prevenir o câncer
3. retardar o processo de envelhecimento
4. reverter condições autoimunes
5. desintoxicar o corpo

Vamos explorar cada uma delas agora.

1. Superar a Resistência à Perda de Peso

A sobrevivência é a prioridade número um da sua inteligência inata. Quando você come, seus níveis de glicose no sangue aumentam, e suas células utilizam a energia proveniente dos alimentos ingeridos. Todo o excedente vai para os estoques de glicogênio e, em seguida, é armazenado como gordura corporal. Chamaremos isso de estado alimentado. Quando você jejua, aciona um interruptor que permite ao corpo acessar seus estoques de glicogênio e gordura corporal. Chamaremos isso de estado de jejum.

Se o seu objetivo é uma perda de peso duradoura, é fundamental treinar o corpo para ser realmente eficiente em ambos os processos. Se você passa tempo demais no estado alimentado, continua queimando açúcar, o que envia ao metabolismo a mensagem: "continue armazenando gordura." Se você permanece tempo demais no estado de jejum, o metabolismo pode interpretar isso como uma ameaça à sobrevivência, diminuindo o ritmo metabólico e enfraquecendo o sistema imunológico.

A mágica está na adaptação. Treinadores pessoais e coaches de fitness de alto nível entendem bem como isso funciona — eles estão sempre criando rotinas de treino diferentes para seus clientes, porque sabem que, ao manter os músculos em constante adaptação, o corpo alcança melhores resultados. Esse mesmo princípio pode ser aplicado ao seu metabolismo. Quando você domina a arte de alternar entre o estado alimentado e o estado de jejum, essa adaptação gera resultados duradouros. Foi assim que ajudei milhares de pessoas a superar a resistência à perda de peso.

2. Prevenir o Câncer

O fato de "desenvolvermos câncer" está relacionado, em parte (mas nem sempre), a fatores decorrentes de alterações celulares que são "ativadas" ou "desativadas" por comportamentos que estão sob nosso controle — como não fumar, adotar uma alimentação saudável com alimentos integrais e praticar estratégias de enfrentamento do estresse, incluindo dormir o suficiente. Costumávamos pensar que o câncer era resultado de uma loteria genética desfavorável e que, uma vez diagnosticado, não havia nada a fazer. Mas há uma interação constante entre eventos pró-câncer e anticâncer dentro do organismo.

O sistema imunológico orquestra o que acontece quando uma célula morre e precisa ser eliminada, ou quando cresce de forma descontrolada e precisa ser neutralizada. Qualquer coisa que fortaleça nosso sistema imunológico atua como um fator anticâncer, já que ele é nossa primeira linha de defesa contra células fora de controle. Por outro lado, tudo o que inflama nosso corpo, prejudica a imunidade e estimula o crescimento excessivo de células pode favorecer o surgimento do câncer. Isso inclui uma dieta rica em carboidratos processados e óleos vegetais refinados, além do simples excesso de comida — seja por porções exageradas ou pela frequência com que se come ao longo do dia.

O câncer cresceu 84% nos Estados Unidos entre 1969 e 2014, e só apresentou uma leve queda nesse período por causa da redução no número de fumantes.[11] Quando o câncer de pulmão diminuiu, as estatísticas gerais sobre o câncer pareceram melhorar, mas fora o tabagismo — que representa 35% do risco atribuível ao câncer — o segundo maior fator de risco é a obesidade. Pessoas com diabetes tipo 2 e excesso de peso têm um risco 18% maior de desenvolver câncer do que aquelas sem diabetes tipo 2 ou obesidade. [12]

A conexão é simples: a insulina é um hormônio de crescimento. Ela é um dos sensores de nutrientes que, ao nos alimentarmos, estimulam as células a crescer.

Se você faz vários lanches e refeições ao longo do dia, está constantemente enviando ao corpo o sinal de "cresça, cresça e cresça". Ao ingerir macronutrientes — especialmente carboidratos — você estimula a liberação de insulina. Ao comer proteínas, ativa outro sensor de nutrientes chamado mTOR, essencial para a síntese proteica. Um terceiro sensor, chamado AMPK, responde aos três macronutrientes — carboidratos, proteínas e gorduras — e atua a longo prazo. Em todos os casos, se você alimenta seu corpo dez vezes ao dia, está dizendo a ele para continuar crescendo!

Pesquisadores da Universidade da Califórnia, em San Diego, relataram que o jejum intermitente reduziu o risco de câncer de mama em camundongos obesos.[13] Eles descobriram que restringir a alimentação a uma janela de oito horas, durante o período de maior atividade, diminuiu o risco de desenvolvimento, crescimento e metástase do câncer de mama nos animais. Os resultados, publicados na *Nature Communications*, demonstraram que a alimentação com restrição de tempo — uma forma de jejum intermitente — alinhada aos ritmos circadianos dos sujeitos melhorou a saúde metabólica e os ritmos circadianos tumorais em camundongos com câncer de mama pós-menopausa induzido por obesidade.

"Pesquisas anteriores mostraram que a obesidade aumenta o risco de vários tipos de câncer por afetar negativamente a forma como o corpo responde aos níveis de insulina e por alterar os ritmos circadianos", afirmou o autor sênior Nicholas Webster, Ph.D., professor da Escola de Medicina da UC San Diego. "Conseguimos aumentar a sensibilidade à insulina, reduzir a hiperinsulinemia, restaurar os ritmos circadianos e diminuir o crescimento tumoral apenas modificando quando e por quanto tempo os camundongos tinham acesso à comida."

Como já vimos, níveis elevados de insulina são prejudiciais ao corpo. Os dados da pesquisa indicaram que a insulina elevada nos camundongos obesos acelerava o crescimento tumoral. Níveis de insulina artificialmente elevados intensificavam o crescimento do tumor, enquanto a redução desses níveis podia imitar o efeito da alimentação com restrição de tempo. [14]

A flexibilidade metabólica mantém a insulina sob controle, desacelera o crescimento celular e ajuda a prevenir o câncer.

3. Retardar o Processo de Envelhecimento

Embora o tempo não possa ser derrotado, é possível desacelerar a velocidade com que você envelhece. O segredo para envelhecer com saúde é eliminar o que está interferindo no seu metabolismo e fornecer às suas células todos os recursos necessários para que funcionem de forma ideal. Fortalecer suas células — especialmente suas mitocôndrias — é o objetivo principal.

Suas mitocôndrias adoram corpos cetônicos. Os corpos cetônicos sinalizam para que suas mitocôndrias iniciem a biogênese mitocondrial, ou seja, a criação de novas mitocôndrias saudáveis. (Durante o Reset de 30 Dias para a Liberdade Metabólica, eu vou ensinar quais alimentos ajudam seu corpo a produzir corpos cetônicos.)

Outra forma de melhorar a função mitocondrial é submetê-la a um estresse (lembra da hormese?). Um estresse de curto prazo que permite às mitocôndrias se adaptarem as torna mais fortes. Isso significa que suas células produzem mais energia, você queima mais gordura, gera menos toxinas e envelhece com mais leveza. O jejum é um dos melhores estressores horméticos para as mitocôndrias.

Seus pensamentos também exercem uma enorme influência sobre o processo de envelhecimento. Como você verá mais adiante no livro, pensamentos são frequências que têm a capacidade de penetrar as membranas celulares e se comunicar com o núcleo do DNA. Se o pensamento for estressante ou baseado no medo, o sinal enviado é para produzir proteínas inflamatórias. Isso encurta os telômeros ao redor do seu DNA, danificando-o e acelerando o envelhecimento. Por outro lado, se o pensamento for positivo e baseado na gratidão, o sinal enviado ao DNA permite a produção de proteínas anti-inflamatórias, que alongam os telômeros e protegem o DNA.[15] [16] Pense bem nisso por um instante!

4. Reverter Condições Autoimunes

Quando pensar em condições autoimunes, imagine um banquinho de três pernas. Se qualquer uma dessas pernas estiver enfraquecida, o banquinho perde a função e desaba. Cada perna precisa ser cuidada. No caso das doenças autoimunes, as três pernas do banquinho são: o microbioma intestinal, os fatores de estresse e a predisposição genética. Vamos abordar essas três áreas ao longo deste livro.

Já falamos sobre como o jejum pode restaurar seu microbioma intestinal ao oferecer uma pausa para que ele se repare por meio do processo de desvio de energia.

Estudos sugerem que os corpos cetônicos podem influenciar significativamente a microbiota intestinal, oferecendo benefícios potenciais para a redução da inflamação e a melhora da saúde metabólica e neurológica.

A genética tem seu papel nas condições autoimunes, mas não tanto quanto se imagina. Há um número crescente de pesquisas sobre o papel da epigenética — que significa "acima do gene". É verdade que você não pode mudar os genes com os quais nasceu; no entanto, você tem o poder de ativá-los ou desativá-los. A membrana celular e as mitocôndrias são os principais protagonistas nesse processo.

Podemos, sim, curar nossas mitocôndrias e incorporar gorduras saudáveis para dar suporte à fluidez da membrana celular. Isso permite que as células se desintoxiquem de forma mais eficiente, permitindo a entrada de nutrientes e hormônios e a liberação de radicais livres para fora da célula. É assim que a epigenética funciona. Nosso estilo de vida influencia os genes que são ativados — e também aqueles que são desativados.

Eu mesmo tenho duas condições autoimunes: a síndrome de Raynaud e a eritromelalgia. A síndrome de Raynaud é um problema que reduz o fluxo sanguíneo para os dedos. Em alguns casos, também pode afetar o fluxo para as orelhas, dedos dos pés, mamilos, joelhos ou nariz. Isso ocorre devido a espasmos dos vasos sanguíneos nessas regiões. A eritromelalgia, também conhecida como doença de Mitchell, é um distúrbio vascular raro que causa dor, vermelhidão e calor nas extremidades. A dor pode ser intensa e em queimação, e a pele pode ficar inflamada e hiperêmica. Os episódios podem ser constantes ou intermitentes e costumam ser desencadeados por exercícios físicos ou calor.

Em 2018, eu estava visitando Seattle, Washington, com alguns amigos, e decidimos fazer um bate-volta até um lago alpino nas redondezas. Caminhamos por algumas horas até chegar a um dos cenários naturais mais lindos que já vi na vida. O lago era alimentado diretamente pela neve das montanhas, o que tornava a água extremamente gelada. Mergulhei por alguns minutos. Ao sair da água, percebi que meus dedos estavam completamente brancos. Isso foi causado pela síndrome de Raynaud. A palidez dos meus dedos subiu até os pulsos, pois meu corpo estava desviando todo o fluxo sanguíneo para longe das extremidades. Foi uma sensação assustadora, porque eu nem conseguia fechar a mão. Achei que fosse perder os dedos. Passei os minutos seguintes em pânico, procurando algum trilheiro que tivesse um isqueiro. Felizmente, encontrei alguém que me emprestou o seu.

Depois de 15 minutos aquecendo minhas mãos e dedos, a cor voltou ao normal. Essa experiência foi uma lição importante para mim, pois mostrou que eu ainda não havia chegado à causa da minha síndrome de Raynaud. Foi aí que comecei a estudar o princípio da hormese. Eu estava comendo os alimentos certos para o meu metabolismo, mas até aquele momento não tinha enfrentado minha carga tóxica. Passei a aplicar as estratégias metabólicas descritas neste livro e fortaleci meu limiar hormético. Fico feliz em dizer que hoje em dia raramente apresento sintomas da síndrome de Raynaud. Na verdade, tenho um tanque de imersão em água fria em casa, e várias vezes por semana fico lá dentro por três ou quatro minutos, sem desencadear nenhum sintoma da Raynaud.

Minha outra condição autoimune é a eritromelalgia. É raro ter Raynaud e eritromelalgia ao mesmo tempo, porque elas parecem se opor uma à outra. No meu caso, a eritromelalgia era desencadeada após as refeições, especialmente quando ricas em carboidratos. Meus dedos ficavam imediatamente vermelhos, quentes, inchados e inflamados. A dor era tão intensa que eu precisava segurar algo gelado para aliviar.

Reparei meu microbioma intestinal com as estratégias de cura ancestrais e os métodos de redução de toxicidade apresentados neste livro. Tenho a alegria de dizer que os sintomas da eritromelalgia quase não aparecem mais. Compartilho essas histórias com você porque elas provam que o corpo é capaz de se curar. Você tem o poder de desligar genes ruins e ativar os bons. O controle está em suas mãos.

5. Desintoxicar o Corpo

Queimar gordura corporal armazenada como fonte de energia pode expulsar toxinas das células para que sejam eliminadas. Seu corpo possui um sistema altamente sofisticado para lidar com toxinas. Quando elas entram no organismo, uma via chamada PPAR-y é ativada para remover essas toxinas da corrente sanguínea e direcioná-las para as células de gordura. Muitas dessas toxinas são lipofílicas (amantes da gordura), e suas células de gordura são o lar perfeito para elas. Ao transferir as toxinas para as células de gordura, o corpo consegue atenuar os danos, pois a solução para a poluição é a diluição. Como você verá mais adiante neste livro, essas toxinas são chamadas de obesogênicos químicos porque aumentam as células de gordura, e seu metabolismo pode recrutar novas células adiposas para armazená-las. Esse processo protege o corpo a curto prazo, mas gera doenças a longo prazo — a menos que seja tratado adequadamente.

Quando você segue os passos do Reset de 30 Dias para a Liberdade Metabólica, ativa a queima de gordura, e seu metabolismo passa a usar a energia armazenada (gordura corporal) como combustível. Ao praticar o jejum intermitente, esse processo se acelera por meio da autofagia — a limpeza celular. Nesse ponto, todos os seus órgãos de desintoxicação entram em ação para garantir que essas toxinas sejam eliminadas do seu organismo. Quando você começa a usar gordura como energia, as toxinas são mobilizadas e seguem pelos caminhos naturais de desintoxicação até serem eliminadas. Esses caminhos incluem o fígado, os rins, o intestino, a vesícula biliar e o sistema linfático.

Quanto mais Liberdade Metabólica você conquista, mais apoio esses sistemas de desintoxicação recebem. A maioria das pessoas tem esses canais de desintoxicação bloqueados, o que resulta nos seguintes sintomas comuns:

- névoa mental
- fadiga geral e crônica
- constipação
- diarreia
- alterações na pele, como erupções cutâneas
- sensação de inchaço após comer
- sono de má qualidade

Esses sintomas são comuns, mas não são normais. Já vi pessoas que tentaram todos os tipos de detox imagináveis superarem esses sintomas com o Reset de 30 Dias para a Liberdade Metabólica. Tudo o que você precisa fazer é trabalhar na abertura das vias de desintoxicação a jusante, para que seu corpo consiga eliminá-los naturalmente, sem que você sequer perceba. (No Capítulo 5, vou apresentar protocolos específicos que funcionam melhor para abrir essas vias de desintoxicação.)

***

Seu metabolismo não precisa desacelerar com a idade — é um mito acreditar que o envelhecimento, por si só, causa um declínio metabólico. A verdade é que a eficiência metabólica depende muito mais do estilo de vida do que da passagem do tempo. A perda de massa muscular, a redução da atividade física, uma alimentação deficiente e o estresse crônico são os verdadeiros culpados por um metabolismo lento. Ao seguir as orientações apresentadas neste livro e auxiliar a flexibilidade metabólica com escolhas alimentares inteligentes, é possível manter, aos 70 anos, um metabolismo tão eficiente quanto o de um adolescente. Envelhecer é inevitável, mas ter um metabolismo mais lento não é. E isso não é apenas a minha opinião. Pesquisas científicas recentes estão desafiando a crença comum de que o metabolismo inevitavelmente desacelera com a idade. Um estudo abrangente publicado na revista *Science* analisou dados de mais de 6.600 pessoas, desde recém-nascidos até indivíduos de 95 anos. Os resultados revelaram que, ao se considerar o tamanho e a composição corporal, o gasto energético total permanece relativamente estável dos 20 aos 60 anos — e mesmo depois disso, as mudanças são mínimas, com uma desaceleração gradual de aproximadamente 0,7% ao ano.[17] [18]Acredito que até mesmo essa leve desaceleração pode ser evitada com as estratégias apresentadas neste livro.

Agora que você já tem uma base sólida sobre o funcionamento do metabolismo, estou empolgado para mostrar como aplicar esses conceitos de maneira alinhada às suas necessidades hormonais. Os próximos capítulos vão identificar as principais causas da disfunção metabólica, bem como as melhores formas de eliminar essas interferências e restaurar seu metabolismo de forma definitiva. No próximo capítulo, vamos analisar a primeira causa: os picos constantes de glicose e insulina.

3

Transformando-se em um Queimador de Açúcar

Quando eu era criança, adorava ir ao fliperama, e um dos meus jogos favoritos era o Whac-A-Mole. Nesse jogo, você recebe um martelo de brinquedo, e vários buracos na área de jogo à sua frente são preenchidos com pequenos topos de toupeiras de plástico com aparência de desenho animado, ou outros personagens, que aparecem aleatoriamente. Você marca pontos, como o nome sugere, acertando cada toupeira assim que ela surgir. Quanto mais rápida for a reação, maior a pontuação. Eu sempre buscava a pontuação mais alta do fliperama!

Infelizmente, a maioria das pessoas trata a própria saúde como se fosse um jogo de Whac-A-Mole. Elas sentem um sintoma surgindo como uma daquelas toupeiras de brinquedo e usam martelos improvisados como medicamentos, dietas da moda, cirurgias e outras medidas extremas para tentar derrubá-lo. Isso até pode funcionar por um tempo, mas você já sabe o que acontece em seguida: outra toupeira (sintoma) aparece.

Nesse ciclo interminável de perseguição a sintomas, você acaba exausto, com 23 martelos para 23 toupeiras. No jogo da vida, quanto mais rápida for a reação, pior será o resultado.

Como já discutimos antes neste livro, seus sintomas não são o mesmo que seus problemas. Na verdade, na maioria das vezes, os sintomas estão muito distantes das causas. Só quando você descobre de onde essas toupeiras estão saindo é que consegue, de fato, vencer o jogo da sua saúde.

Vamos começar por uma das toupeiras mais insistentes de todas: os picos constantes de glicose e insulina.

Você é um Queimador de Açúcar?

Quando seu metabolismo fica preso na queima de glicose, você se torna um queimador de açúcar. A vida não é nada divertida para os queimadores de açúcar — eles geram muito estresse oxidativo dentro do corpo, o que leva à redução da longevidade e da qualidade de vida. Em outras palavras, se seu objetivo é envelhecer mais rápido do que qualquer pessoa que você conhece, queime açúcar o tempo todo.

Preparei um questionário com seis perguntas para ajudar a identificar se você está queimando açúcar ou gordura neste momento. Se responder "sim" a três ou mais dessas perguntas, há uma grande probabilidade de que você seja um queimador de açúcar:

1. Você se sente cansado depois das refeições?
2. Você costuma beliscar entre as refeições?
3. Está com mais de 9 quilos de peso extra no corpo?
4. Você tem alguma verruga fibrosa na pele?
5. Você tem manchas escuras debaixo das axilas?
6. Se você pula uma refeição, fica irritado por estar com fome ?

Se você se identificou como um queimador de açúcar, não é culpa sua; anos de informações ultrapassadas levaram você até aqui.

Seus glóbulos vermelhos mantêm um registro do comportamento da sua glicose no sangue. Se quiser saber com certeza o que está acontecendo no seu corpo, você pode medir seus níveis de glicose por meio da hemoglobina A1C. A hemoglobina A1C (HbA1c) mede a média da sua glicose nos últimos três meses, detectando a quantidade de glicose aderida à proteína hemoglobina. Seus glóbulos vermelhos transportam oxigênio para os tecidos usando uma proteína chamada hemoglobina A. Quanto mais alta a glicose no sangue, mais glicose se prende à proteína hemoglobina A1C. Um nível saudável de hemoglobina A1C (HbA1c) é de 5,2% ou menos. A faixa de pré-diabetes vai de 5,7% a 6,4%, e a faixa de diabetes é de 6,5% ou mais.

Quão glicada está sua hemoglobina? Glicação é uma reação espontânea e não enzimática entre açúcares redutores livres e grupos amino livres de proteínas, DNA e lipídios, formando resíduos glicados. O açúcar é pegajoso (pense no algodão-doce grudando nos seus dedos), e essa glicose pode entupir suas artérias e células. Quanto mais alto o valor de HbA1c, mais glicada está a sua proteína.

Um estudo de 2020 estimou que, tanto no diabetes tipo 1 quanto no tipo 2, um ano com HbA1c acima de 7,5% resulta em uma perda de aproximadamente 100 dias de vida. Vincular o controle glicêmico à mortalidade tem o potencial de estimular o engajamento com terapias e a adesão às recomendações de estilo de vida. Fiz os cálculos por você: isso significa que se seus níveis de HbA1c ficarem acima de 7,5% por 15 anos, você perde 4 anos da sua expectativa de vida.[1] A boa notícia é que você vai dominar seus níveis de glicose no sangue e ganhar anos de vida!

Quando você é um queimador de açúcar, há cinco formas principais pelas quais isso prejudica seu metabolismo:

1. níveis cronicamente elevados de insulina
2. aumento do estresse oxidativo
3. esgotamento das mitocôndrias
4. distúrbios cerebrais
5. crescimento de câncer

Vamos explorar cada um desses pontos agora.

1. Níveis Cronicamente Elevados de Insulina

A insulina é o principal interruptor hormonal do corpo. Ela determina qual combustível será usado: gordura ou açúcar. Se a insulina estiver alta, nenhuma gordura será queimada — apenas açúcar. Se a insulina estiver baixa, a gordura será usada exclusivamente como fonte de energia.

A insulina sofre com um péssimo trabalho de relações públicas, pois acaba sendo culpada por muitas coisas. Mas a produção de insulina é, na verdade, um processo maravilhoso, projetado por nosso Criador; se não tivéssemos esse mecanismo, os seres humanos nem existiriam hoje. Quando comemos carboidratos, nosso corpo os converte em açúcar (glicose), o que eleva os níveis de glicose no sangue. O corpo então convoca as "tropas de insulina" para capturar esse açúcar circulante, e a insulina age como uma chave que destrava as células, permitindo que a glicose entre nas trilhões de células do corpo.

Se a sua glicose no sangue está normal, isso significa que há, em média, cerca de 1 colher de chá de açúcar dissolvido no seu sangue. Uma pessoa comum tem aproximadamente 4 litros de sangue no corpo. Portanto, seria de se esperar que, ao longo do dia, fosse necessário bem pouco açúcar. Mas o americano médio consome até 30 colheres de chá de açúcar por dia! (Esse açúcar vem, principalmente, de alimentos ultraprocessados e carboidratos.) Diante dessa ingestão exagerada de açúcar, o corpo precisa retornar ao estado de equilíbrio (homeostase), então, sempre que há mais do que 1 colher de chá de açúcar no sangue, a insulina é liberada para retirar o excesso de glicose da corrente sanguínea e levá-la para dentro das células.

Agora imagine o quanto a insulina precisa trabalhar para remover esse excesso absurdo de açúcar do sangue! Ela tem que trabalhar 30 *vezes* mais. Isso é insano.

A revista *The Lancet* relatou em 2009, por meio do estudo White Hall II, que a glicose em jejum permanece estável por cerca de 14 anos; depois disso, o pâncreas da pessoa média começa a se exaurir de tanto produzir quantidades enormes de insulina ao longo dos anos. Nesse ponto, o médico médio diagnostica a pessoa com diabetes — mesmo que essa condição já esteja se desenvolvendo há 14 anos.[2] Por isso, o exame laboratorial mais importante para avaliar a saúde (ou a falta dela) do seu metabolismo é o teste de insulina em jejum. Albert Einstein disse: "Os intelectuais resolvem problemas; os gênios os evitam." E é muito mais fácil trabalhar na prevenção de uma doença do que tentar revertê-la.

Níveis elevados de insulina, ou hiperinsulinemia, evoluem para diabetes tipo 2. A medicina convencional trata o sintoma (glicose em excesso), quando a causa raiz é a insulina elevada e a inflamação das membranas celulares. Ao administrar insulina, você está agravando a causa raiz e piorando o diabetes tipo 2. Não é possível tratar superficialmente apenas os sintomas e esperar que a doença melhore. A resistência à insulina (hiperinsulinemia) surge anos antes do diagnóstico de diabetes. Raramente se morre de diabetes em si, mas muitas pessoas morrem das doenças degenerativas associadas a ela: câncer, doenças cardíacas, infecções, falência renal, entre outras. Tudo começou com níveis altos de insulina. (No Capítulo 12, você verá que o Reset de 30 Dias para a Liberdade Metabólica descreve exatamente os passos necessários para reduzir a insulina e fazer com que suas células voltem a responder aos seus sinais.)

Seu metabolismo possui um sistema altamente controlado para lidar com o açúcar na corrente sanguínea. Como já dissemos, um metabolismo saudável e ativo mantém apenas 1 colher de chá de açúcar em toda a corrente sanguínea. Isso equivale a 80 mg/dL se você medir sua glicose em jejum. Qualquer valor acima disso é considerado um estado tóxico.

Temos, sim, reservas extras de açúcar armazenadas nas células do fígado e dos músculos, conhecidas como estoques de glicogênio. Em média, as células do fígado conseguem armazenar de 25 a 30 colheres de chá de açúcar, enquanto as células musculares esqueléticas armazenam cerca de 100 colheres de chá.

Adoro a analogia do meu amigo Dr. Jason Fung: pense nas suas reservas de glicogênio (estoques de açúcar) como a geladeira da sua cozinha, e na gordura corporal armazenada como os freezers. A vantagem de usar a geladeira em vez do freezer é que ela fornece energia de maneira fácil e rápida. Você simplesmente caminha até a cozinha, abre a geladeira e tem energia disponível. A desvantagem é que ela tem capacidade de armazenamento limitada. É preciso repor constantemente os alimentos para manter esse equilíbrio. Em outras palavras, quando você está queimando açúcar armazenado, precisa comer carboidratos e fazer lanches a cada poucas horas para manter os níveis de energia; caso contrário, suas reservas diminuem e você entra em colapso.

Os freezers são uma escolha inteligente porque você pode armazenar grandes reservas de energia. A desvantagem é que você precisa esperar um pouco mais para acessar os alimentos guardados lá, já que leva algumas horas para que descongelem antes de poder usá-los. Nesse exemplo, os freezers representam a sua gordura corporal. Você pode ter energia equivalente a centenas de freezers, e um metabolismo saudável aciona o interruptor para começar a usar essa energia armazenada na gordura corporal como fonte de combustível.

Mas, se você for como a maioria das pessoas, continua reabastecendo as reservas de glicogênio na "geladeira", nunca permitindo a mudança para a queima da gordura corporal armazenada. Quando você consome 300 gramas ou mais de carboidratos por dia — como faz o americano médio — e ainda faz refeições e lanches ao longo de todo o dia, está constantemente elevando os níveis de glicose e insulina, mantendo seu metabolismo preso à queima de açúcar em vez de gordura. Mas não se preocupe — quando falarmos sobre cetose e jejum intermitente mais adiante neste livro, você vai aprender a maneira mais eficiente de acessar a gordura corporal como fonte de energia.

Se você for como a maioria das pessoas, continua reabastecendo suas reservas de glicogênio na "geladeira", sem nunca permitir a transição para a queima da gordura corporal armazenada. Quando você consome 300 gramas ou mais de carboidratos por dia — como faz o americano médio — e ainda faz refeições e lanches ao longo do dia, está constantemente elevando os níveis de glicose e insulina, mantendo seu metabolismo preso à queima de açúcar em vez de gordura. Mas não se preocupe — quando abordarmos a cetose e o jejum intermitente mais adiante neste livro, você vai aprender a maneira mais eficiente de acessar a gordura corporal como fonte de energia.

2. Aumento dos Níveis de Estresse Oxidativo

Quando as células dependem exclusivamente do açúcar como combustível, isso gera estresse oxidativo e leva ao ganho de peso, já que o açúcar é uma fonte de energia ineficiente. Queimar açúcar gera subprodutos tóxicos que causam inflamação ao redor das células, prejudicando o funcionamento hormonal e desacelerando o metabolismo. Em contraste, a gordura é uma fonte de energia mais limpa e eficiente, que reduz o estresse celular.

A fosfolipase A2 (PLA2) é uma enzima que desempenha um papel crucial no metabolismo lipídico das membranas, hidrolisando a ligação acila sn-2 dos fosfolipídios e liberando ácidos graxos livres e lisofosfolipídios. Essa enzima participa de diversos processos celulares, incluindo a resposta inflamatória e a remodelação da membrana. Pense na PLA2 como uma tesoura especializada para membranas celulares. Assim como uma tesoura corta uma linha específica, a PLA2 corta a ligação dos fosfolipídios da membrana em um ponto preciso, liberando ácidos graxos livres e lisofosfolipídios. Essa ação de "corte" é essencial para manter o equilíbrio e o bom funcionamento das membranas celulares, da mesma forma que podar uma planta ajuda a promover seu crescimento saudável.

Estudos indicam que os picos de açúcar e insulina no sangue podem influenciar a atividade da PLA2, levando a possíveis danos na membrana.[3] Imagine a membrana celular como uma parede de tijolos sólida protegendo uma casa. A PLA2 atua como uma equipe de demolição que remove tijolos específicos (fosfolipídios) dessa parede. Normalmente, esse processo é controlado e contribui para a manutenção e remodelação. No entanto, quando os níveis de açúcar e insulina sobem demais, é como dar à equipe de demolição ordens descontroladas para remover os tijolos rápida e aleatoriamente. Essa atividade excessiva enfraquece a parede, criando lacunas e vulnerabilidades. Como resultado, a casa (a célula) fica mais exposta a ameaças externas e instabilidades internas, o que pode levar a danos e disfunções.

3. Esgotamento das Suas Mitocôndrias

Como discutimos no Capítulo 2, suas mitocôndrias são os pacotes de bateria dentro das suas células, responsáveis pela produção de energia e pela queima de gordura. Qual carro você preferiria: um Fusca velho ou um Porsche novinho em folha, totalmente turbinado? Você escolheria o Porsche, certo? Pois bem, quando você está em cetose, suas células e mitocôndrias funcionam como um Porsche turbinado.

Das trilhões de células no seu corpo, basicamente existem duas principais fontes de energia: açúcar (glicose) e gordura (corpos cetônicos). Quando o corpo quebra carboidratos (açúcar) para obter energia, ele não produz tanto quanto quando quebra gorduras. Queimar gordura para produzir energia é como dirigir um Porsche elegante, enquanto queimar açúcar é mais como dirigir um fusca velho, caindo aos pedaços.[4 5 6 7 8]

Em seres humanos saudáveis, o corpo consegue produzir corpos cetônicos com facilidade sempre que precisa de energia. Durante períodos de jejum, e até mesmo durante o sono em estômago vazio, o fígado aumenta a produção de corpos cetônicos, elevando sua concentração no sangue. Quando a insulina está suficientemente baixa, o corpo entra no modo de oxidação de gordura. Esses ácidos graxos são transportados para o fígado, onde são convertidos em cetonas.

Isso significa que a *cetose é muito mais um processo metabólico do que uma simples dieta*. A cetose existe desde que o ser humano existe. Se nossos ancestrais não fossem capazes de usar ácidos graxos como combustível e transformá-los em cetonas no fígado, não estaríamos aqui hoje! Eles não teriam conseguido manter o foco necessário para encontrar comida — e não teriam sobrevivido. Quando você utiliza cetonas em vez de glicose, suas mitocôndrias produzem 400% mais energia por meio da biogênese mitocondrial. Isso acontece porque a cetose de curto prazo representa um estresse benéfico (hormese) sobre as mitocôndrias, forçando-as a se adaptar e gerar mais energia. O resultado é um aumento do calor interno do corpo, que eleva sua taxa metabólica. Quando isso acontece, seu metabolismo queima mais calorias — sem que você precise contá-las e sem precisar se exercitar excessivamente.

4. Distúrbios Cerebrais

Pesquisas recentes começaram a classificar o Alzheimer e o Parkinson como "diabetes tipo 3", destacando uma conexão crítica entre resistência à insulina e distúrbios neurodegenerativos.[9] Essa nova perspectiva sugere que, assim como o diabetes tipo 2 é caracterizado pela resistência à insulina no corpo, esses distúrbios cerebrais podem surgir de uma resistência semelhante à insulina dentro do cérebro.

A insulina é essencial não apenas para regular a glicose no sangue, mas também para a saúde e o funcionamento dos neurônios. Quando as células cerebrais se tornam resistentes à insulina, isso compromete os processos celulares normais, levando à deterioração cognitiva e à neurodegeneração. Compreender essa ligação abre novos caminhos para tratamento e prevenção, enfatizando a importância da saúde metabólica na preservação das funções cerebrais e na prevenção dessas doenças debilitantes.

Em certos distúrbios neurológicos, pode haver um problema no transporte de glicose para os neurônios e/ou outras células cerebrais e nervosas, o que faz com que essas células literalmente passem fome e morram. Doenças e condições associadas à diminuição da captação de glicose nas células do cérebro e dos nervos incluem:

- Doença de Alzheimer
- Doença de Parkinson
- Esclerose múltipla
- Doença de Huntington
- ELA (esclerose lateral amiotrófica)/doença de Lou Gehrig
- Distrofia muscular de Duchenne
- Algumas formas de autismo
- Síndrome de Down (desenvolvem Alzheimer entre os 30 e 40 anos)[10]

- Lesão cerebral aguda com privação de oxigênio
- Diabetes tipo 1 e tipo 2

As cetonas podem ser absorvidas por neurônios que não conseguem utilizar a glicose. Por isso, as cetonas podem aliviar a crise energética nas doenças neurodegenerativas, que se caracterizam pelo comprometimento do metabolismo da glicose no cérebro, oferecendo uma vantagem terapêutica nesse tipo de condição. A maioria dos estudos clínicos que examinam o papel neuroprotetor dos corpos cetônicos foi conduzida com pacientes com Alzheimer, e exames de imagem cerebral corroboram a ideia de melhorar o metabolismo energético do cérebro por meio das cetonas.[11] Da mesma forma, alguns estudos mostram melhorias funcionais modestas em pacientes com Parkinson e benefícios cognitivos em pacientes com — ou sob risco de — Alzheimer após intervenções cetogênicas.

Já vimos que as cetonas sinalizam para as mitocôndrias a necessidade de gerar mais mitocôndrias por meio do estresse celular, e o cérebro é o órgão com a maior concentração de mitocôndrias por célula em todo o corpo.[12] Por isso tantas pessoas relatam clareza e resiliência mental quando estão em cetose. Isso ajuda imensamente nas seguintes condições:

- Depressão
- TDA
- TDAH
- Névoa mental

AS ESTATÍSTICAS SOBRE A DOENÇA DE ALZHEIMER

- Em 2020, cerca de 5,8 milhões de americanos viviam com a doença de Alzheimer.
- Pessoas mais jovens podem desenvolver Alzheimer, mas é menos comum. A maioria das pessoas com a doença tem 65 anos ou mais.
- O número de pessoas vivendo com a doença dobra a cada cinco anos após os 65 anos de idade.
- Estima-se que esse número quase triplique, chegando a 14 milhões de pessoas até 2060.[13]

A dieta cetogênica ajuda nos transtornos de humor ao estabilizar os níveis de glicose no sangue e reduzir a inflamação — dois fatores-chave que contribuem para as oscilações de humor. Ao mudar a principal fonte de energia do corpo da glicose para os corpos cetônicos, o cérebro passa a receber um suprimento constante de energia, o que pode melhorar a clareza mental e a estabilidade emocional. Além disso, a dieta cetogênica estimula a produção de ácido gama-aminobutírico (GABA), um neurotransmissor com efeito calmante, que pode reduzir sintomas de ansiedade e depressão. Essa mudança metabólica pode levar a uma regulação mais equilibrada do humor e a um bem-estar mental geral aprimorado.[14] [15]

5. Crescimento do Câncer

Pesquisas revelam que as células cancerígenas dependem fortemente da glicólise para obter energia — um fenômeno conhecido como efeito Warburg.[16]Dietas cetogênicas representam uma via promissora para a terapia do câncer ao explorar as vulnerabilidades metabólicas dessas células. Segundo a Biblioteca Nacional de Medicina dos EUA, a cetogênica age ao privar os tumores de sua principal fonte de energia — a glicose — enquanto fornece combustível alternativo para as células saudáveis.[17]Ao limitar os carboidratos e estimular a produção de corpos cetônicos, a cetogênica induz um estado metabólico semelhante ao do jejum, atacando efetivamente as células cancerígenas enquanto preserva os tecidos normais. Como afirmou de forma sucinta a Biblioteca Nacional de Medicina: "A cetogênica priva seletivamente os tumores, fornecendo gordura e proteína que, de outra forma, não poderiam ser utilizadas por células tumorais dependentes de glicose."[18]

A cetogênica exerce ainda mais efeitos anticâncer por meio de diversos mecanismos, incluindo a inibição das vias de insulina/IGF, a indução da morte das células tumorais e a redução do crescimento e da disseminação dos tumores. Essa abordagem abrangente é reforçada por evidências que mostram a capacidade da dieta cetogênica de alterar a expressão gênica, a estrutura da cromatina (que regula a expressão genética) e enzimas metabólicas cruciais dentro das células tumorais. Ensaios clínicos em andamento reforçam ainda mais o potencial da cetogênica no tratamento do câncer, buscando validar sua eficácia e segurança em diferentes tipos da doença. Em essência, ao atingir as vulnerabilidades metabólicas das células cancerígenas, a dieta cetogênica oferece um complemento promissor às terapias convencionais contra o câncer, com potencial para melhorar os resultados dos pacientes.

***

Como você pode ver, há uma série de perigos em continuar sendo um queimador de açúcar. Não se trata apenas de sentir cansaço e ganhar peso: os níveis elevados de insulina, o aumento do estresse oxidativo e o comprometimento das mitocôndrias colocam você em risco de doenças neurodegenerativas e câncer. Agora que você já tem uma compreensão sólida de como os níveis altos de glicose e insulina destroem seu metabolismo, vamos falar sobre a próxima causa da disfunção metabólica: os alimentos ultraprocessados.

4

ALIMENTOS ULTRAPROCESSADOS

Imagine um supermercado ou farmácia comum: alimentos ultraprocessados, feitos com ingredientes que a maioria das pessoas nem consegue pronunciar, ocupam posição de destaque logo na entrada da loja. O marketing desses produtos é do mais alto nível, e as pessoas facilmente se deixam seduzir e acabam comprando. Infelizmente, também passam a desenvolver sintomas como resultado do consumo desses produtos — os mais comuns são ganho de peso, dores de cabeça, azia, fadiga e dores nas articulações. Os médicos prescrevem medicamentos para esses sintomas, muitas vezes mandando os pacientes de volta à mesma loja — mas agora à seção da farmácia — para buscar o remédio destinado aos sintomas causados pelo consumo do alimento ultraprocessado. A indústria da saúde transforma sintomas em vendas e doenças em lucro. É um modelo de negócios brilhante!

A triste verdade é que um paciente curado é um cliente perdido. Não sou uma pessoa cínica, mas sou realista. Conheço médicos incríveis que realmente se importam, mas o sistema de saúde em que trabalham está falido. É corrupto, não promove saúde, e sim uma assistência voltada para a doença. A indústria farmacêutica vem nos vendendo enfermidades há décadas — e chegou a um ponto em que agora cria doenças para nós. Isso acontece porque os medicamentos não tratam a causa raiz de por que alguém não está bem — e muitas vezes pioram essa causa.

Sabemos que estamos indo na direção errada, mas ainda assim temos dificuldade em encontrar soluções. O problema não é falta de informação; na verdade, é o excesso de informação. Estamos nos afogando em dados, mas famintos por sabedoria verdadeira. Informação sozinha não muda a vida de ninguém — se mudasse, toda bibliotecária seria multimilionária ou celebridade. É a aplicação da informação correta, dentro de um sistema passo a passo, que transforma vidas.

Como você verá nas próximas páginas, apesar do estado crítico em que nos encontramos, há esperança — mas precisamos fazer as escolhas certas.

Para alcançar a liberdade metabólica, é necessário assumir a soberania sobre as informações relacionadas à sua saúde e sobre as decisões que você toma. Se tratar sua saúde com descaso, você acabará sendo mais uma vítima. Neste capítulo, vou tirar o poder das mãos da indústria alimentícia, da indústria farmacêutica e do governo. — e devolvê-lo a você, com a verdade sobre os alimentos ultraprocessados e o estrago real que estão causando no seu corpo. Quando você entender que o maior médico e a melhor farmácia que existem estão dentro do seu próprio corpo, será capaz de retomar o controle da sua saúde.

O Poder — e o Preço — do Marketing

Na próxima vez que assistir à televisão, repare quantos dos comerciais são recheados de mensagens sobre medicamentos e alimentos. Fiz uma pesquisa e descobri que 75% de todos os comerciais de TV nos Estados Unidos são financiados pela indústria farmacêutica![1] Dos 195 países do mundo, apenas dois permitem que a indústria farmacêutica faça marketing direto ao consumidor na televisão: os Estados Unidos e a Nova Zelândia.[2] A indústria alimentícia também domina a televisão, representando até 29% dos anúncios![3] Isso significa que, se a TV estiver ligada, você verá um comercial de medicamento atrás do outro, seguido de fast-food e mais medicamentos. Isso é uma lavagem cerebral intencional sobre nossas mentes consciente e subconsciente — nossos sintomas não existem por falta de remédio!

E fica pior. Por que redes de fast-food têm permissão para abrir lojas dentro de hospitais? Hospitais deveriam ser ambientes de cura. Isso é corrupção — um sistema feito para transformar sintomas em vendas e doenças em lucro.

O sistema de saúde dos EUA ficou em último lugar no ranking geral entre 11 países de alta renda, segundo uma análise da organização sem fins lucrativos Commonwealth Fund.[4] Além disso, os Estados Unidos gastam 4,6 trilhões de dólares por ano com saúde. Se esse valor fosse o PIB de um país, estaria em quarto lugar no mundo!

A obesidade também custa caro. Em 2008, o custo médico anual estimado da obesidade nos Estados Unidos foi de 147 bilhões de dólares, e os custos médicos para pessoas com obesidade eram 1.429 dólares mais altos do que os de pessoas com peso saudável.[5] O *Economic Report of the President*, publicado a cada cinco anos, revelou que o custo anual total do diabetes em 2022 foi de 412,9 bilhões de dólares — sendo 306,6 bilhões em custos médicos diretos e 106,3 bilhões em custos indiretos. Pessoas com diagnóstico de diabetes respondem agora por um em cada quatro dólares gastos em saúde nos Estados Unidos.[6] O custo médio anual para tratar um paciente com diabetes tipo 2 é de 14 mil dólares. Por que nosso sistema de (falta de) saúde está nos custando tanto? Por que os custos com obesidade e diabetes dispararam? Por causa dos alimentos que estamos consumindo.

Como Alimentos Processados Prejudicam a Saúde Metabólica

Nossos supermercados e lojas de conveniência estão repletos de porcarias processadas. Se eu acendesse um cigarro em público, a maioria das pessoas pensaria: "Esse cara é louco, fumar mata". Mas se eu consumisse alimentos ultraprocessados carregados de açúcar, ninguém daria atenção. No entanto, alimentos processados matam mais pessoas do que cigarros, e há um "traficante" em cada esquina. Os seres humanos são a única espécie inteligente o bastante para criar sua própria comida — e burra o suficiente para comê-la.

Uma metanálise publicada em 2024 revelou estatísticas alarmantes sobre uma dieta rica em alimentos ultraprocessados. Esses alimentos passam por intensas alterações com aditivos e ingredientes prejudiciais, representando riscos muito maiores à saúde metabólica do que os alimentos minimamente processados, que mantêm mais nutrientes naturais. O estudo mostrou que o consumo de alimentos ultraprocessados pode aumentar:

- em 37% o risco de diabetes
- em 32% o risco de hipertensão
- em 47% os níveis elevados de triglicerídeos
- em 32% o risco de obesidade[7]

Esse tipo de "alimento" está destruindo nossa saúde metabólica. Eles afetam negativamente o metabolismo de cinco maneiras principais:

1. São altamente viciantes.

2. Criam inflamação celular.

3. Causam danos às mitocôndrias.

4. Estimulam o armazenamento de gordura.

5. Desregulam o microbioma intestinal.

Vamos analisar cada um desses pontos em detalhes.

1. Eles São Altamente Viciantes

Os cientistas de alimentos que trabalham nos bastidores das grandes empresas da indústria alimentícia são brilhantes. Eles fabricam essas substâncias parecidas com comida, conhecidas como "frankenfoods", e as testam repetidamente até garantir que ativem todos os centros de recompensa do seu cérebro. Tome como exemplo os Doritos: a proposta por trás do Doritos Roulette é que o pacote contém uma mistura de Doritos Nacho Cheese comuns e alguns chips extremamente apimentados, que são indistinguíveis dos demais. Esses chips picantes chegam a cerca de 78.000 unidades na escala de Scoville, o que os torna significativamente mais ardidos do que um jalapeño típico. Essa imprevisibilidade adiciona um fator de emoção à experiência de comer, já que o consumidor nunca sabe quando vai encontrar um dos chips incendiários.[8]

Pesquisas recentes revelaram semelhanças alarmantes entre o açúcar e drogas altamente viciantes, como a cocaína. Estudos feitos com ratos mostraram que o açúcar pode ser ainda mais viciante do que opioides. Essas pesquisas identificaram que o açúcar desencadeia respostas no cérebro semelhantes às drogas, incluindo compulsão, desejo intenso, tolerância, abstinência, dependência e sensação de recompensa.[9]

O Dr. James DiNicolantonio, autor principal de uma revisão publicada no *British Journal of Sports Medicine*, explica que o açúcar afeta os níveis de dopamina no cérebro, levando a sintomas como depressão e TDAH quando seu consumo é abruptamente reduzido. Essa deficiência de dopamina pode impulsionar o desejo de consumir mais açúcar, de forma semelhante à "dose" que os dependentes químicos procuram. Diferentemente do sal, que possui um sinal natural de aversão que limita o consumo excessivo, o açúcar não conta com esse mecanismo, o que permite que as pessoas o consumam em grandes quantidades sem sentirem vontade de parar. Esse consumo contínuo pode causar diversos problemas metabólicos, incluindo ganho de peso, doenças cardíacas, diabetes tipo 2, AVC e alguns tipos de câncer.

As pesquisas também indicam que, embora os comportamentos aditivos observados em ratos não se traduzam diretamente para os seres humanos, o alto consumo de açúcar — especialmente entre crianças — é motivo de grande preocupação. A *Public Health England* relata que o consumo de açúcar no Reino Unido é quase três vezes maior do que o limite recomendado, contribuindo significativamente para a ingestão calórica total.[10] O açúcar é processado de forma a incentivar o consumo excessivo, já que não ativa o hormônio leptina, que envia ao corpo e ao cérebro o sinal de que já é hora de largar o garfo.

2. Eles Criam Inflamação Celular

Estima-se que 80% dos alimentos disponíveis nos Estados Unidos contenham óleos vegetais inflamatórios. Esses óleos também são conhecidos como óleos de sementes, ácido linoleico, gorduras poli-insaturadas e gorduras ômega-6. O principal problema com essas gorduras é que elas são quimicamente instáveis. Contêm muitas ligações duplas — daí o termo "poli" — e, quanto mais ligações duplas uma gordura possui, mais instável ela se torna sob calor e pressão. Quando as empresas alimentícias fabricam e processam esses óleos, aplicam calor e pressão, o que danifica essas gorduras e as torna rançosas. Para mascarar o aspecto e o odor rançosos, adicionam agentes químicos como hexano, ácido fosfórico, agentes de branqueamento, vapor e outros.

Isso significa que os óleos de sementes já estão rançosos antes mesmo de você comprá-los na prateleira. E, ao aquecê-los durante o preparo dos alimentos, essas gorduras se oxidam ainda mais. Esse processo gera inflamação celular, impedindo que hormônios e nutrientes entrem nas células. É semelhante à oxidação que ocorre quando se morde uma maçã e a deixa sobre a bancada por algumas horas. O escurecimento é sinal de oxidação — e esses óleos provocam esse mesmo tipo de "escurecimento" a nível celular.

3. Eles Causam Danos às Mitocôndrias

Especialistas em saúde discordam sobre muitas coisas, mas se há um ponto em comum entre todos é este: mitocôndrias saudáveis são essenciais para a saúde metabólica. Quando suas mitocôndrias estão saudáveis, suas células produzem energia de forma eficiente, permitindo que você se sinta bem ao longo do dia — e isso favorece a queima de gordura ao acelerar seu metabolismo. No entanto, alimentos processados funcionam, na prática, como veneno para as mitocôndrias.

Muitos desses alimentos contêm grandes quantidades de xarope de milho com alto teor de frutose (HFCS), que eleva os níveis de ácido úrico no organismo. Isso é um desastre metabólico, pois níveis elevados de ácido úrico estão associados a um risco aumentado de desenvolver demência e doença de Alzheimer. Além disso, o ácido úrico contribui diretamente para a resistência à insulina, agravando ainda mais os problemas metabólicos.

Nosso corpo tende a reter ácido úrico como um mecanismo evolutivo de sobrevivência, um traço herdado de nossos ancestrais primatas. Historicamente, níveis mais altos de ácido úrico ajudavam a conservar reservas de gordura para períodos de escassez. No mundo moderno, esse mecanismo se tornou obsoleto, já que não hibernamos nem enfrentamos longos períodos sem acesso à comida. Hoje, essa retenção é prejudicial — pessoas com níveis elevados de ácido úrico apresentam maior risco de complicações graves em doenças como a covid-19.

O corpo humano consegue metabolizar apenas uma quantidade limitada de frutose — cerca de 5 gramas por vez. Consumir frutose em quantidades maiores, especialmente a partir de fontes como sucos de frutas, pode sobrecarregar a capacidade metabólica do organismo. O consumo excessivo de frutose é um dos principais fatores que levam ao desenvolvimento da gota — uma condição dolorosa causada por altos níveis de ácido úrico. Em seu livro *Nature Wants Us to Be Fat*, o Dr. Richard Johnson explica que animais selvagens consomem grandes quantidades de frutas antes da hibernação para acumular gordura. Em humanos, no entanto, esse padrão alimentar pode levar ao acúmulo de gordura no fígado, resultando em resistência à insulina, diabetes e aumento do risco de câncer e doenças cardíacas.

Ao compreender e controlar a ingestão de ácido úrico e frutose, podemos avançar significativamente na melhora da saúde metabólica e na prevenção de doenças associadas. Consumir HFCS (xarope de milho com alto teor de frutose) e óleos de sementes rançosos é como jogar areia no motor de um carro perfeitamente ajustado. Isso eleva os níveis de ácido úrico, que age como um abrasivo, provocando estresse oxidativo e inflamação. Esse estresse prejudica as mitocôndrias — as usinas de energia das células —, reduzindo sua capacidade de produzir energia (ATP) e comprometendo o metabolismo celular como um todo. Com o tempo, essa "pane no motor" pode gerar problemas maiores como obesidade, resistência à insulina e outros distúrbios metabólicos, o que reforça a importância de uma alimentação limpa para manter nossas usinas celulares funcionando bem e prevenir doenças crônicas.

4. Eles Estimulam o Armazenamento de Gordura

Como já vimos, as duas principais causas do ganho de peso e da resistência à perda de peso são a inflamação da membrana celular e os níveis elevados de insulina. Alimentos processados são um pesadelo metabólico porque provocam os dois problemas. Carboidratos processados, como cereais, biscoitos, pães e similares, elevam rapidamente a insulina após o consumo — e isso envia ao corpo o sinal de "armazenar gordura". Os ingredientes artificiais presentes nesses alimentos inflamam as membranas celulares, fazendo com que seus hormônios tenham que trabalhar mais para cumprir funções essenciais, como queimar gordura e produzir energia.

Com o tempo, os hormônios precisam se esforçar cada vez mais, levando à resistência hormonal, à medida que os níveis inflamatórios da célula aumentam. Isso eleva o risco de obesidade, ganho de peso e resistência à perda de peso.

5. Eles Desregulam o Microbioma Intestinal

Hipócrates já tinha razão há muito tempo quando disse: "Toda doença começa no intestino." Avançando para 2020, Harvard publicou um estudo intitulado *"All disease begins in the (leaky) gut: role of zonulin-mediated gut permeability in the pathogenesis of some chronic inflammatory diseases"* ("Toda doença começa no intestino (permeável): o papel da permeabilidade intestinal mediada por zonulina na patogênese de algumas doenças inflamatórias crônicas"), de Alessio Fasano.[11] Nesse estudo, Fasano investiga o papel da permeabilidade intestinal — especialmente pela ação da proteína zonulina — nas doenças inflamatórias crônicas. A pesquisa mostra como o aumento da permeabilidade intestinal, muitas vezes chamado de "intestino permeável", permite que toxinas e antígenos entrem na corrente sanguínea, desencadeando respostas inflamatórias. O estudo reforça a importância de manter a integridade da barreira intestinal para preservar a saúde como um todo.

Alimentos processados desregulam o revestimento do seu sistema digestivo ao provocar inflamação e intestino permeável. O intestino permeável ocorre quando as junções apertadas que mantêm a integridade da mucosa intestinal se afrouxam, permitindo que substâncias nocivas como toxinas, microrganismos e partículas de alimentos não digeridos entrem na corrente sanguínea. Isso pode desencadear inflamações e respostas imunológicas, contribuindo para diversos problemas de saúde, como doenças autoimunes, condições inflamatórias crônicas, distúrbios digestivos, distúrbios metabólicos e névoa mental — já que o intestino se conecta diretamente ao cérebro por meio do nervo vago. Fatores como alimentação inadequada, estresse, infecções e certos medicamentos podem contribuir para o desenvolvimento do intestino permeável, o que reforça a importância de manter a barreira intestinal saudável para garantir o bem-estar geral.

***

Quando você passa a perceber a quantidade de *junk food* oculta ao seu redor, começa a fazer escolhas melhores, que vão beneficiar sua versão futura. Neville Goddard disse certa vez: "Somos limitados apenas pela fraqueza da atenção e pela pobreza da imaginação." Agimos da melhor maneira possível, de acordo com o nosso nível de consciência. Por isso é tão importante desenvolver consciência do ambiente à sua volta — o que inclui os comerciais de TV, outdoors, seu feed nas redes sociais e até seus amigos e familiares.

Agora que você está ciente da presença disseminada dos alimentos processados e de seus efeitos perigosos sobre a saúde metabólica, vamos explorar a próxima causa da disfunção metabólica: as toxinas ambientais.

5

Toxinas Ambientais Causam Doenças e Inflamações

Vivemos em um mundo tóxico. O *Environmental Working Group* (EWG) analisou o sangue do cordão umbilical de recém-nascidos e descobriu que eles já iniciam a vida expostos a até 287 dos 413 produtos químicos tóxicos presentes no estudo.[1] Desses compostos encontrados, 180 são conhecidos por causar câncer. As taxas de câncer infantil também aumentaram 67,1% desde 1950. De acordo com a Escola de Saúde Pública da Universidade Columbia, "95% dos casos de câncer são causados pela alimentação e pelo ambiente".[2]

Produtos químicos tóxicos estão associados a sérios problemas de saúde, incluindo câncer, malformações congênitas e outras doenças crônicas, afetando tanto o meio ambiente quanto as comunidades locais. As toxinas ambientais estão por toda parte — nos pesticidas que contaminam nossos alimentos, nos produtos de limpeza, nos cosméticos e em muitos outros itens. Precisamos de regulamentações ambientais mais rigorosas para proteger a saúde pública dessas toxinas disseminadas e perigosas.

Cientistas ainda estão investigando como o ambiente afeta nossos hormônios por meio de substâncias como o BPA (bisfenol A), um composto químico usado em plásticos e resinas que pode desregular os hormônios e prejudicar a saúde quando liberado em alimentos e bebidas; e também os retardantes de chama presentes em tecidos, móveis, cortinas e carpetes. No entanto, já sabemos que muitos dos produtos químicos em nosso ambiente são desreguladores endócrinos, que interferem nos hormônios e causam um verdadeiro caos metabólico em nossos corpos. Mas nem tudo está perdido.

A boa notícia é que seu corpo conta com sistemas naturais de desintoxicação, projetados para eliminar toxinas nocivas. Mais adiante neste capítulo, vou apresentar protocolos específicos para ajudar você a ativar e sustentar essas vias de desintoxicação. Mas antes de entrarmos nisso, vamos explorar de onde vêm essas toxinas.

De Onde Vem Essa Carga Tóxica?

As toxinas ambientais estão por toda parte. Estão nos produtos de limpeza, cosméticos, itens de cuidados pessoais, cortinas de banho, obturações dentárias de amálgama, na água, nos alimentos e, sim, até mesmo no aromatizante que o motorista do Uber solta quando você entra no carro.

Estudos mostraram que recibos de papel térmico podem conter BPA em concentrações de 250 a 1.000 vezes maiores do que as encontradas em uma lata de alimento.[3] Portanto, recuse educadamente quando alguém perguntar se você quer o recibo na loja. E há também os microplásticos: um estudo da Universidade de Newcastle, encomendado pelo World Wildlife Fund, descobriu que a pessoa média consome cerca de 2.000 partículas microscópicas de plástico por semana — aproximadamente 5 gramas — o equivalente ao peso de um cartão de crédito.[4]

DICAS PARA REDUZIR O CONSUMO DE PLÁSTICO

- Para diminuir a ingestão de microplásticos:
- Prefira garrafas de vidro em vez de garrafas plásticas.
- Não aqueça potes plásticos no micro-ondas — ou melhor ainda, substitua-os por recipientes de vidro.
- Troque tábuas de corte de plástico por tábuas de madeira.
- Lave e seque bem suas louças antes de usá-las, pois há uma quantidade significativa de partículas plásticas no ambiente doméstico que se acumula nos utensílios enquanto ficam guardados nos armários da cozinha.

Um estudo revolucionário, publicado em março de 2024 no *New England Journal of Medicine*, revelou uma ligação significativa entre a presença de microplásticos em placas arteriais e o aumento do risco de infartos, AVCs e mortalidade. A pesquisa analisou amostras de placas de 304 pacientes submetidos à endarterectomia carotídea, um procedimento para desobstrução das artérias. Microplásticos foram encontrados em 58,4% das placas dos pacientes, principalmente polietileno e cloreto de polivinila. Durante um acompanhamento de dois a três anos, aqueles com microplásticos nas placas arteriais apresentaram um risco aproximadamente 4,5 vezes maior de sofrer eventos cardiovasculares graves ou morte, ressaltando os perigos potenciais da exposição a microplásticos. [5]

Glifosato

Se você já visitou a Europa, deve ter notado uma diferença gritante na saúde dos moradores locais em comparação com os turistas vindos dos Estados Unidos. Pegue a Itália, por exemplo — estudos mostram que apenas 12% da população italiana é obesa. Compare isso com os Estados Unidos, onde quase 50% das pessoas são obesas.[6] A taxa de diabetes na Itália também é muito menor do que a dos EUA: apenas 5,3%, enquanto nos Estados Unidos esse número mais do que dobra.[7] A expectativa de vida na Itália é de 82,8 anos, em comparação com 76,3 anos nos Estados Unidos.[8] [9] Será que isso acontece porque mais pessoas malham na Itália do que nos Estados Unidos? Nem de longe — o número de academias na Itália é apenas uma fração do que existe nos EUA. A diferença está no fato de que a Itália e muitos outros países europeus proibiram toxinas como o glifosato na cadeia alimentar.[10]

O glifosato é um herbicida de amplo espectro amplamente utilizado para matar ervas daninhas, especialmente na agricultura. Ele age inibindo uma via enzimática específica necessária ao crescimento das plantas. No entanto, existem preocupações significativas sobre seus efeitos na saúde humana, especialmente no que diz respeito ao metabolismo. Alguns estudos sugerem que o glifosato pode desregular a microbiota intestinal, comprometendo a saúde digestiva e contribuindo para distúrbios metabólicos. Além disso, ele tem sido associado à desregulação endócrina, interferindo no equilíbrio hormonal e contribuindo para doenças metabólicas como obesidade e diabetes. [11]

Dados publicados pelos pesquisadores Stephanie Seneff (MIT) e Anthony Samsel mostram fortes correlações entre a aplicação de glifosato na cadeia alimentar dos EUA e o aumento de doenças específicas como demência, diabetes, autismo, Alzheimer e Parkinson.[12] Suas pesquisas revelam como a aplicação generalizada desse herbicida acompanha de perto o crescimento dessas condições graves ao longo do tempo. Além disso, em seu livro *Toxic Legacy: How the Weedkiller Glyphosate Is Destroying Our Health and the Environment* ("Legado Tóxico: Como o Herbicida Glifosato Está Destruindo Nossa Saúde e o Meio Ambiente"), Seneff apresenta estudos mostrando que o glifosato empurra metais pesados — como mercúrio, chumbo, alumínio e outros — para o interior profundo de nossos tecidos. O glifosato rompe a barreira hematoencefálica, permitindo que toxinas entrem no cérebro, onde se acumulam ao longo da vida. Estima-se que o glifosato esteja presente em pelo menos 60% da chuva que cai sobre nós! [13]

O glifosato retira vitaminas e minerais do seu corpo, privando suas células de nutrientes e impedindo que suas mitocôndrias produzam energia e queimem gordura, gerando disfunções metabólicas. As culturas mais comumente pulverizadas com glifosato incluem café, vinho, cerveja, milho, soja e trigo. É por isso que eu recomendo o seguinte:

- Prefira alimentos orgânicos e livres de transgênicos sempre que possível.

- Pesquise sobre a "Clean Fifteen" e a "Dirty Dozen". A *Clean Fifteen* é uma lista de frutas e vegetais com os menores resíduos de pesticidas, enquanto a *Dirty Dozen* reúne os que apresentam os maiores níveis, conforme identificado pelo *Environmental Working Group* (EWG), para ajudar os consumidores a fazer escolhas mais seguras ao comprar alimentos frescos.

- Consuma minerais de alta qualidade à base de ácidos fúlvico e húmico para eliminar o glifosato. Os ácidos fúlvico e húmico são compostos naturais encontrados no solo que auxiliam na absorção de nutrientes, na saúde intestinal e na desintoxicação, ao se ligarem a toxinas e removê-las, ao mesmo tempo em que entregam minerais às células.

- Mantenha suas vias de desintoxicação ativas (falaremos mais sobre isso adiante).

- Mude-se para a Itália!

Desreguladores Endócrinos

Produtos químicos presentes no ambiente, conhecidos como desreguladores endócrinos, podem afetar o sistema endócrino do corpo ao imitar hormônios naturais. Em resposta, o corpo pode produzir esses hormônios — e outros — em quantidades excessivas ou insuficientes. Os desreguladores endócrinos estão associados a problemas no desenvolvimento, na reprodução, no cérebro, no sistema imunológico e em outras funções essenciais.

Mesmo doses muito baixas desses compostos podem ser perigosas. O funcionamento normal do sistema endócrino envolve variações mínimas nos níveis hormonais — e já sabemos que até essas pequenas alterações podem causar efeitos significativos no desenvolvimento e na biologia do corpo.

Esses desreguladores são comumente encontrados em produtos do dia a dia, como plásticos (BPA), itens de cuidados pessoais (ftalatos), pesticidas e produtos químicos industriais (como os PCBs). Os PCBs são substâncias tóxicas, artificiais, que foram amplamente utilizadas na indústria, mas hoje estão proibidas devido à sua persistência ambiental e aos riscos à saúde. Para evitá-los, prefira produtos rotulados como "livres de BPA", use recipientes de vidro ou aço inoxidável em vez de plástico, opte por alimentos orgânicos para reduzir a exposição a pesticidas e escolha produtos de higiene pessoal naturais ou sem fragrância. Além disso, filtrar a água e minimizar o consumo de alimentos processados ajuda a reduzir a exposição a esses compostos prejudiciais.

Obesogênicos Tóxicos

O antigo modelo de "calorias que entram versus calorias que saem" para perda de peso não leva em conta o papel das toxinas ambientais. Segundo um estudo publicado no *Journal of Diabetes Investigation*, novos fatores de risco para obesidade e diabetes são os produtos químicos ambientais.[14] Esses compostos estão sendo chamados de obesogênicos devido ao impacto que exercem sobre a crise de obesidade que enfrentamos. Um estudo da revista *Environmental Health Perspectives* estabeleceu uma forte ligação entre toxinas e ganho de peso. Os autores observam que muitos profissionais da medicina e da fisiologia do exercício ainda estão presos à ideia de que má alimentação e sedentarismo são as únicas causas da obesidade. No entanto, os pesquisadores estão reunindo evidências cada vez mais convincentes de "obesogênicos" químicos — compostos presentes na alimentação, em medicamentos e na indústria — que podem alterar processos metabólicos e predispor certas pessoas ao ganho de peso. [15]

A obesidade no mundo mais do que dobrou desde 1980 e, se a tendência continuar, 50% dos adultos nos Estados Unidos estarão obesos até 2030. Para agravar ainda mais esse cenário, há um número crescente de evidências sugerindo que os desreguladores endócrinos (EDCs, na sigla em inglês) também desempenham um papel relevante. Dois termos têm sido utilizados para descrever o impacto de certos compostos químicos sobre o metabolismo e a obesidade:

1. **Obesogênicos** são substâncias químicas que entram no corpo e desregulam o metabolismo lipídico normal, podendo levar à obesidade.

2. **Diabetogênicos** são compostos químicos que podem matar células beta ou prejudicar sua função, além de interferir no metabolismo energético normal, podendo levar ao diabetes. [16]

O corpo armazena substâncias lipofílicas — que "amam gordura" — em nossas células de gordura como mecanismo de sobrevivência, evitando que essas toxinas circulem livremente pelo organismo.[17] Relatórios atuais sobre obesidade afirmam que "é importante observar que os obesogênicos são majoritariamente lipofílicos, e sua capacidade de aumentar o depósito de gordura tem como consequência adicional a ampliação da capacidade de retenção dessas mesmas substâncias".[18] Essa carga tóxica tem potencial para criar um ciclo vicioso, não só aumentando a obesidade, mas também favorecendo a retenção de outros poluentes lipofílicos com efeitos ainda mais amplos e prejudiciais. Essa carga tóxica elevada pode ajudar a explicar por que a obesidade é um fator de risco subjacente para tantas doenças, incluindo o câncer.

Existe o risco de um "ciclo vicioso", em que obesogênicos aumentam a quantidade de gordura armazenada (seja por aumento do volume ou do número de células de gordura), o que, por sua vez, amplia a retenção dos próprios obesogênicos lipofílicos. Isso então leva a um acúmulo ainda maior de gordura corporal e à retenção de poluentes lipofílicos, em uma espiral crescente. Nesse sentido, os obesogênicos podem se tornar autoperpetuantes, aumentando continuamente sua própria capacidade de retenção.[19]

Os metais pesados — como chumbo, mercúrio, alumínio, arsênico e cádmio — são o que costumo chamar de *supertoxinas*. Eles podem se acumular no corpo, levando a problemas crônicos de saúde e ganho de peso. Esses metais provocam inflamação ao gerar estresse oxidativo, danificando células e tecidos, interferindo nas funções celulares normais e ativando o sistema imunológico. Com o tempo, essa inflamação crônica pode contribuir para diversas doenças, incluindo problemas cardiovasculares, distúrbios neurológicos e condições autoimunes. As fontes mais comuns de exposição a metais pesados incluem: água contaminada, obturações de amálgama com prata, certos alimentos (como peixes com alto teor de mercúrio), poluição industrial, tintas à base de chumbo e alguns produtos domésticos. Para reduzir a exposição, é importante filtrar a água que se bebe, escolher peixes com baixo teor de mercúrio (quanto menor o peixe, menos toxinas ele contém), evitar produtos com contaminação conhecida por metais pesados e ter cautela com poluentes ambientais.

Formas Simples de Ativar Suas Vias de Desintoxicação

Seu corpo possui vias naturais de desintoxicação projetadas para eliminar toxinas. O *Reset de 30 Dias para a Liberdade Metabólica*, apresentado no Capítulo 12, foi cuidadosamente elaborado para ativar e fortalecer esses caminhos. A seguir, estão algumas estratégias simples para auxiliar ainda mais os processos de desintoxicação do seu corpo:

- Transpire regularmente.
- Adote um estilo de vida ativo.
- Inclua alimentos ricos em amargor na alimentação (vamos explorar isso mais adiante).
- Aplique uma compressa de óleo de rícino na região do fígado.
- Considere enemas de café.
- Pratique técnicas de drenagem linfática.

Essas práticas ajudam a garantir que suas vias de desintoxicação estejam funcionando de forma ideal.

COMO AS TOXINAS CAUSAM GANHO DE PESO

- Aumentam o número de células de gordura.
- Aumentam o tamanho das células de gordura.
- Alteram a taxa metabólica basal.
- Desregulam os hormônios que controlam o apetite e a saciedade.
- Interferem na regulação endócrina do tecido adiposo (gordura corporal).
- Desequilibram o metabolismo energético em favor do armazenamento de calorias.
- Afetam a sensibilidade à insulina e o metabolismo de gorduras nos tecidos endócrinos.

***

Assim que você iniciar o seu *reset*, essas vias de desintoxicação serão ativadas para ajudar na eliminação das toxinas acumuladas. Quando isso acontecer, o “balde do estresse” será esvaziado — e você vai se sentir melhor.

No próximo capítulo, vamos analisar o último fator que contribui para a disfunção metabólica: a falta de sono adequado.

Parte II

As Soluções

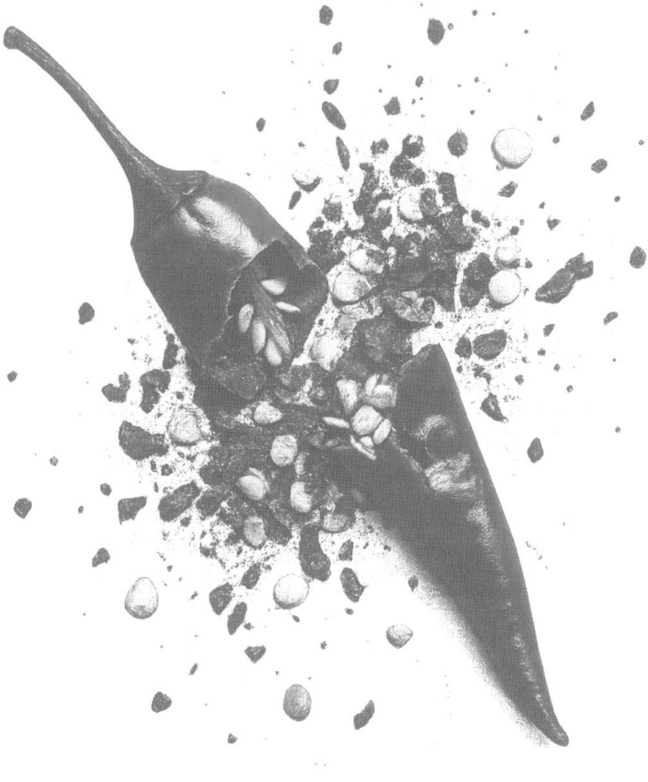

6

Falta de Sono de Qualidade

O sono é o principal regulador do metabolismo: quando se melhora o sono, todos os aspectos do metabolismo melhoram; mas quando o sono é prejudicado, todo o sistema metabólico sofre.

Pessoalmente, a falta de sono de qualidade me afeta mais do que qualquer outro comportamento prejudicial relacionado ao estilo de vida. O sono de qualidade pode ser ainda mais importante do que nutrição e exercício juntos. Essa é uma afirmação ousada, mas sei que é verdadeira: consigo passar dias sem comer ou me exercitar e ainda assim me sentir bem, mas se passasse dias sem dormir, me tornaria um pesadelo metabólico alucinante. O sono constrói a base da saúde, e sem ele, essa base fica fragilizada. A saúde desmorona, tijolo por tijolo. Priorizar o sono de qualidade vai turbinar todos os aspectos do metabolismo.

Meu cliente Sandy estava desesperado para perder peso. Ele acumulou 40 quilos em excesso, desenvolveu pré-diabetes e pressão alta, e passou a depender de uma máquina de apneia do sono todas as noites. Sandy tem uma esposa e uma filha adolescente, e estava preocupado em dar um mau exemplo para elas e não viver o suficiente para ver a filha crescer. Na nossa primeira conversa, pedi que ele compartilhasse comigo sua rotina. Descobri que ele estava acordando cedo todos os dias para ir à academia antes do trabalho. Ele estava sacrificando o sono para se exercitar. Expliquei a Sandy que o exercício é excelente, mas o sono é fundamental. O exercício é algo que se adiciona quando as bases já estão firmes. Incentivei-o a parar de acordar tão cedo para ir à academia e, em vez disso, aproveitar essas duas horas extras para dormir.

Depois de apenas quatro semanas dormindo mais, Sandy já havia perdido 6 quilos. Ele tinha mais energia para o trabalho e para a família e, quando sua base de sono ficou sólida, começamos aos poucos a introduzir os exercícios. Avançando para os dias de hoje, ele perdeu 32 quilos.

Ele não depende mais da máquina de apneia do sono e, o melhor de tudo, inspirou sua esposa, Margaret, a adotar um estilo de vida semelhante — e ela perdeu 16 quilos.

Infelizmente, muitos de nós, como Sandy, não estão dormindo o suficiente. Isso pode afetar negativamente a saúde metabólica de diversas maneiras, incluindo o aumento nos níveis de insulina e o acúmulo de toxinas — temas que vamos explorar neste capítulo. Também vou revelar os hábitos que mais destroem o sono, para que você possa evitá-los e cultivar uma boa higiene do sono.

Estatísticas sobre o Sono

A privação de sono é um problema alarmante nos Estados Unidos, com cerca de 35% dos adultos não atingindo as sete horas de sono recomendadas por noite.[1] Essa falta disseminada de sono foi reconhecida como uma crise de saúde pública pelo Centers for Disease Control and Prevention (CDC).

Atualmente, o americano médio dorme apenas cerca de 6,8 horas por noite — uma queda significativa em relação às décadas anteriores — refletindo uma tendência preocupante de insuficiência crônica de sono. [2]

As repercussões dessa privação generalizada são profundas, afetando milhões de americanos. Entre 50 e 70 milhões de adultos sofrem de distúrbios do sono, sendo a insônia o mais prevalente.[3] Aproximadamente 30% dos adultos enfrentam episódios de insônia, e 10% lidam com insônia crônica que impacta severamente sua capacidade de funcionar no dia a dia.[4] Essa questão gera consequências de longo alcance tanto para a saúde individual quanto para a segurança pública. [5]

Estimular melhores hábitos de sono e priorizar o descanso adequado pode trazer benefícios significativos, como melhoria da saúde física, maior clareza mental e maior satisfação com a vida.[6]

Como mostram os dados, garantir um sono adequado é um componente fundamental de um estilo de vida saudável, essencial para manter a saúde metabólica ideal e o bem-estar.[7] [8]

Falta de Sono = Disfunção Metabólica

As implicações da falta de sono para a saúde são vastas. A privação de sono está ligada ao aumento do risco de obesidade, diabetes, doenças cardiovasculares e diversos transtornos de saúde mental. A sobrecarga no organismo causada pela falta de descanso agrava essas condições, criando um ciclo de consequências negativas para a saúde. Além disso, a privação de sono impacta significativamente a segurança, contribuindo para quase 20% de todos os acidentes de carro, o que ressalta seu papel em muitos ferimentos e mortes evitáveis. [9]

A falta de sono contribui para a disfunção metabólica de quatro formas principais:

1. aumento nos níveis de glicose e insulina no sangue
2. metabolismo desacelerado
3. acúmulo de toxinas que levam a distúrbios cerebrais
4. descompasso do ritmo circadiano

Vamos analisar cada uma delas separadamente.

1. Aumento nos Níveis de Glicose e Insulina no Sangue

Imagine seu corpo como uma sinfonia bem orquestrada, em que cada instrumento representa um aspecto diferente do metabolismo. O sono atua como o maestro, garantindo que cada instrumento cumpra seu papel em harmonia. Quando você não dorme o suficiente, é como se o maestro estivesse ausente, fazendo com que a orquestra saia do compasso. Os hormônios do estresse (como o cortisol) começam a tocar alto demais, abafando o ritmo suave e constante da insulina — que é essencial para regular o açúcar no sangue. Ao mesmo tempo, os hormônios da fome (grelina e leptina) passam a tocar melodias confusas e desencontradas, levando à compulsão alimentar. Esse caos resulta em uma apresentação desastrosa, na qual os níveis de glicose disparam de forma descontrolada — como uma sinfonia que desanda sem seu maestro.

Em um estudo, os autores constataram que, após apenas uma semana de sono reduzido, os níveis de açúcar no sangue são tão afetados que seu médico poderia classificá-lo como pré-diabético. Quando o sono de qualidade está ausente, as células beta do pâncreas deixam de ser sensíveis ao sinal de alta glicose.[10] Pesquisas apresentadas no encontro Experimental Biology de 2009 destacam a ligação entre sono curto ou de má qualidade e o aumento do risco de comer em excesso e desenvolver diabetes tipo 2. Estudos publicados em revistas como *Annals of Internal Medicine* e *Journal of Clinical Endocrinology & Metabolism*, entre outras, mostram que a restrição de sono em adultos saudáveis reduz a sensibilidade à insulina e provoca alterações hormonais que aumentam o apetite e o consumo calórico.[11] [12] [13] Essas pesquisas revelam que a privação de sono desregula o controle do apetite, levando à compulsão alimentar e à maior resistência à insulina. As respostas ao estresse e as alterações hormonais — incluindo o aumento dos hormônios do estresse e a redução da insulina — tornam ainda mais complexa a relação entre sono, comportamento alimentar e risco de diabetes.

Um estudo publicado na revista *Diabetes* constatou que restringir o sono a cinco horas por noite durante uma semana reduz significativamente a sensibilidade à insulina em homens saudáveis. O estudo envolveu 20 participantes saudáveis e demonstrou uma redução de 20% na sensibilidade à insulina após a restrição do sono. Essa redução foi associada ao aumento dos níveis de cortisol, mas não foi influenciada pelo medicamento modafinil, usado para manter o estado de alerta. Os resultados destacam os efeitos negativos da privação de sono de curto prazo sobre o metabolismo da glicose, levantando preocupações sobre os impactos potenciais a longo prazo na resistência à insulina e nos distúrbios metabólicos relacionados. [14]

Dormir mal eleva os níveis de cortisol, o que leva à destruição do colágeno da pele, à degradação muscular e à perda óssea. Esse processo fornece aminoácidos ao fígado para a produção de glicose, resultando em níveis mais altos de glicose no sangue. Como consequência, isso pode causar resistência à insulina, já que o corpo passa a produzir glicose em excesso, levando o pâncreas a liberar mais insulina. A cafeína, frequentemente consumida para combater a privação de sono, pode agravar ainda mais a produção de cortisol. O cortisol afeta diretamente as células e, de forma indireta, estimula o fígado a liberar glicose, tornando as células resistentes à insulina mesmo sem alterações nos níveis de glicose, como foi observado em culturas de células tratadas com moléculas semelhantes ao cortisol. [15] [16] [17]

Se você consome bebidas com cafeína, é recomendável esperar pelo menos 90 minutos após acordar para ingerir essas substâncias. Aguardar 90 minutos traz vários benefícios: permite que o corpo reduza naturalmente os níveis de cortisol, que costumam estar elevados logo ao despertar. Consumir cafeína muito cedo pode aumentar ainda mais o cortisol, provocando estresse e ansiedade. Ao adiar o consumo de cafeína, você contribui para manter um ritmo de cortisol mais equilibrado, o que favorece uma sensação de alerta de forma natural. Além disso, essa prática pode prevenir a queda de energia no meio do dia, comumente associada ao consumo precoce de cafeína, promovendo níveis de energia mais estáveis ao longo do dia.

2. Metabolismo Mais Lento

Pesquisas mostram que a falta de sono pode desacelerar significativamente o metabolismo, assim como um motor de carro que funciona de maneira ineficiente sem a devida manutenção. A privação de sono desregula o equilíbrio dos hormônios relacionados à fome e ao apetite, reduzindo a leptina (que suprime o apetite) e aumentando a grelina (que estimula o apetite). Esse desequilíbrio hormonal pode levar ao aumento da ingestão de alimentos e ao ganho de peso. Além disso, como acabamos de discutir, a privação de sono reduz a sensibilidade à insulina, dificultando o processamento eficiente da glicose pelo corpo, o que pode resultar em níveis elevados de açúcar no sangue e em um risco aumentado de diabetes tipo 2. O sono inadequado pode reduzir a taxa metabólica de repouso (TMR), o que significa que o corpo queima menos calorias em repouso, contribuindo para o ganho de peso.

Níveis elevados de cortisol (o hormônio do estresse) devido à falta de sono podem ser comparados a um motor de carro superaquecido, causando mais desgaste ao sistema. O cortisol alto pode levar ao aumento do apetite e ao acúmulo de gordura, especialmente na região abdominal. Estudos mostram que pessoas que dormem menos tendem a apresentar níveis mais altos de gordura corporal. A redução do sono costuma resultar em fadiga e falta de motivação para a prática de atividade física, diminuindo ainda mais o gasto energético total.[18] Garantir um sono adequado é, portanto, essencial para manter um metabolismo saudável e prevenir distúrbios metabólicos.

O hormônio do crescimento desempenha um papel fundamental na regulação do metabolismo, na composição corporal e na saúde geral. Ele é essencial para estimular o crescimento, a reprodução celular e a regeneração das células. O hormônio do crescimento promove a síntese de proteínas, processo vital para o crescimento e a reparação muscular. Também aumenta a quebra de gorduras em ácidos graxos livres, que podem ser utilizados como fonte de energia, ajudando assim a reduzir a gordura corporal. Esse hormônio contribui para a manutenção de níveis normais de glicose no sangue ao reduzir a captação de glicose pelos tecidos e ao estimular a produção de glicose no fígado.

Durante o sono profundo, também conhecido como sono de ondas lentas, a secreção de hormônio do crescimento atinge seu pico. Essa fase do sono é crucial para os processos de recuperação e reparo do corpo. Quando a pessoa não obtém sono profundo suficiente, a produção de hormônio do crescimento é significativamente prejudicada. Essa deficiência pode interferir em diversos processos metabólicos. Por exemplo, níveis inadequados desse hormônio podem levar à diminuição da massa muscular e ao aumento do acúmulo de gordura. Também pode prejudicar a capacidade do corpo de regular os níveis de glicose, aumentando o risco de resistência à insulina e diabetes tipo 2.

A falta de sono profundo, portanto, pode desorganizar o delicado equilíbrio do metabolismo. Sem uma quantidade suficiente de hormônio do crescimento, o metabolismo se torna ineficiente, e a capacidade do corpo de queimar gordura e construir músculos fica comprometida. Isso pode levar ao ganho de peso e a uma maior proporção de gordura corporal. Além disso, a regulação prejudicada da glicose associada à redução do hormônio do crescimento pode agravar problemas metabólicos, contribuindo ainda mais para o risco de distúrbios metabólicos. Garantir um sono profundo adequado é, portanto, essencial para manter níveis ideais de hormônio do crescimento e sustentar um metabolismo saudável.

3. Acúmulo de Toxinas que Levam a Distúrbios Cerebrais

Em seu livro *Por que Nós Dormimos*, o Dr. Matthew Walker explora em profundidade o funcionamento do sistema glinfático, destacando seu papel crucial durante o sono. O sistema glinfático, responsável pela limpeza de resíduos no cérebro, torna-se altamente ativo durante o sono profundo. Ele funciona de maneira semelhante ao sistema linfático no restante do corpo, eliminando os resíduos metabólicos acumulados ao longo do dia. O Dr. Walker explica que, durante o sono

— especialmente nas fases mais profundas — o líquido cefalorraquidiano circula com mais liberdade pelo tecido cerebral, removendo de forma eficaz toxinas como a beta-amiloide, associada à doença de Alzheimer.

Walker destaca que a eficiência do sistema glinfático durante o sono reforça a importância de um descanso adequado para a manutenção da saúde cerebral. Quando não dormimos o suficiente, a capacidade do cérebro de eliminar essas toxinas fica comprometida, levando a um acúmulo que pode contribuir para doenças neurodegenerativas. Sua pesquisa aponta para o dado alarmante de que a privação crônica de sono pode aumentar o risco de desenvolver Alzheimer e outras deficiências cognitivas, devido à remoção insuficiente dessas substâncias nocivas.

O trabalho de Walker enfatiza que a qualidade do sono — e não apenas a quantidade — é fundamental para o funcionamento ideal do sistema glinfático. O sono profundo, especialmente o sono não REM, é particularmente importante, pois é nessa fase que o sistema glinfático atua com maior eficiência. Manter uma boa higiene do sono e priorizar o sono profundo pode ter um impacto significativo na saúde cerebral como um todo, reduzindo o risco de declínio cognitivo e promovendo o bem-estar mental a longo prazo. A pesquisa de Walker em *Por que Nós Dormimos* oferece evidências contundentes de que o sono não é um estado passivo, mas sim um processo dinâmico essencial para preservar a saúde do cérebro e prevenir doenças neurodegenerativas.

4. Descompasso do Ritmo Circadiano

Pesquisas indicam fortemente que a falta de sono e o trabalho noturno estão associados a um risco aumentado de diversos problemas de saúde, incluindo câncer e uma expectativa de vida reduzida. A Agência Internacional para Pesquisa sobre o Câncer (IARC), da Organização Mundial da Saúde, classificou o trabalho em turnos noturnos como um provável agente cancerígeno, principalmente devido à sua interferência no ritmo circadiano.[19] Os ritmos circadianos regulam processos fisiológicos vitais, como os ciclos de sono e vigília, a liberação hormonal e o metabolismo. A desregulação desses ritmos, comum entre trabalhadores noturnos, pode causar desequilíbrios hormonais e prejudicar o funcionamento celular. Estudos demonstraram que essa desregulação pode aumentar o risco de vários tipos de câncer, incluindo mama, próstata e colorretal.

O aumento do risco de câncer entre trabalhadores noturnos é atribuído a diversos mecanismos. Um dos principais fatores é a supressão da melatonina, um hormônio produzido à noite que regula o sono e possui propriedades antioxidantes. A exposição à luz durante a noite suprime a melatonina, levando ao aumento do estresse oxidativo e a danos no DNA, o que favorece o desenvolvimento do câncer. Além disso, o sono desregulado compromete o sistema imunológico, tornando-o menos eficaz na detecção e destruição de células cancerígenas. Esses achados destacam o papel fundamental da manutenção de padrões regulares de sono e da minimização da perturbação do ritmo circadiano como forma de reduzir o risco de câncer.

Além do risco aumentado de câncer, a falta de sono e o trabalho noturno estão associados a uma expectativa de vida mais curta. A privação crônica de sono e o descompasso do ritmo circadiano contribuem para problemas metabólicos e cardiovasculares, incluindo obesidade, diabetes, hipertensão e doenças cardíacas. Um estudo publicado na revista *SLEEP* constatou que indivíduos com padrões irregulares de sono apresentavam um risco maior de mortalidade por todas as causas, em comparação com aqueles que mantinham padrões regulares.[20] Os efeitos cumulativos da privação de sono e da desregulação circadiana podem acelerar o processo de envelhecimento, levando ao aparecimento precoce de doenças relacionadas à idade e, consequentemente, à redução da longevidade.

Os Piores Hábitos de Vida que Destroem Seu Sono

Agora que você já compreende a importância do sono de qualidade para a saúde metabólica, vamos falar sobre alguns dos piores comportamentos que levam a um sono ruim. O primeiro deles é comer muito perto da hora de dormir. Quando você fornece energia ao seu metabolismo na forma de comida e depois não a utiliza porque se deita para dormir, seu metabolismo recebe o sinal de armazenar cada gota dessa energia. Comer aumenta a temperatura corporal — o oposto do que você quer que aconteça antes de dormir. Para que possamos entrar no sono profundo, a temperatura do corpo precisa cair cerca de 0,5 a 1 grau Celsius. Essa queda de temperatura sinaliza ao organismo que é hora de fazer a transição para as fases mais profundas do sono, nas quais ocorrem os processos restauradores. O resfriamento corporal ajuda a facilitar o início do sono e a manter as condições ideais para um sono profundo e reparador.

Comer antes de dormir é como dar uma festa surpresa para o seu estômago justamente quando ele está tentando desacelerar para a noite. Imagine que você acabou de se acomodar na cama depois de um dia longo, pronto para pegar no sono, e de repente um grupo de amigos invade o quarto pronto para festejar. Sua noite tranquila é interrompida e, em vez de relaxar, você está agora desperto lidando com a agitação. Da mesma forma, quando você come logo antes de dormir, seu sistema digestivo recebe um alerta de que é hora de trabalhar, justamente quando deveria estar desacelerando. O processo digestivo entra em ação com força total, dificultando que o corpo relaxe e entre nas fases profundas e restauradoras do sono. Isso pode provocar indigestão, refluxo ácido e padrões de sono interrompidos, transformando uma noite que deveria ser tranquila em uma noite inquieta. Assim como você não daria uma festa quando é hora de dormir, é melhor evitar refeições grandes logo antes de se deitar para garantir uma noite de descanso tranquila. Eu recomendo evitar qualquer alimento por pelo menos três horas antes de dormir.

Outro hábito prejudicial é comer fora do ritmo natural do seu ciclo circadiano. Os ritmos circadianos são processos internos naturais que regulam o ciclo de sono e vigília e se repetem aproximadamente a cada 24 horas. Esses ritmos são controlados pelos relógios biológicos do corpo, presentes em praticamente todas as células, e sincronizados por um relógio mestre no cérebro, conhecido como núcleo supraquiasmático (SCN, na sigla em inglês). O SCN está localizado no hipotálamo e responde principalmente aos sinais de luz e escuridão, os quais ajudam a regular diversos processos fisiológicos, incluindo a produção hormonal, o metabolismo e o sono.

Imagine seu corpo como um parque de diversões agitado e cheio de personalidade chamado "Terra do Ritmo Circadiano". Esse parque funciona com uma programação rigorosa definida por uma torre do relógio excêntrica, que representa o núcleo supraquiasmático (SCN) do cérebro — o guardião central do tempo. Essa torre mantém tudo em sincronia, desde as montanhas-russas até as barracas de comida. Na Terra do Ritmo Circadiano, os hormônios são como os funcionários animados do parque. O cortisol, o animado recepcionista da manhã, dá boas-vindas a todos e coloca o parque em movimento para um dia cheio de diversão. Já a melatonina é o vigia noturno, que conduz gentilmente todos para fora quando o parque fecha, garantindo uma noite tranquila e silenciosa.

Quando o parque segue seu cronograma, os brinquedos funcionam perfeitamente, as barracas de comida servem delícias na hora certa e todos têm um ótimo dia. Mas, se a programação do parque sai do eixo — imagine as montanhas-russas funcionando às 3 da manhã e as barracas servindo café da manhã à meia-noite — o caos se instala. Os funcionários ficam confusos, os brinquedos quebram e os visitantes começam a passar mal. É exatamente isso que acontece quando nossos ritmos circadianos são desregulados por padrões irregulares de sono ou alimentação. Ocorrem desequilíbrios hormonais, que levam a problemas metabólicos, ganho de peso e até alterações de humor.[21][22]

Para manter a Terra do Ritmo Circadiano funcionando como um sonho, é essencial seguir uma rotina regular. A alimentação com restrição de horário funciona como um horário fixo de funcionamento do parque, garantindo que os brinquedos (seu metabolismo) e os funcionários (hormônios) atuem em harmonia. Isso ajuda a manter o equilíbrio e promove a saúde geral — assim como um parque bem organizado oferece diversão e alegria sem fim aos seus visitantes.[23][24]

O Dr. Sachin Panda, um pesquisador de destaque na área da biologia circadiana, ampliou significativamente nossa compreensão sobre como o relógio interno do corpo influencia a saúde e o bem-estar. Em seu livro revolucionário, *The Circadian Code*, o Dr. Panda explora a complexa relação entre nossos ritmos biológicos e os hábitos diários — especialmente os padrões alimentares.[25] Sua pesquisa revela que o horário das refeições pode impactar profundamente o metabolismo, o controle do peso e a saúde geral. Ao alinhar nossos horários de alimentação com os ritmos circadianos naturais, podemos otimizar as funções corporais, melhorar os níveis de energia e reduzir o risco de doenças crônicas.

O trabalho do Dr. Panda enfatiza que nossos corpos foram projetados para seguir um ciclo de 24 horas, com horários específicos para atividade, descanso e alimentação. Romper esse ciclo com hábitos alimentares irregulares — como beliscar tarde da noite ou pular refeições — pode gerar desequilíbrios metabólicos e problemas de saúde. O Dr. Panda defende a alimentação com restrição de tempo, ou seja, a ingestão de alimentos dentro de uma janela específica de horas por dia. Essa abordagem não apenas sincroniza nossos relógios internos, mas também melhora a eficiência metabólica, favorece a perda de peso e reduz as chances de desenvolver doenças como diabetes e problemas cardíacos. Ao adotar padrões alimentares que respeitam nossos ritmos circadianos, podemos aproveitar o poder do nosso relógio biológico para alcançar saúde e vitalidade ideais.

A pesquisa do Dr. Panda trouxe insights valiosos sobre como o momento da ingestão alimentar pode afetar a saúde metabólica. Um estudo marcante demonstrou que camundongos com acesso à comida durante 24 horas por dia ficaram obesos e desenvolveram várias doenças metabólicas, incluindo colesterol alto, fígado gorduroso e diabetes. Em contraste, camundongos que consumiram a mesma dieta rica em gordura, mas dentro de uma janela de alimentação de 8 a 10 horas, permaneceram magros e saudáveis. Essa diferença impressionante foi atribuída a um melhor alinhamento com os ritmos circadianos, que regulam a expressão genética, os níveis hormonais e outros processos metabólicos.[26] [27]

Incorporar os ensinamentos do Dr. Panda à rotina diária pode gerar transformações profundas na saúde. Sua pesquisa reforça a importância de não apenas *o que* comemos, mas *quando* comemos. Ao adotar um estilo de vida que respeita os ritmos circadianos, alinhamos nosso corpo com sua ordem natural, promovendo um equilíbrio harmonioso que sustenta o bem-estar a longo prazo. À medida que buscamos uma saúde melhor, compreender e aplicar os princípios da biologia circadiana pode ser uma base crucial para conquistar uma saúde metabólica duradoura e um bem-estar completo.

***

O sono é a chave para acionar sua Liberdade Metabólica. Garanta que essa base esteja sólida, e todo o restante deste livro funcionará muito melhor. Agora que exploramos as principais causas da desregulação metabólica, vamos mergulhar nas soluções mais eficazes para restaurar sua saúde metabólica.

Na Parte II, vamos examinar algumas dessas soluções, começando pelo motivo pelo qual a dieta cetogênica é tão valiosa para a saúde metabólica.

7

Por que a Dieta Cetogênica É a Resposta para a Liberdade Metabólica

Se existe uma palavra que desperta uma mistura de medo e ceticismo no coração de quem está acima do peso, essa palavra é *dieta*. Então vamos esclarecer logo uma desinformação: o efeito cetogênico não é uma dieta — é um processo metabólico. Não é nenhuma novidade; o que existe são nuances. Suas origens estão profundamente enraizadas na história da humanidade, já que todos os nossos ancestrais viveram em cetose. Queimar gordura e usar corpos cetônicos é um um legado ancestral.

Todas as células do seu corpo foram programadas para usar esse processo metabólico de queima de gordura de tempos em tempos. Você sabia que, pouco depois de nascer, o bebê entra naturalmente em um estado de cetose? Isso mesmo — pesquisas mostram que recém-nascidos estão em cetose e permanecem nesse estado normal e saudável durante a amamentação.

Além disso, estudos confirmam que o leite materno de mães saudáveis é composto por 50 a 60 por cento de gordura, *e* o colesterol presente no leite materno fornece aos bebês quase seis vezes a quantidade consumida por adultos em suas dietas.[1] Bebês adaptados à cetose conseguem transformar com eficiência os corpos cetônicos em acetil-CoA e mielina, o que ajuda no desenvolvimento do cérebro do bebê, já que ele é composto majoritariamente por gordura.

Como já sabemos, o corpo só pode queimar dois tipos de combustível: gordura e açúcar. No início do livro, citei um estudo que mostra que 93% dos adultos nos Estados Unidos estão metabolicamente doentes — e eu vou defender aqui que isso acontece por deficiência de cetose! O primeiro passo rumo à Liberdade Metabólica é ensinar seu corpo a queimar gordura novamente.

No Capítulo 3, vimos como identificar se você é um queimador de açúcar ou de gordura, e agora vamos ensinar suas células a trocar a fonte de energia: sair do açúcar (glicose) e passar para a gordura (corpos cetônicos). Neste capítulo, vou compartilhar alguns dos benefícios extraordinários dos corpos cetônicos, quais alimentos evitar, quais são os melhores para incluir na alimentação e como ajudar seu fígado durante esse processo.

Os Corpos Cetônicos Podem Ligar e Desligar Genes

Como vimos nos capítulos anteriores, quem comanda o espetáculo é a epigenética: os corpos cetônicos — ou o estado de cetose — demonstraram a capacidade de desligar genes ruins que foram ativados por comportamentos de vida inadequados.

Na antiguidade, nossos ancestrais eram forçados a entrar em cetose durante períodos de fome ou escassez de carboidratos (como no inverno). Isso significa que a cetogênica existe desde os primórdios da humanidade. Eu diria, inclusive, que não estaríamos aqui hoje se não fosse pelo processo metabólico da cetose. Quando nossos ancestrais não tinham acesso a alimentos, eles jejuavam. Esse jejum podia durar apenas algumas horas, mas às vezes se estendia por dias ou semanas. À medida que a glicose no corpo e no cérebro diminuía, ocorria uma mudança metabólica para a queima de gordura e corpos cetônicos. Isso alimentava o cérebro e o corpo de nossos ancestrais, permitindo que permanecessem atentos, focados e cheios de energia para caçar e matar sua próxima refeição.

Se não fosse por essa transição metabólica para a queima de gordura e cetonas, nossos ancestrais teriam se tornado zumbis sem energia — incapazes de encontrar alimento — e teriam sido extintos. Você provavelmente já ouviu a expressão "sobrevivência do mais apto". Nesse contexto, "mais apto" se refere àqueles que conseguem ativar genes que promovem longevidade e desativar genes associados a doenças, aproveitando o poder dos corpos cetônicos.

Os Mecanismos de Ação da Cetose

Os mecanismos de ação da cetose abrangem uma ampla gama de efeitos benéficos sobre a saúde metabólica. A cetose reduz os níveis de glicose e insulina no sangue, enquanto os corpos cetônicos atuam como importantes moléculas sinalizadoras que desencadeiam uma cascata de efeitos em todo o corpo. Esses efeitos incluem propriedades anticonvulsivantes, alterações nos sistemas de neurotransmissores — como o aumento nos níveis de GABA e adenosina e a diminuição do glutamato — e mudanças na regulação dos canais iônicos. A regulação dos canais iônicos é o processo que controla o movimento de íons através das membranas celulares, essencial para funções como sinalização celular, contração muscular e manutenção do equilíbrio de fluidos e eletrólitos do corpo.

OS 6 PRINCIPAIS BENEFÍCIOS DOS CORPOS CETÔNICOS

- Aumentam a energia celular por meio da mitogênese
- Reduzem a inflamação e seus marcadores
- Elevam o hormônio do crescimento e protegem todas as células e o DNA contra o estresse oxidativo
- Aumentam a produção de ATP (energia celular)
- Têm uma queima metabólica mais limpa do que a glicose (menos radicais livres)
- Protegem e reparam a membrana interna das mitocôndrias

A cetose também melhora a função e a produção mitocondrial, reduz a inflamação ao aumentar a produção de antioxidantes como a glutationa peroxidase e ao diminuir os citocinas inflamatórios, e reduz os níveis de leptina. Além disso, a cetose impacta positivamente o microbioma intestinal, influencia a metilação do DNA e a expressão gênica, aumenta a autofagia, eleva os níveis de NAD^+ (molécula vital para energia e reparo celular, que declina com a idade) e ativa genes sirtuína (que regulam o envelhecimento, a reparação celular e o metabolismo) — todos fatores que contribuem para a saúde celular e a longevidade.

A Cetose Melhora Diversas Condições de Saúde

Pesquisas demonstram que a cetose pode ter um papel significativo no controle e na melhora de várias doenças crônicas e complexas. A síndrome dos ovários policísticos (SOP) é uma dessas condições nas quais a cetose demonstrou benefícios. Estudos indicam que a dieta cetogênica pode ajudar a regular os níveis de insulina — que costumam estar elevados na SOP — melhorando, assim, os sintomas e os desfechos relacionados à fertilidade.[2] A acne, outro problema comum, também pode melhorar com a cetose, devido aos seus efeitos redutores sobre a insulina e a inflamação — dois fatores implicados na origem da acne. Da mesma forma, a obesidade e a hiperlipidemia, ambos fatores de risco importantes para doenças cardiovasculares, vêm sendo eficazmente controlados por meio da cetose. Ao promover a perda de gordura e melhorar o perfil lipídico, a cetose oferece uma abordagem promissora para o controle do peso e da saúde metabólica.

A epilepsia, especialmente as formas resistentes a medicamentos, há muito tempo é tratada com dietas cetogênicas, com inúmeros estudos validando seus efeitos anticonvulsivantes.[3] Essa abordagem tem sido tão eficaz que é considerada tratamento padrão-ouro para epilepsia, tanto em crianças quanto em adultos. Além disso, doenças neurodegenerativas como Alzheimer e Parkinson podem se beneficiar da cetose, já que os corpos cetônicos fornecem uma fonte alternativa de energia para as células cerebrais, o que pode retardar a progressão da doença e melhorar a função cognitiva.[45] Transtornos do espectro autista também podem se beneficiar da dieta cetogênica, com pesquisas preliminares sugerindo melhorias no comportamento e na cognição.[6]

Pesquisas emergentes também sugerem que a cetose pode ter um papel na terapia contra o câncer. Alguns estudos propõem que, como muitas células cancerígenas dependem fortemente da glicose, uma dieta cetogênica — que reduz a glicemia — poderia retardar o crescimento de tumores.

No campo das doenças metabólicas, a cetose tem mostrado bons resultados no controle do diabetes, ao melhorar a sensibilidade à insulina e o controle glicêmico. Além disso, a cetose vem sendo associada à melhora da saúde cardiovascular, redução da pressão arterial e reversão de condições como a doença hepática gordurosa, ao diminuir a gordura no fígado e melhorar sua função geral.

Alimentos a Evitar Durante a Cetose

Quando você faz uma busca rápida no "Dr. Google" sobre a dieta cetogênica, aparecem mais de 200 milhões de resultados! É informação suficiente para deixar qualquer um completamente confuso. Uma coisa é certa: não existe uma única maneira de fazer cetogênica. Muitas pessoas que supostamente ensinam sobre cetose não o fazem respeitando o funcionamento do corpo em nível celular. Sim, existem certos alimentos que podem levar você à cetose — mas será que eles realmente vão ajudar a alcançar uma saúde plena? Nesta seção, vamos abordar os alimentos que você definitivamente deve evitar, como as gorduras inflamatórias e os ingredientes artificiais.

Óleos Vegetais Inflamatórios (ou Óleos de Sementes)

Um dos aprendizados mais importantes que tive ao longo dos anos pesquisando sobre cetogênica foi sobre as gorduras ruins. Elas são consideradas ruins porque são gorduras instáveis e rançosas que causam um verdadeiro caos celular dentro do corpo. (Veja o Capítulo 4.) Lembro de ter gravado uma entrevista para o podcast *Metabolic Freedom* com o professor e pesquisador do MIT, Brian Peskin, em que perguntei a ele sobre essas gorduras adulteradas. Perguntei qual ele achava pior para a saúde: essas gorduras instáveis ou fumar cigarros. Com seu raciocínio analítico, ele respondeu: — Vamos olhar para os dados da pesquisa.

Descobrimos que, se alguém fuma dois maços de cigarro por dia durante 28 anos, a chance de desenvolver câncer de pulmão nesse período é de 16%. Agora compare com alguém que consome óleos vegetais cozidos todos os dias durante os mesmos 28 anos: a chance de desenvolver câncer e/ou doença cardíaca é de 86%. Arrepiante!

Mais tarde, entrevistei a Dra. Cate Shanahan, médica e autora dos livros *Deep Nutrition* e *Dark Calories*, no meu podcast, e perguntei se as pesquisas dela estavam alinhadas com as do professor Peskin. Ela respondeu que, ao consumir esses óleos industriais de sementes, o risco de desenvolver doenças chega a quase 100%! Durante essa mesma entrevista, apresentei à Dra. Shanahan três cenários que levam ao adoecimento:

1. fumar diariamente

2. comer açúcar processado diariamente

3. consumir óleos vegetais diariamente

Perguntei a ela qual desses cenários causaria doenças mais rapidamente no corpo. Ela deu uma risadinha e respondeu: "Pergunta fácil, Ben. São os óleos vegetais."

O Dr. Martin Grootveld estima que, em uma porção média de 140 gramas de batatas fritas, "os níveis de aldeídos não são muito diferentes dos que surgem ao fumar a cota diária de 25 cigarros de tabaco." Uma porção grande de batatas fritas do McDonald's contém de 20 a 25 unidades. Para cada batata frita que você come, é como se estivesse fumando um cigarro.[7] Os aldeídos podem causar câncer ao danificar o DNA e as proteínas, levando a mutações e disfunções celulares.

Essas gorduras instáveis não oferecem nenhum valor ao organismo. Quando consumidas, elas entopem suas membranas celulares e as proteínas integrais de membrana (os receptores), o que gera um aumento da inflamação. Os ácidos graxos da dieta se incorporam às suas membranas celulares em poucas horas após a ingestão, por meio de um processo chamado reorganização lipídica da membrana. Sim, você realmente é o que come — e isso acontece muito mais rápido do que a maioria das pessoas imagina. Quando essas gorduras rançosas se infiltram nas suas membranas celulares e mitocondriais, bloqueiam a comunicação com os hormônios, os nutrientes e o oxigênio. Quando há inflamação nas membranas celulares, as toxinas não conseguem sair da célula e os nutrientes e hormônios não conseguem entrar. Isso acaba levando ao surgimento de doenças, que se manifestam primeiramente como sintomas.

Além disso, a inflamação da membrana celular permanece mesmo após a remoção dos óleos vegetais inflamatórios da dieta. Estudos sugerem que a meia-vida do ácido linoleico (gordura ômega-6) é de 680 dias! Ou seja, se você eliminar essas gorduras ruins da alimentação hoje, ainda assim, após 680 dias, cerca da metade delas ainda estará presente na sua gordura corporal causando problemas.

Imagine um amigo de infância que aparece na sua casa sem ser convidado. Ele entra, se joga no seu sofá, come sua comida, bagunça seu banheiro — e não vai embora por 680 dias! É isso que você está fazendo com suas células toda vez que consome essas gorduras instáveis. Sim, essas gorduras podem até ajudar você a entrar em "cetose", mas levarão seu corpo a um caminho destrutivo.

É importante destacar que nem todas as gorduras ômega-6 (óleos de sementes) fazem mal à saúde — são as versões processadas e adulteradas dessas gorduras que se tornam altamente inflamatórias. Na maioria das vezes, os óleos encontrados por aí são dessas versões adulteradas. Se você conseguir encontrar versões não adulteradas, como óleo de girassol, cártamo ou semente de uva orgânicos e prensados a frio, eles podem ajudar a proteger suas membranas celulares — desde que não sejam aquecidos.

Estima-se que 80% do suprimento de alimentos nos Estados Unidos contenha óleos de sementes inflamatórios.[8] É lamentável que a American Heart Association coloque seu selo de aprovação nesses óleos, alegando que são "saudáveis para o coração", quando na realidade são exatamente o oposto.

Os óleos prejudiciais que você deve evitar incluem:

- óleo de cártamo
- óleo de palma refinado
- óleo de farelo de arroz
- óleo de amendoim refinado
- óleo de semente de uva
- óleo de canola (óleo de colza)
- óleo de milho
- óleo de algodão
- óleo de girassol
- óleo de peixe
- óleo de soja
- óleo hidrogenado

Obesogênicos

Você também deve evitar um grupo de alimentos repletos de substâncias químicas que geram inflamação no seu corpo e, no fim das contas, vão dificultar muito sua experiência com a cetose. Como discutimos no Capítulo 5, essas substâncias químicas são frequentemente chamadas de obesogênicos. Muitos deles podem elevar a glicose e a insulina, além de estimular os centros de fome no cérebro — o que torna mais difícil sustentar o estilo de vida cetogênico. Eles estão presentes em diversos produtos populares ditos "saudáveis", como cereais, iogurtes com sabor, barrinhas de proteína, lanches de baixa caloria, bebidas dietéticas e molhos para salada light — por isso, é essencial ler os rótulos com atenção.

Ingredientes sintéticos comuns que devem ser evitados:

- acessulfame de potássio
- aspartame

- sucralose
- sacarina
- corantes vermelhos ou azuis
- NutraSweet
- corantes e aromatizantes artificiais

Quanto Carboidrato Você Pode Consumir na Cetogênica?

Não recomendo eliminar completamente os carboidratos nem aumentá-los deliberadamente — por isso, eles não se encaixam exatamente na categoria de "alimentos a evitar" nem na de "alimentos a incluir". De modo geral, a maioria das pessoas consegue atingir a cetose reduzindo o total de carboidratos para 50 gramas por dia. Outras podem precisar ser ainda mais restritivas, especialmente aquelas que foram queimadoras de açúcar por muito tempo. Não aconselho reduzir os carboidratos para menos de 50 gramas totais logo de início; em vez disso, recomendo uma abordagem gradual. Quando se reduz os carboidratos de forma agressiva, podem surgir sintomas como fraqueza, fadiga e dores de cabeça — o que muitas vezes leva as pessoas a abandonarem a cetogênica.

Como você verá no Capítulo 12, detalhei os passos exatos para alcançar o estado de queima de gordura em menos de uma semana. A maior parte da sua ingestão de carboidratos deve vir de vegetais não amiláceos, como brócolis, rúcula, couve-flor, cogumelos, couve-de-bruxelas, abobrinha e aspargos. Esses vegetais, ricos em nutrientes, fornecem carboidratos saudáveis que não provocam picos significativos de glicose, ajudando você a permanecer em cetose com queima de gordura.

Alimentos a Incluir

À medida que você começa a remover alguns dos alimentos prejudiciais que consumiu ao longo da vida, pode se perguntar com o que substituí-los. O objetivo é evitar sintomas indesejados, como os desejos por comida. A melhor forma de eliminar esses desejos é estabilizar o açúcar no sangue e silenciar o hormônio da fome, a grelina.

Isso pode ser alcançado seguindo a redução gradual dos carboidratos — que será explicada no seu *Reset de 30 Dias para a Liberdade Metabólica* — e adicionando mais gorduras boas e proteínas à sua alimentação.

Proteínas saudáveis para incluir:

- carne bovina e cordeiro alimentados exclusivamente com pasto (ou seja, criados com uma dieta natural de pasto durante toda a vida, resultando em níveis mais altos de nutrientes benéficos como ômega-3 e antioxidantes)
- peru e frango criados soltos em pasto
- porco criado solto em pasto
- ovos de galinhas criadas soltas
- cavalinha
- sardinha
- salmão
- anchova
- arenque
- embutidos como salame e presunto cru (sem nitrato)
- cavalinha

As melhores gorduras para cozinhar em altas temperaturas:

- manteiga de vacas alimentadas com pasto
- ghee de vacas alimentadas com pasto
- sebo bovino
- gordura de pato

- óleo de coco
- banha (não hidrogenada, proveniente de porcos criados soltos em pasto)

As melhores gorduras para molhos de salada, pastas e cozimento em baixa temperatura:

- óleo de abacate
- azeite de oliva extravirgem

Adoçantes alternativos aprovados:

- eritritol
- xilitol
- Swerve
- estévia pura
- fruta-do-monge
- alulose

Proteja Seu Fígado

O fígado é o "jogador mais valioso" do corpo humano, pois realiza inúmeras funções essenciais, especialmente no que diz respeito à desintoxicação e à queima de gordura. Depois de conduzir mais de 5.000 pessoas por um protocolo cetogênico, descobri que o principal motivo pelo qual muitas falham em alcançar sucesso com a cetogênica é um fígado lento e sobrecarregado.

Muitas pessoas têm um fígado preguiçoso por causa de medicamentos, toxinas, alimentos processados e/ou álcool. Uma das funções do fígado é produzir ácidos biliares (também chamados de sais biliares ou "lama" biliar hepática). A bile é um fluido produzido e liberado pelo fígado e armazenado na vesícula biliar. Além dos ácidos biliares, ela contém água, colesterol, bilirrubina (um subproduto da quebra e reciclagem das hemácias antigas) e outros elementos traços, ajudando na digestão das vitaminas lipossolúveis (A, D, E e K). Quando se começa a aumentar o consumo de gorduras saudáveis mas não se consegue digeri-las adequadamente, surgem desconfortos digestivos. Os sintomas mais comuns são fezes moles e diarreia.

A bile espessa e pastosa também leva à fadiga, já que o processo de produção e secreção da bile pelo fígado, conhecido como colerese, é metabolicamente ativo e exige uma enorme quantidade de energia. Vale lembrar que grande parte do açúcar armazenado no corpo ao longo dos anos está no fígado, principalmente na forma de glicogênio. O fígado tem papel fundamental na regulação dos níveis de açúcar no sangue, armazenando e liberando glicose conforme necessário, especialmente durante o jejum, exercícios intensos ou entre as refeições. Quando consumimos alimentos ricos em açúcar, o excesso de glicose que não é usado imediatamente como energia é armazenado no fígado. Com o tempo, essas reservas se acumulam, sobrecarregando o órgão e podendo contribuir para a disfunção metabólica.

Reduzir o açúcar armazenado permite que o fígado funcione com mais eficiência, o que beneficia a estabilidade da glicemia, o metabolismo das gorduras e a saúde metabólica como um todo.

Imagine seu fígado como uma fábrica que nunca para de funcionar, produzindo constantemente um detergente especial chamado bile. Esse detergente é essencial para quebrar as gorduras da sua dieta, da mesma forma que o detergente da lava-louças dissolve a gordura dos pratos. Mesmo quando a "cozinha está fechada" e nenhuma refeição está sendo servida, essa fábrica continua produzindo detergente para estar pronta para a próxima refeição. Agora, se a linha de produção desacelera e o detergente se acumula, a fábrica precisa gastar energia extra para lidar com o excesso e reciclá-lo. Essa energia vem da fonte energética da fábrica, a adenosina trifosfato (ATP), que também é utilizada para outras funções importantes como a queima de gordura. Portanto, quando a fábrica desvia sua energia para lidar com o excesso de detergente, sobra menos energia disponível para manter os processos de queima de gordura funcionando de forma eficiente.

Uma produção lenta de bile pode drenar sua energia metabólica, afetando seu metabolismo geral e sua capacidade de queimar gordura. Pesquisadores da Harvard Medical School exploraram a relação entre os ácidos biliares e a saúde metabólica. Estudos do Departamento de Metabolismo Molecular de Harvard indicam que os ácidos biliares desempenham um papel crítico na regulação do metabolismo, influenciando a microbiota intestinal e a função imunológica. Por exemplo, os ácidos biliares podem ativar vias de sinalização específicas que melhoram os processos metabólicos e reduzem a inflamação, potencialmente levando a uma saúde metabólica mais robusta. [9]

Um estudo realizado no Hospital Universitário de Tampere, na Finlândia, descobriu que pessoas com fluxo biliar reduzido têm sete vezes mais chances de desenvolver hipotireoidismo. Essa conexão se deve ao papel da bile na conversão dos hormônios da tireoide. Especificamente, a bile ajuda a desencadear a liberação de uma enzima que converte o hormônio tireoidiano inativo T4 em sua forma ativa, o T3. Esse processo é crucial para manter a função adequada da tireoide. Além disso, as bactérias intestinais envolvidas no metabolismo da bile também participam dessa conversão hormonal, o que reforça ainda mais a ligação entre a saúde da bile e a função tireoidiana. [10 11]

Pesquisas também sugerem que uma produção e fluxo deficientes de bile podem estar ligados à fadiga crônica e à síndrome da fadiga crônica (SFC), além de enxaquecas. De fato, estudos indicam que há maior prevalência de enxaquecas entre indivíduos com SFC, cujos sintomas muitas vezes são agravados pela fadiga crônica e pela dor sistêmica.[12 13] Além disso, a inflamação intestinal — que pode ser influenciada pela produção de bile — tem sido identificada como um fator significativo na SFC. Em pacientes com essa síndrome, observam-se alterações na microbiota intestinal e aumento da permeabilidade intestinal, resultando em níveis mais elevados de marcadores inflamatórios. [14]

Consuma Alimentos Amargos para o Fígado

A solução está nos alimentos amargos, então vamos falar um pouco sobre eles agora. Já se perguntou por que o café é tão popular? Eis uma razão: ele é um dos poucos alimentos realmente amargos que ainda fazem parte da dieta americana típica — e também um dos poucos ricos em antioxidantes. Na verdade, pesquisas revelaram que o café fornece até 45% dos antioxidantes nas dietas ocidentais.[15] Mesmo representando uma pequena parte do consumo total de alimentos e bebidas, por ser tão rico em antioxidantes — que também são os responsáveis pelo seu amargor —, o café pode corresponder a uma grande parcela da ingestão total desses compostos.

Esses antioxidantes amargos oferecem inúmeros benefícios à saúde, especialmente quando consumidos em alimentos compatíveis com a cetogênica como parte da sua alimentação regular. Estudos mostram que eles reduzem a inflamação, melhoram o controle da glicemia e a sensibilidade à insulina, aumentam o metabolismo nas células de gordura e reduzem a pressão arterial. Também fortalecem a microbiota intestinal e podem até ajudar na proteção contra o câncer. [16]

É possível suavizar o sabor amargo de muitos vegetais sem perder os benefícios à saúde, usando gordura para preparar receitas saborosas. A grande chef Julia Child, que não tolerava alimentos artificiais, dizia: “Com manteiga suficiente, qualquer coisa fica boa." Seu amor pela manteiga ia na contramão da opinião dominante. Muitos "especialistas" pregavam que a manteiga causava ataques cardíacos. Como de costume, Julia Child estava à frente de seu tempo. Ela também teria dito: "Se você não gosta de brócolis, coloque mais manteiga."

Alimentos amargos — incluindo várias ervas, folhas verdes, gengibre, limão, vinagre de maçã, cacau e melão-de-são-caetano — contêm vitaminas lipossolúveis, além de nutrientes que fortalecem o fígado, como o enxofre. Esses elementos são essenciais para que o corpo produza bile, que, como mencionei antes, é fundamental para uma digestão ideal e para o funcionamento pleno do fígado. A bile quebra as gorduras em ácidos graxos, que podem ser absorvidos pelo trato digestivo.

Há milhares de anos, as pessoas usam tônicos "amargos" como digestivos. Eles geralmente incluem folhas, raízes ou flores em base alcoólica, consumidos após uma refeição farta. Pode haver base científica por trás desse costume. Isso se deve, em grande parte, ao fato de que os amargos podem estimular a produção de ácido estomacal, o que facilita diversos processos digestivos quando os alimentos chegam à região intestinal. Além disso, eles podem aumentar a produção de enzimas digestivas, favorecendo ainda mais a absorção dos alimentos.

Alimentos amargos que ajudam o fígado a quebrar a gordura:

- manjericão (desidratado ou fresco)
- vinagre de maçã
- radicchio
- tomilho (desidratado ou fresco)
- endro (desidratado ou fresco)
- chá de cardo-mariano
- brócolis
- alcachofra-de-jerusalém
- semente de gergelim
- toranja
- café orgânico
- limões
- alecrim (seco ou fresco)
- rúcula
- gengibre e chá de gengibre
- couve-de-bruxelas
- folhas de dente-de-leão
- açafrão
- cúrcuma
- hortelã-pimenta

- chá verde

***

Depois que você estiver adaptado à queima de gordura por meio da cetose, o próximo passo é incorporar o jejum intermitente ao seu estilo de vida. A dieta cetogênica e o jejum se complementam perfeitamente, como bacon e ovos. Ambas são estratégias de cura ancestrais que acompanham a humanidade desde sempre. No próximo capítulo, vamos explorar os incríveis benefícios metabólicos do jejum.

8

O Jejum para Acessar a Gordura Corporal Armazenada

Quando as pessoas pensam em jejum, a imagem que geralmente vem à mente é a de um sujeito magro vestindo uma túnica simples, sentado de pernas cruzadas num mosteiro no alto de uma montanha. O jejum costuma ser visto em um contexto espiritual, no qual a purificação do corpo está ligada à purificação da alma. Dentro dessa perspectiva, o jejum não parece fazer parte da "vida real", aquela em que você precisa trabalhar, levar os filhos para a escola, limpar a casa e cumprir todas as tarefas mundanas do dia a dia.

Neste livro, enxergamos o jejum de outra forma. O jejum responsável e inteligente é feito para a vida cotidiana. Ele desempenha um papel essencial na sua saúde e bem-estar diários — e, por isso, você precisa conhecê-lo a fundo. Acredito que o jejum é o botão de reinício da natureza. Existem muitas formas de praticá-lo — desde o jejum intermitente diário até jejuns prolongados apenas com água —, e o segredo é seguir um cronograma que mantenha você dentro da sua zona hormética, como discutimos anteriormente. Pense no jejum como o uso de uma motosserra: se você tiver o cuidado de ler o manual antes de usá-la, obterá excelentes resultados com essa ferramenta poderosa. Mas, se ignorar o manual e tentar usar uma motosserra sem nenhuma orientação, pode acabar se machucando. A ferramenta é importante, mas a forma como ela é usada é igualmente essencial.

Ao iniciar seu *Reset de 30 Dias para a Liberdade Metabólica*, vou orientar você pelos protocolos de jejum intermitente (IF), começando com jejuns de 12 horas para desenvolver esse "músculo". Avançaremos gradualmente para jejuns mais longos, sempre garantindo que você permaneça dentro da sua zona hormética, a fim de alcançar o melhor resultado possível. Compreendo que a ideia de jejuar — especialmente se você nunca tentou antes — possa parecer tão assustadora quanto prender a respiração por cinco minutos. No entanto, a forma como você irá praticar será perfeitamente viável, porque você já terá fortalecido sua máquina metabólica.

Neste capítulo, vou compartilhar as pesquisas mais recentes sobre os benefícios do jejum, que incluem a redução da pressão arterial, melhorias na saúde digestiva, saúde cerebral e maior eficiência do metabolismo.

Os Extraordinários Benefícios do Jejum

Em 2014, comecei a pesquisar os benefícios do jejum. Fiquei tão empolgado ao aprender sobre essa ferramenta ancestral de cura que imediatamente a incorporei à minha rotina — e experimentei resultados incríveis. Lembro de ter feito uma publicação no meu Facebook sobre jejum intermitente e recebi uma enxurrada de mensagens preocupadas: "Ben, você está se matando de fome. Está incentivando um transtorno alimentar. Vai destruir seu metabolismo." Não esperava tanta resistência! Naquela época, as pesquisas eram mais limitadas, mas hoje temos muitas evidências mostrando o quão eficaz o jejum pode ser. O jejum inclusive se tornou um dos termos mais buscados no Google.

Um dos estudos mais completos e destacados já realizados sobre o tema foi publicado no *The New England Journal of Medicine*, em dezembro de 2019. Os autores analisaram mais de 85 estudos e sugeriram que o jejum intermitente (IF) deveria ser usado como linha de frente no tratamento de diabetes, obesidade, câncer, doenças neurodegenerativas e cardiovasculares. O estudo examinou o método 18:6 de jejum intermitente — jejuar por 18 horas ao dia, seguido por uma janela alimentar de 6 horas. A pesquisa também revelou que o IF traz benefícios antienvelhecimento. Essa meta-análise destacou vários mecanismos-chave de reparação celular, entre eles:

- aumento das defesas antioxidantes
- aumento da reparação celular por meio da autofagia
- aumento da produção de corpos cetônicos
- aumento da resistência mitocondrial ao estresse

- aumento da reparação do DNA
- redução dos estoques de glicogênio
- redução da síntese de proteínas
- redução da atividade do mTOR
- redução da insulina

No contexto deste livro, o jejum proporciona quatro benefícios principais para restaurar o metabolismo:

- redução da pressão arterial elevada
- melhora da saúde digestiva
- melhora da saúde cerebral
- maior eficiência metabólica

Vamos analisar cada um deles mais de perto.

1. Redução da Pressão Arterial Elevada

Segundo estatísticas recentes da American Heart Association, estima-se que 103 milhões de adultos americanos tenham pressão alta[1] — isso representa quase metade de todos os adultos nos Estados Unidos. A taxa de mortalidade por hipertensão aumentou em quase 11% nos EUA entre 2005 e 2015, e o número absoluto de mortes subiu em cerca de 38%, chegando a quase 79 mil em 2015.[2] "No mundo todo, a pressão alta afeta quase um terço da população adulta e é a causa mais comum de mortes relacionadas a doenças cardiovasculares", disse Paul Muntner, professor e vice-presidente do Departamento de Epidemiologia da Universidade do Alabama, em Birmingham.

De acordo com a National Kidney Foundation e a American Heart Association, a pressão alta não pode ser curada, apenas controlada com medicamentos. Mas será que isso é verdade? Ao longo do século XX, cientistas observaram que, ao retirar os alimentos de pacientes hipertensos, a pressão começava a cair. Com o passar dos dias, a pressão continuava diminuindo até atingir níveis normais e se estabilizar. Isso foi documentado em um estudo de 1915 da Carnegie Institution, no qual pacientes passaram por jejuns prolongados, alguns por até 31 dias.[3]

Na década de 1990, Alan Goldhamer começou a estudar os efeitos do jejum em um grande grupo de pessoas. Goldhamer dirige o *TrueNorth Health Center*, no norte da Califórnia — a maior clínica de jejum exclusivamente com água supervisionada por médicos. Eles analisaram 174 pacientes de Goldhamer que chegaram à clínica com pressão alta. Eles jejuaram, em média, por uma semana e meia consumindo apenas água — e o resultado foi que 154 deles (quase 9 em cada 10) normalizaram seus níveis de pressão arterial.[4]

Goldhamer e seus colegas submeteram suas descobertas revolucionárias a 30 revistas científicas — e foram rejeitados em todas. Por que a comunidade médica se interessaria por uma ferramenta de cura que é gratuita? Existem bilhões de dólares a serem perdidos pela indústria farmacêutica e pela indústria alimentícia se as pessoas descobrirem os benefícios curativos do jejum.

Um dado curioso é que pilotos de avião visitam a clínica *TrueNorth* de Goldhamer uma vez por ano para realizar um jejum de 10 dias apenas com água, a fim de manter a pressão arterial em níveis ideais — requisito obrigatório para poderem pilotar. E se você está preocupado achando que vou sugerir que fique dias sem comer, pode ficar tranquilo. O *Reset de 30 Dias para a Liberdade Metabólica* foi desenvolvido para ajudar você a alcançar resultados semelhantes com protocolos de jejum mais curtos. Pense nisso como ajustar o motor de um carro — não é preciso desmontar o motor inteiro para melhorar o desempenho; às vezes, basta remover alguns bloqueios para que ele volte a funcionar perfeitamente. Da mesma forma, ao permitir que seu metabolismo funcione com mais eficiência e eliminar as interferências, você colherá os benefícios sem precisar enfrentar jejuns prolongados.

2. Saúde Digestiva

Costumamos pensar na comida como fonte de energia, mas, como vimos no Capítulo 2, digerir os alimentos também *exige* energia. Depois de uma refeição pesada, estima-se que 65% da energia do corpo precise ser direcionada aos órgãos digestivos. Mastigar, processar os macronutrientes e transformá-los em micronutrientes prontos para distribuição é uma tarefa e tanto. Ao jejuar, damos um descanso ao sistema digestivo da sobrecarga constante de alimentos e redirecionamos a energia para processos de cura e recuperação. O corpo pode se desintoxicar, reparar células e eliminar toxinas externas e resíduos metabólicos naturais.

Imagine uma funcionária chamada Jennifer, que trabalha das 9h às 17h todos os dias, cumprindo um dia inteiro de trabalho. Depois de bater o ponto, ela caminha até o carro. Ao se aproximar do veículo, pensando em ir para casa descansar, recebe uma ligação do chefe pedindo que volte ao escritório para trabalhar num projeto importante pelas próximas cinco horas. Contrariada, ela volta e faz o trabalho extra. Agora são 22h, e Jennifer está exausta e pronta para ir para casa. Mas, ao se aproximar do carro mais uma vez, recebe outra ligação do chefe pedindo que volte ao escritório para outro projeto. Imagine isso acontecendo com Jennifer por dias — ou até semanas — seguidos. Ela começaria a perder a capacidade de funcionar.

É exatamente isso que você faz com seu sistema digestivo quando não pratica o jejum intermitente. Do ponto de vista do intestino, você simplesmente não está dando o tempo necessário para ele descansar entre uma refeição e outra.

Após cada refeição, ocorre um pequeno episódio de endotoxemia (ou seja, a presença de endotoxinas no sangue). Endotoxinas são substâncias tóxicas, compostas principalmente por lipopolissacarídeos (LPS), que estão presentes na membrana externa de certas bactérias do intestino. Após uma refeição, essas endotoxinas podem ser liberadas na corrente sanguínea caso a barreira intestinal esteja comprometida. Essa liberação pode desencadear uma resposta inflamatória no corpo, já que o sistema imunológico reage ao que interpreta como uma ameaça. Com o tempo, a exposição repetida às endotoxinas pode contribuir para inflamações crônicas e diversos distúrbios metabólicos. Isso pode variar de acordo com os tipos de alimentos e gorduras que você consome — e tende a piorar se houver um intestino permeável. Quando você *não* está comendo, essa endotoxemia é reduzida, o que permite ao corpo realizar seu trabalho de limpeza, diminuir a inflamação e restabelecer o equilíbrio.

Se olharmos para a história, há cerca de 50 anos as pessoas costumavam fazer apenas três refeições por dia. Hoje, esse número subiu para cinco ou seis. Se esse for o seu caso, seu corpo não tem tempo suficiente para que os níveis de glicose e insulina no sangue diminuam — e o equilíbrio interno necessário para melhorar sua sensibilidade à insulina não consegue se estabelecer. Quando você come muitas vezes ao dia, não dá ao organismo o tempo de descanso necessário para que ele possa apertar o botão de reinício entre uma refeição e outra. Nós não fomos feitos para viver com uma entrada contínua de calorias!

Uma única refeição pode gerar um gasto de energia no corpo por até 72 horas — e isso pode consumir de 70 a 80% da sua energia. Reflita sobre isso. Estou falando da Dieta Padrão Americana, que é, de fato, *SAD* (triste, na sigla em inglês e no conteúdo). Estamos sobrecarregando o sistema digestivo, e ele simplesmente não consegue acompanhar essa demanda.

O jejum oferece ao seu sistema digestivo uma pausa, permitindo que ele redirecione seus recursos para a cura. Tenho visto essa prática funcionar muito bem nos seguintes sintomas digestivos:

- refluxo ácido
- gases
- inchaço abdominal
- retenção de líquidos
- DRGE (doença do refluxo gastroesofágico)
- diarreia
- intestino permeável
- doenças autoimunes

Minha cliente Patricia vinha lutando contra fadiga e névoa mental havia anos. Apesar de ter tentado várias dietas extremas — muitas das quais incentivavam lanches frequentes entre as refeições —, ela se sentia pior, e não melhor. Seus níveis de energia eram constantemente baixos, sua mente parecia enevoada e ela enfrentava problemas digestivos persistentes, especialmente refluxo ácido. Parecia que, não importa o que fizesse, ela não conseguia se livrar da exaustão constante e da lentidão mental.

Quando Patricia conheceu o jejum e começamos a desenvolver, pouco a pouco, o "músculo do jejum", tudo mudou. Ao estender gradualmente o intervalo entre as refeições, permitimos que seu metabolismo se reorganizasse e passasse a funcionar com mais eficiência. Hoje, Patricia relata ter a energia de uma adolescente, com o cérebro funcionando a todo vapor. A névoa mental, que antes era debilitante, desapareceu por completo — assim como os problemas digestivos, incluindo o refluxo ácido persistente. É por isso que eu chamo o jejum de o botão de reinício da natureza!

Regeneração de células-tronco intestinais

Células-tronco são células especiais do corpo humano que podem se transformar em vários tipos diferentes de células — desde neurônios até células musculares. Em alguns casos, elas também são capazes de reparar tecidos danificados. Podemos dizer que as células-tronco são células versáteis e onipresentes, a partir das quais se originam todas as outras células com funções especializadas.

À medida que envelhecemos, as células-tronco intestinais começam a perder sua capacidade de regeneração. Como essas células são a fonte de todas as novas células intestinais, esse declínio pode dificultar a recuperação de infecções gastrointestinais ou outras condições que afetam o intestino, especialmente em pessoas idosas. Segundo pesquisadores do MIT, essa perda de função das células-tronco relacionada à idade pode ser revertida com um jejum de 24 horas.[5] Os cientistas descobriram que o jejum melhora drasticamente a capacidade regenerativa das células-tronco, tanto em camundongos jovens quanto em idosos.

"O jejum tem muitos efeitos no intestino, entre eles o aumento da regeneração, o que pode ser útil em qualquer tipo de enfermidade que afete o intestino, como infecções ou câncer", disse Omer Yilmaz, professor assistente de biologia no MIT, membro do Koch Institute for Integrative Cancer Research e um dos autores seniores do estudo. "Este estudo trouxe evidências de que o jejum induz uma mudança metabólica nas células-tronco intestinais, fazendo com que deixem de usar carboidratos como combustível e passem a queimar gordura", acrescentou David Sabatini, professor de biologia do MIT, membro do Whitehead Institute for Biomedical Research e também do Koch Institute, além de coautor sênior do artigo. "Um fato interessante é que essa mudança para a oxidação de ácidos graxos aumentou significativamente a função dessas células."[6]

O jejum intermitente também pode restaurar a diversidade microbiana do intestino, aumentar a tolerância contra microrganismos nocivos e recuperar a integridade do epitélio intestinal. Um estudo publicado na *Scandinavian Journal of Immunology* revelou que o jejum intermitente (neste caso, jejum em dias alternados por 12 semanas) ajudou camundongos infectados com Salmonella a eliminar a bactéria patogênica mais rapidamente por meio de uma resposta imunológica intensificada.[7] Outro estudo, publicado na revista *Cell Metabolism*, descobriu que o jejum em dias alternados altera a composição da microbiota intestinal, promovendo um aumento no número de mitocôndrias no tecido adiposo dos camundongos.[8]

Um estudo publicado em 2022 na *Frontiers in Microbiology* investigou o impacto do jejum intermitente sobre a diversidade microbiana intestinal e seus efeitos associados no peso corporal e nos perfis lipídicos. A pesquisa envolveu 45 participantes (14 mulheres e 31 homens) e analisou amostras de sangue e fezes coletadas antes e depois do período de jejum. O estudo constatou que o jejum intermitente levou a melhorias significativas no peso corporal e nos perfis lipídicos sanguíneos. Especificamente, os participantes apresentaram aumento da lipoproteína de alta densidade (HDL, o "colesterol bom") e redução nos níveis de colesterol total, triglicerídeos e lipoproteína de baixa densidade (LDL). Essas mudanças foram associadas a alterações favoráveis na microbiota intestinal, incluindo aumento de bactérias benéficas como *Lactobacillus* e *Bifidobacterium*, e diminuição de bactérias patogênicas. [9]

3. Saúde Cerebral

O sistema nervoso (digestivo) também participa da produção de cerca de 30 neurotransmissores. Estima-se que 90% da serotonina — o neurotransmissor do bem-estar — seja produzida no intestino. Já vimos como o jejum atua positivamente sobre o intestino; agora, vamos entender como ele também beneficia o cérebro.

Quando há algum desequilíbrio no intestino, sinais são enviados ao cérebro. Isso pode gerar sintomas e condições inesperadas, como:

- ansiedade
- depressão
- estresse
- esquizofrenia
- outros estados emocionais alterados

Se algo está acontecendo no cérebro (como estresse), isso pode gerar sintomas no intestino, como:

- náusea
- azia
- diarreia
- constipação
- cólicas
- úlceras

O *fator neurotrófico derivado do cérebro* (BDNF, na sigla em inglês) funciona como um fertilizante para o cérebro. Ele estimula o crescimento de neurônios e fortalece a conectividade sináptica. Quando estamos em estado de jejum ou em atividade física intensa, começamos a produzir mais BDNF, que ajuda os neurônios a crescer e a se ramificar, facilitando a comunicação entre eles. Isso reduz a atividade sináptica desorganizada mencionada anteriormente — o que é extremamente poderoso. Ao *diminuir* a atividade sináptica total (ou seja, a quantidade de sinais sendo trocados entre neurônios) e ao mesmo tempo *aumentar* a conectividade entre eles, estamos potencializando a forma como essa comunicação acontece.

Imagine duas pessoas tentando se comunicar por um telefone de copo com barbante, mas o fio está gasto e cheio de nós. A mensagem se distorce, e apenas uma parte dela chega ao outro lado. Quando você não está em jejum, seus neurônios se parecem com essas pessoas tentando se entender por esse fio embaraçado. Já durante o jejum, suas conexões neurais se tornam como um cabo de fibra ótica claro e potente — os sinais trafegam de forma fluida e eficiente. Com uma porcentagem maior de energia fluindo por uma conexão bem mantida e sem interrupções, os neurônios se comunicam de maneira eficaz, garantindo que os sinais sejam transmitidos com clareza e sem perda. O BDNF não apenas estimula o crescimento dos neurônios, mas também das conexões entre eles. Ele tem ação antidepressiva, o que explica por que você se sente tão bem durante o jejum ou depois de se exercitar. A combinação de maior produção de BDNF com a redução da atividade desordenada no cérebro é extremamente poderosa.

O jejum intermitente aumenta a produção de BDNF, o que eleva a resistência dos neurônios à disfunção e à degeneração em modelos animais de distúrbios neurodegenerativos. A sinalização do BDNF também pode mediar os efeitos benéficos do jejum intermitente sobre a regulação da glicose e a função cardiovascular.[10]

4. Eficiência Metabólica

Muitas pessoas procuram maneiras de acelerar o metabolismo — mas duvido que queiram encurtar a vida no processo. No entanto, no reino animal, a chamada "teoria da taxa de vida" propõe que quanto mais rápido é o metabolismo de um organismo, mais curta é sua expectativa de vida. Essa teoria foi proposta por Max Rubner em 1908, com base em sua observação de que animais menores tinham metabolismos mais acelerados e vidas mais curtas, enquanto animais maiores, com metabolismo mais lento, viviam mais tempo.

No mundo da longevidade, nada estende tanto a vida quanto a restrição calórica. É verdade que reduzir calorias pode prolongar a vida, mas isso acontece às custas do metabolismo. Estudos sobre restrição calórica mostram resultados positivos em termos de longevidade — como redução da glicose e da insulina, ativação de sirtuínas, entre outros —, mas também trazem um novo conjunto de problemas: o metabolismo e o corpo entram em modo de inanição. Os estudos mostram que o sistema imunológico enfraquece, os órgãos encolhem, a tireoide desacelera e ocorrem desequilíbrios hormonais (sem contar que os participantes desses estudos vivem miseráveis e com frio o tempo todo).[11] [12]

Mas o corpo não entra em modo de inanição durante o jejum intermitente? Não! Um estudo recente mostrou um aumento de 13% na eficiência metabólica após quatro dias de jejum. O corpo humano sabe o que fazer. Quando passamos por um período sem comida, processos incríveis são ativados. Não há desaceleração do metabolismo — na verdade, ocorre exatamente o oposto! O corpo entra em "modo de sobrevivência", não em "modo de inanição". Ele quer garantir que encontremos a próxima refeição para continuarmos vivos, então aumenta os hormônios contrarreguladores (hormônios que atuam em oposição à insulina). Quando não comemos, os níveis de insulina caem, e esses hormônios contrarreguladores — como catecolaminas, cortisol, glucagon e hormônio do crescimento — aumentam. Essa é a forma que o corpo encontra para nos encher de energia e foco para que possamos "caçar" nossa próxima refeição.

Uma das principais diferenças entre a restrição calórica e o jejum intermitente está no impacto sobre o metabolismo. Quando você simplesmente reduz calorias, mas continua comendo ao longo do dia, seu metabolismo tende a se adaptar e se tornar menos eficiente. Em contraste, com o jejum intermitente, mesmo havendo um déficit calórico, o metabolismo não desacelera. Pelo contrário: ele se torna mais otimizado devido à ação dos hormônios contrarreguladores.

São esses hormônios que explicam por que a eficiência metabólica aumenta com o jejum. Os níveis de adrenalina aumentam, garantindo que tenhamos energia suficiente para buscar alimento. Por exemplo, 48 horas de jejum produzem um aumento de 3,6% na taxa metabólica — nada de "colapso metabólico". Após quatro dias de jejum, o gasto energético em repouso aumentou em até 14%. Em vez de desacelerar, o metabolismo se tornou mais eficiente. [13]

Existem três tecidos metabolicamente ativos principais no seu corpo:

1. tecido adiposo marrom

2. massa muscular magra

3. microbioma intestinal

Estratégias ancestrais de cura, como a cetose e o jejum, fortalecem os três. Vamos explorar cada um deles.

Tecido Adiposo Marrom (TAM)

O tecido adiposo é composto por células de gordura, mas existe uma grande diferença entre o tecido adiposo branco (TAB) e o tecido adiposo marrom (TAM). As células de gordura branca armazenam energia na forma de uma única e grande gota oleosa, sendo relativamente inativas. Em contraste, as células de gordura marrom contêm muitas gotículas menores e também mitocôndrias. Esses organelos conseguem queimar as gotículas para gerar calor. Somos mamíferos e, diferentemente dos répteis, produzimos nosso próprio calor interno. Quando o corpo está em um ambiente frio, essas células de gordura marrom são ativadas e literalmente geram calor por meio de reações químicas que utilizam as gotículas oleosas como combustível. Isso nos ajuda a manter a temperatura corporal padrão, que para a maioria das pessoas é de 37°C.

Bebês têm TAM, presumivelmente porque ainda não conseguem tremer de frio, então sua manutenção de calor depende mais da queima de gordura marrom. Durante muito tempo, acreditou-se que o TAM desaparecia na fase adulta. No entanto, em 2009, três grupos diferentes publicaram independentemente artigos no *New England Journal of Medicine* revelando a descoberta de células de gordura marrom ativas em adultos saudáveis. Desde então, cientistas têm buscado formas de estudar a gordura marrom com mais facilidade e profundidade.

As pesquisas indicam que o TAM traz muitos mais benefícios do que o TAB, principalmente por sua capacidade de queimar mais energia (calorias) para ser usada na produção de calor corporal. [14] [15]Durante esse processo, a temperatura interna do corpo aumenta e ajuda a reduzir os depósitos de gordura branca — o tipo que a maioria das pessoas precisa eliminar. Certos estudos mostraram que a gordura marrom pode queimar até cinco vezes mais calorias do que outros tipos de gordura corporal![16]

Curiosamente, como o frio ativa a gordura marrom, nossos ancestrais — até mesmo os de poucas gerações atrás — provavelmente se beneficiavam da capacidade de queima de gordura do TAM, já que não tinham aquecimento central. Estudos mostram que pessoas expostas a temperaturas internas frias — não extremamente frias, apenas por volta de 17°C — queimam mais calorias provenientes da gordura do que aquelas em ambientes mais quentes.

Se você quer se libertar da resistência à perda de peso, precisa produzir mais gordura marrom. A maneira mais eficaz de fazer isso é utilizando a cetose e o jejum, junto com os biohacks de ponta que incluí mais adiante neste livro — suas chaves para a Liberdade Metabólica.

Massa Muscular Magra

O músculo é o próximo tecido metabolicamente ativo do corpo que queremos priorizar. Não estou sugerindo que você precise virar fisiculturista, mas a massa muscular magra protege seu metabolismo de diversas formas. O músculo é rico em mitocôndrias, pois exige uma grande quantidade de energia para funcionar. Essa energia é fornecida principalmente pelas mitocôndrias em células que consomem bastante energia.

A massa muscular ajuda a equilibrar os níveis de açúcar no sangue e insulina. Já discutimos por que altos níveis de açúcar e insulina causam inflamação e ganho de peso — quanto mais massa muscular você tem, mais sensível à insulina se torna. Pense no seu músculo como uma esponja que absorve o excesso de glicose do sangue, poupando o trabalho da insulina. Isso significa que você pode aproveitar aquele casamento ou evento, e seu corpo saberá exatamente o que fazer com o açúcar extra.

Quando eu era dono de uma academia de CrossFit em 2015, costumava realizar seminários sobre jejum para os alunos. Lembro que muitos tinham receio de tentar o jejum por medo de perder os ganhos conquistados com tanto esforço. No entanto, o jejum na verdade estimula a produção do hormônio do crescimento humano (HGH), que não apenas previne a perda muscular, mas também melhora sua capacidade de construir massa magra. Longe de prejudicar o progresso, o jejum pode ajudar atletas a melhorar o desenvolvimento muscular e a aptidão física geral.

Microbioma Intestinal

Seu microbioma intestinal desempenha um papel no metabolismo porque, se você estiver consumindo 1.500 calorias por dia, mas só absorve 900, o excesso entrará na corrente sanguínea, gerando uma resposta inflamatória. O microbioma intestinal tem um papel fundamental na regulação do metabolismo, influenciando desde a absorção de nutrientes até o equilíbrio energético.

A comunidade diversa de microrganismos do intestino ajuda a decompor carboidratos complexos e fibras em ácidos graxos de cadeia curta (AGCC), como butirato, acetato e propionato. Esses AGCC não apenas fornecem energia para as células que revestem o intestino, mas também participam de vias de sinalização que regulam o armazenamento de gordura, a sensibilidade à insulina e a inflamação. Ao modular esses processos, o microbioma intestinal pode impactar diretamente a saúde metabólica, contribuindo para condições como obesidade, diabetes e doenças cardiovasculares quando seu equilíbrio é prejudicado. [17] [18]

O microbioma intestinal interage com diversos hormônios e metabólitos que influenciam a fome e a saciedade, como a grelina e a leptina. Um microbioma intestinal saudável sustenta o bom funcionamento desses hormônios, ajudando a regular o apetite e a evitar excessos alimentares. A disbiose, ou desequilíbrio no microbioma intestinal, pode prejudicar essa sinalização e contribuir para distúrbios metabólicos como resistência à insulina e síndrome metabólica. Portanto, manter um microbioma intestinal saudável é essencial para o funcionamento metabólico ideal e para a saúde como um todo. [19]

O jejum é uma das formas mais rápidas de reparar o microbioma intestinal. Combine isso com uma alimentação rica em AGCCs, conforme proposto no seu Reset de 30 Dias para a Liberdade Metabólica, e você terá a receita perfeita. Isso porque o jejum repara o intestino permeável, permitindo que seu corpo absorva vitaminas e minerais essenciais para o bom funcionamento do metabolismo.

***

Agora você conhece os benefícios extraordinários que o jejum oferece à sua saúde metabólica, além de seu potencial no tratamento de diversas doenças. No próximo capítulo, vamos analisar os alimentos que melhor sustentam seu metabolismo no momento em que você quebra o jejum.

9

Alimentos que Ativam Seu Metabolismo

Os alimentos certos podem ativar seu metabolismo, enquanto os errados podem provocar um desastre metabólico. A comida em si não é o problema — o problema é o que fizemos com ela, tornando-a prejudicial à nossa saúde. Como discutimos na Parte I, a maioria dos produtos encontrados no supermercado foi manipulada e processada, transformando comida de verdade em substâncias parecidas com comida.

Se você já passou pelo ciclo vicioso do efeito sanfona, sabe como é a sensação de estar com um pé no acelerador e o outro no freio. Comer os alimentos errados na hora errada equivale a pisar no freio do seu metabolismo. O importante não é contar as calorias dos alimentos, mas observar a resposta metabólica que ocorre após comê-los. Neste capítulo, vamos analisar os quatro fatores-chave a serem considerados na hora de escolher alimentos que impulsionam o metabolismo: a resposta glicêmica após as refeições, os próprios ingredientes, a variedade de alimentos consumidos e a quantidade de aminoácidos. Vou mostrar quais alimentos devem ser evitados e quais são os que mais favorecem seu metabolismo e seus hormônios.

Fator-chave 1: A Resposta Glicêmica Após as Refeições

Quando eu era obeso, percebia que me sentia extremamente cansado e lento depois de comer. Achava que o problema estava no meu sistema digestivo, mas a verdadeira razão era que eu consumia alimentos que faziam minha glicemia disparar. Isso é chamado de "glicose pós-prandial" (*pós-prandial* significa "após as refeições"). Se existe uma medida simples que você pode usar para entender para onde sua saúde está caminhando, é a sua glicemia após comer. Níveis de glicose fora da faixa saudável podem indicar um desastre metabólico. Como vimos no Capítulo 3, níveis elevados de açúcar no sangue e de insulina levam a problemas cardiovasculares como doenças cardíacas, além de pressão alta, aumento do colesterol LDL, diabetes, doença hepática gordurosa, aumento da circunferência abdominal e acúmulo de gordura visceral. Diversos fatores influenciam sua glicemia, mas o que mais pesa é a comida que você consome.

Você talvez já tenha ouvido falar do índice glicêmico, que classifica os alimentos numa escala de 1 a 100. Os alimentos mais próximos de 100 provocam picos de glicose no sangue maiores do que aqueles que se aproximam de 1. Esse sistema parece ser uma ótima ferramenta para ajudar a decidir quais alimentos consumir e quais evitar, mas não é tão simples assim. Cada pessoa é uma combinação bioquímica única, e vários fatores influenciam a resposta glicêmica aos alimentos, como genética, idade, histórico de saúde, ambiente, saúde mental e muito mais.

A boa notícia é que, ao longo dos últimos 17 anos, medi os níveis de glicose — tanto em jejum quanto pós-prandial — de milhares de pessoas que participaram dos meus programas online ou trabalharam comigo individualmente. Essa experiência extensa me permitiu reunir insights valiosos e refinar minha abordagem para otimizar a saúde metabólica. Os dados que coletei, somados aos estudos científicos,[1] [2] me ajudaram a formular a lista dos melhores alimentos para equilibrar os hormônios e queimar gordura.

Vamos começar com os três principais macronutrientes: carboidratos, proteínas e gorduras. Cada um afeta diretamente seus hormônios e seu metabolismo; eles atuam de maneiras diferentes e provocam elevações na glicose sanguínea de forma única.

Você pode ver na figura 3 que os carboidratos provocam a maior resposta de glicose e insulina no sangue após uma refeição. É claro que fontes naturais de carboidrato são melhores do que carboidratos processados, mas *todos* os carboidratos provocam um pico de glicose e insulina. A proteína, por outro lado, gera o que se considera uma resposta de insulina menor, de fase dois. A principal lição da figura acima é a gordura. A gordura *não* eleva os níveis de glicose nem de insulina.

Quanto mais alta for sua glicemia pós-prandial, mais tempo o açúcar permanece na corrente sanguínea, gerando estresse oxidativo e danos. Por mais impressionante que pareça, quase metade dos americanos com 20 anos ou mais — mais de 122 milhões de pessoas — sofre de pressão alta, segundo um relatório de 2023 da American Heart Association.[3]

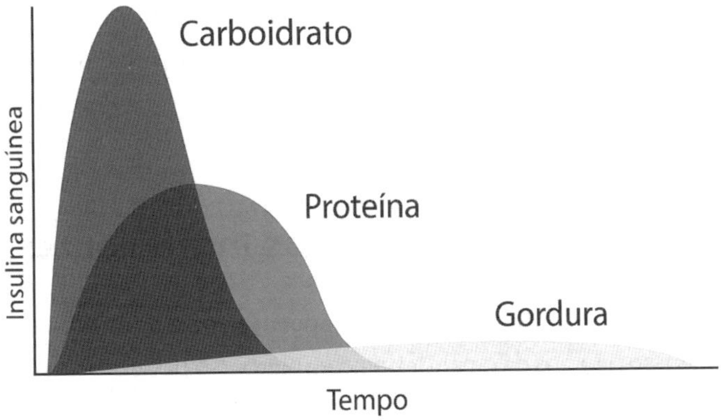

A maioria das pessoas acredita que a hipertensão é causada por uma dieta rica em sal. Essa crença surgiu há mais de 100 anos com cientistas franceses, que "basearam suas conclusões em apenas seis pacientes".[4] A verdade que quase ninguém conta é que o verdadeiro vilão é o açúcar!

Ter níveis elevados de açúcar no sangue após as refeições inibe a produção de óxido nítrico (NO). O NO é uma molécula produzida pelo corpo que exerce um papel crucial na vasodilatação, ajudando a regular o fluxo sanguíneo e a pressão arterial. Também está envolvido em diversos processos celulares, incluindo a resposta imunológica e a neurotransmissão. Quando os vasos sanguíneos se contraem por falta de NO — consequência do excesso de açúcar no sangue — o coração precisa trabalhar mais. É isso que eleva a pressão arterial!

Quando o corpo recebe um suprimento constante de açúcar, ele o usa como combustível — e não a gordura corporal. Quanto mais tempo o açúcar permanece na corrente sanguínea após a refeição, mais insulina é liberada pelo pâncreas. A insulina funciona como um sensor de energia, e quando é acionada, seu principal objetivo é armazenar essa energia. Em outras palavras, quando a insulina entra em ação, o corpo entra num estado de alimentação e armazenamento de gordura. Simplificando: quanto mais rápido o corpo conseguir eliminar o açúcar do sangue após uma refeição, mais fácil será para o metabolismo entrar no modo de queima de gordura.

É por isso que um dos primeiros passos do seu Reset de 30 Dias rumo à Liberdade Metabólica será aumentar o consumo de gorduras saudáveis e reduzir os carboidratos. As gorduras saudáveis incluem as saturadas e monoinsaturadas, como as encontradas na manteiga, carne bovina, ovos, frutos do mar, abacates e aves. Durante o seu reset, vou orientar como reduzir os carboidratos de forma gradual, adequada e sustentável, garantindo o máximo aproveitamento das gorduras boas. E se você tem pressão alta neste momento, vai perceber uma bela queda nos seus níveis após apenas alguns dias de reset.

Fator-chave 2: A Qualidade dos Ingredientes

Muitos de nós fomos condicionados a olhar apenas a parte da frente dos rótulos dos produtos, mas isso não nos dá o panorama completo. Ao passear pelos corredores do supermercado, é comum nos depararmos com embalagens chamativas, coloridas, com frases como "100% natural", "orgânico", "sem glúten", "pouca gordura" ou "rico em proteína". Essas frases são feitas para atrair nossa atenção e nos fazer sentir que estamos fazendo uma escolha saudável. No entanto, muitas vezes, essas alegações servem para nos distrair das informações mais importantes — como a lista de ingredientes ou a tabela nutricional — que podem revelar açúcares escondidos, gorduras prejudiciais ou aditivos artificiais.

Por isso, é fundamental ler toda a lista de ingredientes no verso da embalagem. Comida de verdade tem poucos ingredientes. Pense bem: quando você compra um abacate ou ovos, não há lista de ingredientes no rótulo. Está tudo ali, à vista — abacate ou ovo.

Quando um alimento integral é processado, ele se torna *insulinogênico,* que significa a capacidade de um alimento ou substância de estimular a produção de insulina no corpo. Pegue uma maçã, por exemplo: em sua forma natural, ela é rica em fibras, vitaminas e açúcares naturais. Mas ao ser transformada em suco, perde boa parte das fibras, restando basicamente os açúcares e algumas vitaminas. Batatas, por sua vez, oferecem fibras, vitaminas e minerais quando inteiras. Mas ao serem processadas em chips, costumam ser fritas em óleos prejudiciais à saúde e cobertas com sal, o que aumenta significativamente o teor calórico e de sódio, reduzindo o valor nutricional.

Quando você consome alimentos com uma lista de ingredientes saudáveis — como as gorduras e proteínas adequadas — eles favorecem a produção hormonal. Já os falsos alimentos, os chamados *frankenfoods*, contêm ingredientes carregados de substâncias químicas associadas à disfunção hormonal, o que resulta em um pesadelo metabólico. Lembre-se: cada bocado de comida alimenta a doença ou promove o bem-estar. Se o produto tiver uma lista enorme de ingredientes com nomes que você nem consegue pronunciar, isso é um alerta claro de lixo sintético que vai prejudicar sua saúde metabólica.

Ingredientes Tóxicos para o Seu Metabolismo

A triste verdade é que muitos alimentos considerados "saudáveis" não são seguros para o metabolismo. As empresas estão priorizando lucro e tempo de prateleira em vez de saúde e bem-estar. O número de ingredientes tóxicos presentes nos alimentos aumentou rapidamente — e, se o seu objetivo é manter um metabolismo saudável, é essencial conhecer esses elementos. Conservantes, adoçantes artificiais, pesticidas, corantes e aromatizantes artificiais são ingredientes comuns nas embalagens. Quanto aos termos "zero gordura" e "100% natural", eles bem que poderiam ser traduzidos como "tempestade química".

Pode ser difícil aceitar que ingredientes tóxicos podem desregular seu metabolismo, mas, uma vez que você entende isso, pode tomar decisões muito mais conscientes. A Itália e muitos outros países da Europa já baniram vários desses ingredientes tóxicos, como certos corantes vermelhos e pesticidas, mas aqui nos Estados Unidos a regulamentação ainda é frouxa. Na verdade, muitos alimentos processados vendidos nos Estados Unidos têm formulações diferentes na Europa, justamente por causa das regulamentações mais rígidas. Por exemplo, cereais americanos costumam conter corantes artificiais como Amarelo nº 5 e Vermelho nº 40, enquanto as versões europeias usam corantes naturais como a cúrcuma. Refrigerantes como o Mountain Dew, nos Estados Unidos, contêm óleo vegetal bromado (BVO), que é proibido na Europa por questões de saúde. Até itens de fast-food são diferentes: as batatas fritas do McDonald's nos EUA contêm conservantes e agentes antiespumantes como o dimetilpolissiloxano — que não estão presentes nas versões europeias.

Nos Estados Unidos, a designação *"Geralmente Reconhecido como Seguro"* (ou GRAS, na sigla em inglês) se aplica a substâncias adicionadas aos alimentos consideradas seguras por especialistas, com base em um longo histórico de uso comum ou em estudos científicos. A GRAS faz parte do sistema regulatório supervisionado pela FDA (Agência de Alimentos e Medicamentos dos EUA). Substâncias classificadas como GRAS não precisam de aprovação prévia da FDA antes de serem comercializadas, embora devam atender aos mesmos padrões de segurança exigidos para aditivos alimentares autorizados.

O status GRAS pode ser determinado pelas próprias fabricantes, desde que apresentem evidências de segurança — e a FDA pode revisar ou contestar essas determinações. Esse sistema visa garantir a segurança dos alimentos ao mesmo tempo em que permite inovação e a introdução de novos ingredientes. Por causa disso, se não houver evidência clara de perigo, mesmo na ausência de pesquisas de longo prazo, o ingrediente pode ser classificado como GRAS. Vamos dar uma olhada em alguns dos ingredientes mais tóxicos para o seu metabolismo.

Os Potenciais Riscos à Saúde do Apeel

O Apeel, um revestimento à base de plantas aplicado em frutas e vegetais frescos para prolongar sua vida útil, tem gerado diversas preocupações entre os consumidores. A seguir, alguns pontos importantes:

- **Composição química:** O Apeel é composto principalmente por monoglicerídeos e diglicerídeos purificados derivados de óleos vegetais. Embora essas substâncias ocorram naturalmente e sejam usadas em outras aplicações alimentares, seu processo de fabricação envolve reações químicas que levantam preocupações quanto a possíveis contaminantes, incluindo vestígios de metais pesados como paládio, arsênico, chumbo, cádmio e mercúrio. Apesar de esses níveis estarem dentro dos padrões de segurança estabelecidos pelos Estados Unidos e pela União Europeia, os efeitos cumulativos da exposição prolongada ainda não são totalmente compreendidos.

- **Questões regulatórias e de transparência:** O Apeel é classificado como aditivo alimentar, o que significa que passa por um processo de aprovação diferente dos pesticidas. Essa classificação permite certo grau de autorregulação, em que as próprias empresas podem determinar a segurança de seus produtos sem uma supervisão externa rigorosa. Isso levanta dúvidas sobre a adequação dos testes de segurança e a transparência dos ingredientes utilizados no revestimento.

- **Riscos potenciais à saúde:** Existem alegações de que revestimentos comestíveis como o Apeel podem representar riscos para pessoas com alergias, sensibilidades ou certas doenças crônicas. A ausência de exigência de rotulagem específica para esses revestimentos faz com que os consumidores muitas vezes não saibam o que estão ingerindo — o que é especialmente preocupante para quem depende de alimentos orgânicos justamente para evitar aditivos e alérgenos.[5]

- **Impacto nutricional:** Embora o Apeel ajude a manter a umidade e a aparência dos produtos, há questionamentos sobre seu impacto na densidade nutricional das frutas e vegetais revestidos. Esses revestimentos podem alterar o microbioma natural dos alimentos, o que pode afetar seu valor nutricional geral.

Para evitar comprar frutas e vegetais revestidos com Apeel, é importante estar atento ao local e à forma como você faz suas compras. Comece verificando cuidadosamente os rótulos e adesivos das frutas e verduras em busca de termos como "Apeel" ou similares, como "Edipeel", que indicam a presença desse revestimento protetor. Comprar em feiras livres ou diretamente de produtores locais também é uma estratégia eficaz, já que esses fornecedores geralmente oferecem produtos não tratados com revestimentos comerciais. Além disso, muitos produtores orgânicos evitam esse tipo de tratamento, então optar por alimentos orgânicos pode ajudar você a evitar o Apeel — embora ainda seja prudente confirmar diretamente com o fornecedor. Em caso de dúvida, não hesite em perguntar aos funcionários da loja ou aos responsáveis pela seção de hortifruti sobre os produtos vendidos. Ao adotar essas medidas, você terá mais segurança de que está adquirindo frutas e vegetais condizentes com sua preferência por alimentos naturais e sem tratamentos químicos.

Os Perigos das Carnes Processadas para a Saúde

Um estudo publicado em 1994 descobriu que crianças que consomem mais de 12 cachorros-quentes por mês apresentam um risco significativamente maior de desenvolver leucemia infantil — nove vezes maior em comparação com crianças que consomem menos. Esse estudo sugere uma possível ligação entre o consumo de carnes processadas, que contêm nitritos, e o desenvolvimento da leucemia. Os resultados indicam que a ingestão elevada desse tipo de carne processada pode ser um fator contribuinte para a leucemia infantil, embora mais pesquisas sejam necessárias para confirmar essas conclusões.[6]

E, para piorar, certas carnes processadas, como os próprios cachorros-quentes, podem conter outros compostos tóxicos que se formam quando a carne é cozida em altas temperaturas. Esses ingredientes nocivos incluem nitritos e nitratos, aromatizantes e corantes artificiais, fosfatos e gorduras trans. Um estudo revelou que consumir apenas metade de um cachorro-quente por dia aumentava em 21% o risco de câncer de mama.[7] O consumo de carnes processadas como cachorros-quentes representa riscos significativos não apenas para o desenvolvimento de câncer, mas também para a saúde metabólica. A presença de substâncias químicas prejudiciais como nitritos, nitratos e gorduras trans contribui para a disfunção metabólica, levando à resistência à insulina, inflamação e estresse oxidativo. Esses fatores desregulam processos metabólicos normais e aumentam o risco de obesidade, diabetes tipo 2 e outros distúrbios metabólicos.

Xarope de Milho Rico em Frutose (HFCS)

Há outro ingrediente oculto presente na maioria dos alimentos que desacelera a queima de gordura por causa de seus efeitos perigosos sobre as mitocôndrias. Ele está em muitos produtos considerados "saudáveis" e pode até aparecer sob diferentes nomes. Você já aprendeu que as mitocôndrias são as usinas de energia das células, mas agora vamos aprofundar como elas ajudam na queima da gordura abdominal.

As mitocôndrias são responsáveis por produzir uma espécie de moeda energética chamada trifosfato de adenosina (ATP). Quando estão saudáveis, produzem grandes quantidades de ATP, o que não só fornece mais energia como também aumenta a produção de calor no corpo. Esse aumento na demanda energética e na produção de calor eleva a taxa metabólica basal (TMB), o que significa que você queima mais calorias em repouso — sem precisar fazer exercícios extras ou contar calorias. Em essência, mitocôndrias saudáveis permitem que você queime mais gordura abdominal mesmo sentado no sofá!

No entanto, há um ingrediente comum nas dietas modernas que age como um veneno mitocondrial: o xarope de milho rico em frutose (HFCS, na sigla em inglês). O HFCS é um adoçante amplamente usado que tem efeitos profundos sobre a saúde metabólica. Quando prejudica o funcionamento das mitocôndrias, ele reduz a produção de ATP, levando a um metabolismo mais lento e ineficiente. Esse prejuízo também aumenta a inflamação celular, o que interfere na capacidade do corpo de queimar gordura de forma eficaz.[8][9]

Outro problema grave relacionado ao HFCS é que ele não ativa a saciedade — aquela sensação de plenitude que nos diz quando parar de comer.[10] Ao contrário de outros nutrientes que enviam sinais ao cérebro para reduzir o apetite, o HFCS contorna esse mecanismo, levando ao consumo excessivo de calorias e, consequentemente, ao ganho de peso. Essa ausência de sinalização de saciedade é particularmente problemática, pois estimula a ingestão exagerada e dificulta a manutenção de um peso saudável.

O HFCS também desempenha um papel prejudicial na resistência à insulina.[11][12] O consumo elevado desse adoçante torna as células do corpo menos responsivas à insulina, resultando em níveis elevados de glicose no sangue. Com o tempo, essa condição promove o acúmulo de gordura — especialmente na região abdominal — o que é um fator de risco para diversos distúrbios metabólicos. A incapacidade do organismo de lidar adequadamente com a insulina desencadeia uma cascata de problemas que contribuem para a obesidade e outros males.

Além disso, a frutose — um dos principais componentes do HFCS — é metabolizada principalmente no fígado.[13] Quando consumida em grandes quantidades, ela é convertida em gordura, o que leva ao acúmulo de gordura hepática e ao aumento da gordura corporal em geral. Esse processo não apenas favorece o ganho de peso, como também representa riscos significativos à saúde do fígado, agravando ainda mais a desregulação metabólica.

O xarope de milho rico em frutose (HFCS) interfere no equilíbrio dos hormônios da fome, como a leptina e a grelina. Esses hormônios desempenham papéis cruciais na regulação do apetite e do equilíbrio energético. Quando seu funcionamento normal é comprometido, pode haver um aumento do apetite e dos desejos alimentares, dificultando a interrupção da ingestão de alimentos. Esse desequilíbrio hormonal é uma barreira significativa à perda de peso e à saúde metabólica em geral.

O consumo de HFCS também está associado à síndrome metabólica, um conjunto de condições que inclui pressão arterial elevada, níveis altos de açúcar no sangue, excesso de gordura abdominal e níveis anormais de colesterol.[14][15] Essa síndrome aumenta significativamente o risco de doenças cardiovasculares, diabetes e outros problemas graves de saúde. As disfunções metabólicas causadas pelo HFCS tornam extremamente difícil controlar o peso de forma eficaz e manter uma boa saúde. Além disso, o HFCS pode elevar os níveis de triglicerídeos no sangue.[16] Níveis elevados de triglicerídeos estão associados a um maior risco de doenças cardíacas e contribuem para o acúmulo de gordura, especialmente na região abdominal. Isso favorece o ganho de peso e complica ainda mais os esforços para atingir um peso corporal saudável.

Por fim, a ingestão de HFCS pode levar ao estresse oxidativo e à inflamação no corpo.[17] A inflamação crônica é um fator conhecido no desenvolvimento da obesidade e de outros distúrbios metabólicos. Ao interferir nos processos metabólicos, o estresse oxidativo e a inflamação dificultam a perda de peso e a manutenção de um metabolismo saudável. Compreender o impacto do HFCS sobre o metabolismo e a saúde geral é essencial. Evitar esse ingrediente pode ajudar a preservar a função mitocondrial saudável, melhorar o metabolismo e promover seus objetivos de perda de peso. Alguns ingredientes com nomes diferentes que contêm HFCS incluem:

- xarope de milho
- isoglicose
- xarope de tapioca
- xarope de milho
- xarope de glicose-frutose
- xarope de milho com alto teor de frutose
- frutose de frutas
- xarope de glicose

Aqui estão os 10 alimentos "saudáveis" mais comuns que contêm xarope de milho rico em frutose:

1. Iogurtes com sabor
2. Barras de granola
3. Barras de proteína
4. Cereais matinais
5. Smoothies
6. Sucos de fruta

7. Molhos para salada

8. Pães integrais e multigrãos

9. Bebidas esportivas

10. Aveia instantânea

Alimentos que Auxiliam o Metabolismo

Depois que você se conscientiza dos ingredientes tóxicos que deve evitar, pode começar a incluir alimentos que impulsionam o metabolismo. Quando você consome alimentos de verdade, que favorecem a saúde metabólica, o corpo naturalmente reduz a inflamação, equilibra os hormônios e queima gordura teimosa. Os alimentos de maior qualidade nem precisam de lista de ingredientes, porque o que você vê é o que você leva. Por exemplo, carne bovina, abacate e frutas vermelhas não têm lista de ingredientes porque estão em sua forma original. Você vai encontrar a maioria desses alimentos integrais no perímetro externo do supermercado, em vez das prateleiras centrais. É ali que você consegue evitar os "frankenfoods" cheios de substâncias químicas e dar ao seu corpo a melhor chance de alcançar a saúde.

Alimentos reais e de alta qualidade se encaixam em três categorias:

1. Eles auxiliam o seu metabolismo.

2. Eles reconstroem seu microbioma intestinal.

3. Eles fortalecem sua massa magra.

Os hormônios desempenham um papel importante no seu metabolismo. Eles são simplesmente mensageiros químicos que se comunicam com cada célula do seu corpo. Por exemplo, seus hormônios sexuais — estrogênio e testosterona — são profundamente influenciados pelo que você come (e pelo que deixa de comer). E não são só os hormônios sexuais — o hormônio adiponectina, liberado pelas células de gordura, tem um papel na queima de gordura ao ajudar na quebra da gordura corporal. Entender o que ajuda a produzir cada um desses hormônios dará ao seu corpo uma vantagem metabólica.

PERGUNTAS A CONSIDERAR AO FAZER COMPRAS

Há muitos fatores em jogo ao comprar alimentos saudáveis, e isso pode ser confuso e exaustivo. Para evitar levar para casa alimentos que desregulam o metabolismo, você pode se perguntar:

- A lista de ingredientes é muito longa?
- Há algum ingrediente que você não consegue pronunciar?
- Contém algum dos óleos nocivos mencionados neste livro?
- Há corantes, aromatizantes ou corantes artificiais na lista?
- Contém HFCS?

Estrogênio

Você estimula a produção de estrogênio quando reduz os níveis de glicose e insulina. Isso significa, por exemplo, pedir o hambúrguer sem o pão — os carboidratos ricos em amido do pão elevam rapidamente a glicemia e fazem com que o estrogênio "se esconda". Níveis baixos de estrogênio podem impactar significativamente a saúde e o bem-estar das mulheres, manifestando-se por meio destes cinco sintomas comuns:

1. Ondas de calor: sensação repentina de calor, geralmente acompanhada de suor e vermelhidão na pele
2. Suores noturnos: fenômeno semelhante que ocorre durante o sono, podendo interromper o descanso e causar fadiga
3. Secura vaginal: que pode provocar desconforto e dor durante a relação sexual
4. Alterações de humor: incluindo irritabilidade, depressão e ansiedade
5. Redução da densidade óssea: o que aumenta o risco de osteoporose e fraturas

Embora os sintomas possam ser diferentes, níveis baixos de estrogênio em homens também podem gerar impactos significativos na saúde. Um sintoma comum é a redução da libido, resultando na diminuição do desejo e da atividade sexual. Os homens também podem apresentar disfunção erétil, com dificuldade para alcançar ou manter uma ereção. Outro sintoma é a fadiga, caracterizada por uma sensação persistente de cansaço e falta de energia. Mudanças de humor, como maior irritabilidade, depressão e ansiedade, também são frequentes. Além disso, níveis baixos de estrogênio podem contribuir para a perda de densidade óssea, aumentando o risco de fraturas e osteoporose.

Apesar de níveis baixos de estrogênio não serem bons, o excesso também não é — tudo gira em torno de manter o equilíbrio adequado. A dominância de estrogênio disparou ao longo dos anos por causa dos produtos químicos desreguladores endócrinos (EDCs), que podem interferir no sistema endócrino do corpo, responsável pela regulação hormonal. Essas substâncias podem imitar, bloquear ou alterar a função normal dos hormônios, levando a uma série de problemas de saúde. Os desreguladores endócrinos estão presentes em diversas fontes, incluindo pesticidas, plásticos, cosméticos e até mesmo em alguns alimentos e no suprimento de água.

Essa é apenas uma das muitas razões pelas quais sou fã do estilo de vida cetogênico combinado ao jejum intermitente. A cetose e o jejum atuam com grande eficácia para equilibrar o estrogênio, devido ao impacto que têm na redução dos níveis de glicose e insulina no corpo. Fora da abordagem cetogênica com baixo teor de carboidratos, há vários alimentos que podem ajudar a equilibrar os níveis de estrogênio. As gorduras saudáveis estariam no topo da minha lista, pois contêm colesterol de boa qualidade, que é o precursor necessário para a produção de estrogênio. Se a ideia de consumir colesterol o assusta, você não está sozinho. Muitas pessoas sofrem de *lipofobia* — o medo de gordura alimentar, resultado de mais de 50 anos de propaganda e desinformação.

A hipótese de que o colesterol causa doenças cardíacas começou na década de 1950, quando pesquisadores passaram a investigar a relação entre gordura na dieta, colesterol e problemas cardíacos. Ancel Keys, um fisiologista americano, teve um papel fundamental na promoção dessa hipótese. Seu influente "Estudo dos Sete Países" (Estados Unidos, Finlândia, Itália, Grécia, Iugoslávia — atualmente principalmente Sérvia e Croácia —, Holanda e Japão), iniciado no final dos anos 1950 e publicado na década de 1970, sugeria uma correlação entre o consumo de gordura saturada, os níveis de colesterol no sangue e a incidência de doenças cardíacas. O que Ancel Keys não publicou foram os dados de outros 15 países que não se encaixavam em sua teoria. Além dos Sete Países, Keys inicialmente coletou dados de mais 15 países em sua análise mais ampla com 22 nações: Austrália, Canadá, Chile, Inglaterra, Alemanha, Guatemala, Índia, Irlanda, Israel, México, Filipinas, Portugal, África do Sul, Suécia e Suíça. Como esses países não corroboravam sua hipótese, ele simplesmente excluiu esses dados da análise final.[18]

Antes que as pesquisas de Ancel Keys ganhassem destaque, autópsias de vítimas de infarto já vinham revelando, de forma consistente, a presença de placas ateroscleróticas — acúmulos de colesterol e depósitos gordurosos — nas artérias coronárias. Em 1912, o Dr. James Herrick conduziu um estudo pioneiro que identificou, pela primeira vez, a ligação entre trombose coronariana e infarto do miocárdio.[19] Durante as autópsias, pesquisadores e patologistas observaram que muitas dessas pessoas apresentavam grandes quantidades de colesterol e depósitos de gordura, conhecidos como placas ateroscleróticas, nas artérias. Essas placas estreitavam as artérias, reduzindo o fluxo sanguíneo e aumentando o risco de obstruções. Elas eram compostas principalmente de colesterol, substâncias gordurosas, resíduos celulares, cálcio e fibrina (uma substância de coagulação presente no sangue); por isso, os pesquisadores concluíram que o colesterol era o responsável pelo estreitamento arterial, levando às doenças cardíacas.

Assim como seria equivocado concluir que os bombeiros causam incêndios apenas porque estão sempre presentes nas cenas dos incêndios, também pode ser um erro culpar exclusivamente o colesterol pelos ataques cardíacos, apenas porque ele está presente nas placas ateroscleróticas. Em ambos os casos, essa presença pode ser vista como uma resposta a um problema, e não como a causa raiz. Os bombeiros estão ali para apagar o fogo e minimizar os danos, não para provocá-los. Da mesma forma, o colesterol pode se acumular nas artérias como parte da resposta do corpo a questões subjacentes, como inflamação, danos arteriais ou outros fatores que contribuem para doenças cardíacas. Quando você consome as gorduras certas, isso aumenta o colesterol HDL, que é protetor e ajuda a reduzir a inflamação dentro do corpo.

Além das gorduras saudáveis, o estrogênio "adora" os fitoestrógenos naturais, compostos presentes em certas plantas. Os fitoestrógenos podem imitar ou modular os níveis de estrogênio no corpo, ajudando a manter o equilíbrio hormonal. Consumir alimentos ricos nesses compostos, como produtos de soja, semente de linhaça, semente de gergelim e leguminosas, pode aliviar sintomas de desequilíbrios hormonais, como ondas de calor, variações de humor e ciclos menstruais irregulares.

Alimentos que Estimulam o Estrogênio

Gorduras Boas

- Ghee de animais alimentados com pasto
- Salmão
- Cavalinha
- Abacate
- Óleo de abacate
- Coco e óleo de coco
- Azeite de oliva
- Óleo de gergelim
- Óleo de linhaça
- Óleo de coentro
- Óleo de TCM (triglicerídeos de cadeia média)
- Sardinha
- Manteiga de animais alimentados com pasto
- Azeitonas

Frutas e Vegetais

- Romãs
- Mirtilo
- Morango
- Cranberry
- Maçã
- Ameixa
- Pêssego
- Brócolis
- Couve-flor
- Couve-de-bruxelas
- Cenoura
- Batata-doce
- Repolho
- Brotos
- Cebola
- Alho

Sementes e Oleaginosas

- Semente de linhaça
- Semente de gergelim
- Semente de girassol
- Semente de abóbora
- Semente de chia
- Nozes
- Pistache
- Castanha-do-pará
- Castanha de caju
- Pinhão

Leguminosas

- Grão-de-bico
- Lentilha
- Feijão-preto
- Feijão-vermelho
- Ervilha
- Feijão-carioca
- Feijão-mungo
- Feijão-fradinho

Testosterona

A testosterona é outro hormônio fortemente influenciado pelas escolhas alimentares. Embora os homens tenham mais testosterona do que as mulheres — e a maioria das pessoas a associe ao sexo masculino — as glândulas adrenais e os ovários das mulheres também produzem pequenas quantidades. As mulheres perdem testosterona durante a menopausa e, como esse hormônio ajuda a construir massa muscular e a queimar calorias, esse desequilíbrio hormonal leva à perda de músculo, à diminuição do metabolismo e ao ganho de peso.

Níveis adequados de testosterona favorecem a manutenção e o crescimento da massa muscular, o que, por sua vez, aumenta a taxa metabólica e promove a queima de gordura. Esse hormônio também melhora os níveis de energia, a motivação e o desempenho físico, tornando o exercício regular mais eficaz no controle do peso. Além disso, a testosterona ajuda a regular a distribuição da gordura corporal, reduzindo o acúmulo de gordura visceral — associada a diversos riscos à saúde. Para além de seu papel na perda de gordura, a testosterona contribui para a densidade óssea, a saúde cardiovascular e o bem-estar emocional e cognitivo. Manter níveis saudáveis é essencial para alcançar e sustentar uma saúde e vitalidade ideais.

Nos homens, os níveis de testosterona costumam atingir o pico na adolescência e no início da vida adulta. Após os 30 anos, esses níveis começam a diminuir a uma taxa média de cerca de 1% ao ano. Quando os homens chegam aos 70 ou 80 anos, seus níveis de testosterona podem estar significativamente mais baixos do que na juventude. Esse declínio gradual pode levar a sintomas como redução da massa muscular, aumento da gordura corporal, diminuição da libido e queda nos níveis de energia. [20] [21]

Nas mulheres, os níveis de testosterona também atingem o pico no início da vida adulta e começam a cair com o envelhecimento. No entanto, essa queda tende a ser mais gradual e menos acentuada do que nos homens. A testosterona nas mulheres diminui cerca de 50% entre os 20 e os 40 anos. Após a menopausa, ocorre uma queda adicional. Quando chegam aos 70 ou 80 anos, os níveis de testosterona podem estar extremamente baixos, contribuindo para a redução da massa muscular, diminuição da densidade óssea e alterações no humor e nos níveis de energia. [22]

Você pode aumentar naturalmente seus níveis de testosterona incluindo os seguintes alimentos:

Alimentos que Estimulam a Testosterona

Gorduras e Proteínas

- Ovo
- Salmão
- Sardinha
- Carne vermelha
- Abacate
- Anchova
- Cavalinha
- Azeite de oliva

Frutas e Vegetais

- Romãs
- Acelga
- Cebola
- Rúcula
- Alho

Sementes e Oleaginosas

- Castanha-do-pará
- Semente de abóbora
- Nozes
- Macadâmia

Adiponectina

A adiponectina é um hormônio produzido pelo tecido adiposo (gorduroso) que desempenha um papel crucial na regulação dos níveis de glicose e na quebra dos ácidos graxos. Ela aumenta a sensibilidade à insulina, facilitando a absorção da glicose pelas células a partir da corrente sanguínea e, assim, ajudando a manter os níveis de açúcar no sangue equilibrados. Em termos de queima de gordura, a adiponectina melhora a capacidade do corpo de quebrar a gordura e reduz o acúmulo de células adiposas. Ela também favorece a saúde da pele: a adiponectina tem propriedades anti-inflamatórias que ajudam a proteger a pele contra os danos causados pela inflamação e pelo estresse oxidativo; além disso, auxilia a produção de colágeno, essencial para manter a elasticidade da pele e reduzir o aparecimento de rugas. Ao promover um metabolismo mais eficiente e reduzir a inflamação, a adiponectina contribui para a vitalidade da pele e uma composição corporal mais saudável.

Pense na adiponectina como um dedicado guarda de trânsito em um cruzamento de bairro. Assim como o guarda garante o fluxo suave e eficiente dos veículos pela interseção, a adiponectina regula o fluxo e o uso da energia no corpo. Quando o tráfego está leve e fluindo bem, o guarda pode relaxar, mas continua atento, pronto para agir quando necessário. Em horários de pico, como durante o "rush", ele atua ativamente, orientando os carros para evitar engarrafamentos e acidentes. No corpo, em períodos de maior demanda energética ou estresse, a adiponectina aumenta a sensibilidade à insulina e estimula a quebra dos ácidos graxos, prevenindo o acúmulo de gordura e mantendo o bom funcionamento metabólico. Essa regulação ajuda a evitar "engarrafamentos metabólicos" que podem levar a condições como resistência à insulina e diabetes tipo 2.

Ao gerenciar de forma eficiente o "tráfego" de glicose e gorduras, a adiponectina garante que o fluxo de energia permaneça constante e que as células funcionem de maneira ideal, contribuindo para a saúde metabólica como um todo. Você pode ativá-la por meio da prática de exercícios físicos ou consumindo qualquer um destes alimentos:

- azeite de oliva
- peixes selvagens
- azeitona
- abacate
- frutas vermelhas

Alimentos que Reconstroem Seu Microbioma Intestinal

Acredite se quiser, temos 10 vezes mais células bacterianas do que células humanas — e a maioria das bactérias no intestino possui de 100 a 150 vezes mais genes do que o genoma humano. Isso me faz pensar: somos humanos com bactérias ou bactérias vivendo uma experiência humana?

Quando você consome os alimentos certos, fortalece as boas bactérias presentes no seu microbioma intestinal, o que ajuda seu metabolismo a funcionar corretamente, equilibra os hormônios para a queima de gordura e permite que o cérebro produza neurotransmissores. Noventa por cento de todas as bactérias que vivem no seu corpo estão no intestino. Na verdade, a maior parte do seu sistema imunológico está localizada no trato digestivo. Portanto, quando você consome alimentos inflamatórios como óleos de sementes, açúcares e ingredientes carregados de substâncias químicas, você mata suas boas bactérias e cria um ambiente propício para a proliferação das ruins. A boa notícia é que é possível trazer as bactérias saudáveis de volta em apenas alguns dias.

As bactérias prosperam quando quatro condições são atendidas: um estresse hormético por meio do jejum e o consumo de alimentos probióticos, prebióticos e ricos em polifenóis. Pode parecer surpreendente, mas um estresse positivo como o jejum ajuda a criar diversidade no seu microbioma intestinal. Como você deve se lembrar, nem todo estresse é ruim.

Quando se está em estado de jejum, a palavra de ordem é adaptação. A ausência de energia vinda da digestão cria um estresse hormético que desencadeia uma resposta adaptativa nas suas bactérias. Isso aumenta a diversidade microbiana, favorecendo o florescimento das boas bactérias e impedindo a sobrevivência das ruins. É a sobrevivência do mais apto acontecendo bem dentro do seu microbioma intestinal!

Alimentos Ricos em Probióticos

Os alimentos probióticos desempenham um papel crucial na manutenção de um microbioma intestinal saudável, o que é essencial para a saúde e o bem-estar em geral. Esses alimentos, ricos em bactérias benéficas, ajudam a equilibrar a flora intestinal ao aumentar a população de microrganismos bons. O consumo regular de alimentos ricos em probióticos — como iogurte, kefir, chucrute, kimchi e outros produtos fermentados — pode reduzir a inflamação, estimular a saúde metabólica e até influenciar positivamente a saúde mental, por meio da produção de neurotransmissores como a serotonina. Ao fomentar uma comunidade microbiana diversificada e robusta, os alimentos probióticos ajudam a prevenir problemas gastrointestinais, favorecem o controle saudável do peso e protegem contra diversas doenças crônicas. Incorporar esses alimentos à sua alimentação é uma forma natural e eficaz de cuidar da saúde intestinal e promover vitalidade.

O processo de fermentação é um método natural de conservação de alimentos que envolve a decomposição de açúcares por bactérias, leveduras ou outros microrganismos. Durante a fermentação, esses microrganismos consomem os açúcares e os transformam em álcool, gases ou ácidos orgânicos. Isso não só aumenta a durabilidade dos alimentos, como também melhora seu perfil nutricional e gera produtos ricos em probióticos. As bactérias benéficas produzidas durante a fermentação, como as espécies *Lactobacillus* e *Bifidobacterium*, exercem um papel fundamental na manutenção de um microbioma intestinal saudável — elas competem com as bactérias nocivas, reduzem a inflamação e promovem a saúde digestiva ao preservar a integridade da mucosa intestinal.

A fermentação também ajuda a quebrar os açúcares dos alimentos, resultando em uma carga glicêmica mais baixa. À medida que os microrganismos consomem os açúcares, eles reduzem o teor total de carboidratos do alimento, levando a uma liberação mais lenta e gradual de glicose na corrente sanguínea. Esse processo contribui para a estabilização dos níveis de açúcar no sangue e pode ser especialmente benéfico para pessoas com resistência à insulina ou diabetes. Ao diminuir a carga glicêmica, os alimentos fermentados evitam picos de glicose e de insulina, que estão frequentemente associados ao ganho de peso e a distúrbios metabólicos. Incluir alimentos fermentados na alimentação não apenas favorece a saúde intestinal, como também contribui para um melhor controle glicêmico —

sendo, portanto, uma estratégia valiosa para manter a saúde metabólica de forma geral.

Cada alimento fermentado pode oferecer benefícios terapêuticos diferentes. Por exemplo, o chucrute — um prato feito de repolho fermentado — proporciona inúmeros benefícios à saúde devido ao seu alto teor de probióticos e densidade nutricional elevada. O processo de fermentação aumenta a disponibilidade de bactérias benéficas, que favorecem um microbioma intestinal saudável, melhoram a digestão e reforçam o sistema imunológico. Além disso, o chucrute é rico em vitaminas C e K, fibras e diversos antioxidantes que contribuem para a saúde como um todo. O consumo regular de chucrute pode ajudar a reduzir a inflamação, promover a saúde cardiovascular e até promover o bem-estar mental ao favorecer uma conexão equilibrada entre intestino e cérebro. Incluir chucrute na sua dieta é uma forma saborosa e natural de enriquecer a ingestão de nutrientes e promover vitalidade. Felizmente, os alimentos fermentados têm ganhado popularidade, e você pode encontrar diversos tipos no supermercado mais próximo.

Alimentos Fermentados Ricos em Probióticos

- Iogurte
- Chucrute
- Picles
- Kimchi
- Kombucha
- Kefir de leite
- Kefir de água
- Natto
- Tempeh

Alimentos Ricos em Prebióticos

Os alimentos ricos em prebióticos são essenciais para manter um microbioma intestinal saudável, pois fornecem os nutrientes necessários para alimentar as bactérias benéficas. Os prebióticos funcionam como fertilizantes em um jardim, nutrindo o solo para que plantas saudáveis (os probióticos) possam crescer e prosperar. Assim como o fertilizante fornece nutrientes essenciais que ajudam as plantas a florescerem, os alimentos prebióticos oferecem as fibras vitais de que as bactérias benéficas do intestino precisam para se multiplicar e sustentar um microbioma robusto e equilibrado. Esse ambiente enriquecido permite que as "boas" bactérias superem as invasoras nocivas, promovendo uma saúde digestiva e um bem-estar geral. Esses alimentos — que incluem alho, cebola, alho-poró, aspargos, bananas e grãos integrais — contêm fibras não digeríveis que estimulam o crescimento e a atividade dos probióticos no intestino.

ANTIBIÓTICOS E OUTROS AGENTES QUE PREJUDICAM O INTESTINO

Os antibióticos, embora às vezes sejam essenciais no combate a infecções bacterianas, podem prejudicar significativamente a diversidade intestinal ao matar, de forma indiscriminada, tanto as bactérias nocivas quanto as benéficas. Tomar antibióticos é como lançar uma bomba sobre uma cidade inteira para eliminar um único bandido: da mesma forma que uma bomba destrói tudo em seu caminho, dizimando tanto o inimigo quanto civis inocentes, os antibióticos aniquilam os patógenos prejudiciais e também as bactérias benéficas do intestino. Essa destruição em larga escala deixa o ambiente microbiano devastado, eliminando as boas bactérias que são essenciais para manter um microbioma saudável e equilibrado. Assim como uma cidade precisa de tempo para se reconstruir após um evento catastrófico, o intestino também requer tempo e cuidados para restaurar sua diversidade microbiana e recuperar sua harmonia funcional após um ciclo de antibióticos. Essa redução na diversidade enfraquece o microbioma intestinal, comprometendo sua capacidade de auxiliar a digestão, o sistema imunológico e a saúde geral.

Outros fatores que contribuem para a perda de diversidade intestinal incluem uma alimentação pobre, rica em alimentos ultraprocessados e com pouca fibra, estresse crônico, uso de anticoncepcionais, sedentarismo e toxinas ambientais. Esses elementos podem prejudicar ainda mais o delicado equilíbrio bacteriano, levando a distúrbios digestivos, enfraquecimento da resposta imunológica e maior suscetibilidade a doenças crônicas. Incluir alimentos ricos em probióticos é a maneira mais rápida de reconstruir a bela cidade que existe dentro do seu microbioma intestinal.

Ao favorecer a proliferação das boas bactérias, os prebióticos ajudam a melhorar a digestão, fortalecer a função imunológica e aumentar a absorção de nutrientes. Uma dieta rica em prebióticos pode ajudar a reduzir a inflamação, regular o trânsito intestinal e otimizar a saúde metabólica de forma geral.

Alimentos Prebióticos

- Alho
- Cebola
- Alho-poró
- Aspargos
- Banana
- Raiz de chicória
- Alcachofra-de-jerusalém
- Folhas de dente-de-leão
- Pistache
- Ervilha partida
- Feijão-vermelho
- Castanha-de-caju
- Aveia
- Maçã
- Raiz de konjac
- Raiz de bardana
- Algas marinhas
- Semente de linhaça
- Cacau

Alimentos Ricos em Polifenóis

Os alimentos ricos em polifenóis oferecem benefícios significativos para o microbioma intestinal ao promoverem uma população diversificada e saudável de bactérias benéficas. Esses compostos, encontrados em abundância em frutas, vegetais, chás, café, vinho tinto e chocolate amargo, atuam como prebióticos, fornecendo nutrientes para os microrganismos benéficos do intestino. Ao serem consumidos, os polifenóis passam por uma digestão parcial no intestino delgado; os compostos restantes chegam ao cólon, onde são metabolizados pelas bactérias intestinais. Esse processo não apenas estimula o crescimento das boas bactérias como também ajuda a inibir a proliferação das bactérias nocivas, contribuindo para um microbioma intestinal mais equilibrado e resistente.

Os polifenóis possuem potentes propriedades anti-inflamatórias e antioxidantes que favorecem a saúde intestinal. A inflamação crônica e o estresse oxidativo no intestino podem desequilibrar o microbioma e danificar o revestimento intestinal, levando a diversos distúrbios gastrointestinais. Ao reduzir a inflamação e neutralizar os radicais livres, os polifenóis ajudam a proteger o ambiente intestinal, sustentando a integridade da barreira intestinal e promovendo a saúde digestiva de forma geral.

Além disso, os alimentos ricos em polifenóis podem aumentar a produção de ácidos graxos de cadeia curta (AGCC), como butirato, propionato e acetato. Esses AGCC são produzidos pelas bactérias intestinais durante a fermentação de polifenóis e outras fibras, e desempenham um papel fundamental na manutenção da saúde intestinal. Eles fornecem energia para as células do cólon, reduzem a inflamação e reforçam o sistema imunológico. A presença de AGCC no intestino está associada a um menor risco de doenças gastrointestinais, melhor saúde metabólica e uma resposta imunológica mais forte, destacando a importância dos alimentos ricos em polifenóis dentro de uma dieta equilibrada.

Os alimentos ricos em polifenóis sustentam um microbioma intestinal saudável ao nutrirem as bactérias benéficas, que por sua vez produzem ácidos graxos de cadeia curta (AGCC). Esses AGCC fortalecem o revestimento intestinal, reduzem a inflamação e mantêm um ambiente intestinal equilibrado, ajudando a suprimir bactérias nocivas e protegendo contra distúrbios gastrointestinais. Em essência, os polifenóis ajudam seu microbioma intestinal a permanecer equilibrado, resiliente e funcionando em seu melhor estado.

Alimentos Ricos em Polifenóis

- Mirtilo
- Chocolate amargo
- Amora
- Morango
- Framboesa
- Chá-verde
- Chá-preto
- Coração de alcachofra
- Brócolis
- Café
- Azeite de oliva extravirgem
- Azeitona
- Nozes
- Noz-pecã
- Cebola-roxa
- Cúrcuma
- Cranberry
- Échalote
- Couve-de-bruxelas
- Açafrão
- Orégano

- Tomilho
- Manjericão
- Salsa
- Canela
- Cominho
- Curry

À medida que você passa a incorporar esses alimentos que reconstroem o microbioma, perceberá que seu paladar começa a mudar. Durante a maior parte da minha vida, meu microbioma intestinal e meu cérebro desejavam açúcar e carboidratos processados, porque eu os havia condicionado ao consumir esses alimentos não saudáveis todos os dias. A versão obesa de mim jamais teria imaginado que seria possível superar esses desejos e reprogramar meu paladar para preferir alimentos que fortalecem o microbioma. No entanto, essa mudança aconteceu comigo — e aconteceu em poucos dias. Se eu consegui reeducar meu paladar, você também consegue. Quando você é consistente no consumo dos alimentos que apresentei aqui, estará estimulando a produção hormonal, ativando a queima de gordura e fortalecendo seu microbioma intestinal.

Fator-Chave 3: A Variedade dos Alimentos que Você Consome

Quando o assunto é saúde metabólica, a diversidade intestinal é rei, rainha e tudo o que há entre eles. Já entrevistei centenas de alunos ao longo dos anos. Costumava pedir que registrassem quantos alimentos diferentes consumiam ao longo de uma semana. Para minha surpresa, a maioria deles comia os mesmos oito alimentos repetidamente. Restringir as opções alimentares pode limitar o crescimento dos microrganismos benéficos. Nossos microrganismos trabalham em conjunto com os hormônios e o metabolismo para criar um ambiente de prosperidade — e, se não oferecemos a eles os blocos de construção de que precisam para se desenvolver, os sintomas surgem como uma forma do corpo se comunicar conosco.

Alimentos diferentes contêm nutrientes variados que alimentam tipos distintos de bactérias no intestino, promovendo um microbioma diverso e equilibrado. Por exemplo, alimentos ricos em fibras como feijões, lentilhas e grãos integrais fornecem fibras solúveis que nutrem bactérias benéficas como as *Bifidobacteria* e os *lactobacilos*. Essas bactérias fermentam a fibra, produzindo ácidos graxos de cadeia curta (AGCC), como o butirato, que fortalecem a saúde intestinal e reduzem a inflamação. Alimentos prebióticos como alho, cebola e alho-poró contêm inulina e frutooligossacarídeos (FOS), que alimentam especificamente essas bactérias benéficas, estimulando seu crescimento e atividade. Alimentos ricos em polifenóis, como frutas vermelhas, chocolate amargo e chá-verde, oferecem antioxidantes que também atuam como prebióticos, promovendo o crescimento das boas bactérias ao mesmo tempo que inibem cepas prejudiciais. Essa diversidade de nutrientes é essencial para manter um microbioma intestinal forte e saudável.

A variação alimentar, como enfatiza meu mentor Dr. Daniel Pompa, autor de *The Cellular Healing Diet*, é a prática de variar regularmente os tipos e quantidades de alimentos consumidos para otimizar a saúde e a função metabólica. Essa abordagem está alinhada com os padrões alimentares ancestrais, nos quais os seres humanos precisavam se adaptar às mudanças sazonais e à disponibilidade variável de alimentos. Ao imitar esses ciclos naturais, a variação alimentar pode ajudar a romper platôs metabólicos, aumentar a flexibilidade metabólica e promover a saúde como um todo.

Um dos princípios fundamentais da variação alimentar é a alimentação sazonal. Consumir alimentos da estação garante que você esteja ingerindo produtos frescos e com maior densidade nutricional. No verão, por exemplo, dê preferência a frutas e vegetais leves e hidratantes; no inverno, inclua alimentos mais densos e reconfortantes. Comer conforme a estação não só proporciona uma variedade maior de nutrientes como também ajuda o corpo a se adaptar às mudanças do ambiente, fortalecendo a função imunológica e a resiliência geral.

A variação alimentar também inclui ciclos periódicos de jejum e alimentação abundante. Ao alternar períodos de ingestão calórica reduzida com fases de maior consumo calórico, você pode estimular o metabolismo e melhorar a saúde celular. Essa abordagem cíclica ajuda a reequilibrar hormônios, reduzir a inflamação e auxiliar os processos naturais de desintoxicação do corpo. Adotar a variação alimentar é abraçar uma forma dinâmica de se alimentar, que pode levar a melhorias sustentáveis na saúde e a mais vitalidade.

Incorporar uma variedade de especiarias frescas ou secas à alimentação é uma excelente maneira de aumentar a diversidade alimentar e colher inúmeros benefícios à saúde. Especiarias como cúrcuma, cominho, gengibre e canela são ricas em antioxidantes, compostos anti-inflamatórios e nutrientes essenciais. Além de intensificarem o sabor das refeições, essas especiarias favorecem a saúde intestinal ao estimular o crescimento de bactérias benéficas e inibir as nocivas. Consumir regularmente uma gama variada de especiarias pode melhorar a digestão, acelerar o metabolismo e fortalecer o sistema imunológico, contribuindo para o bem-estar e a vitalidade geral. Inclua as seguintes especiarias na sua alimentação:

• Cúrcuma	• Cominho	• Gengibre
• Canela	• Pimenta-do-reino	• Alho
• Alho em pó	• Páprica	• Pimenta-caiena
• Cardamomo	• Cravo-da-índia	• Coentro
• Semente de funcho	• Semente de mostarda	• Noz-moscada
• Orégano	• Alecrim	• Sálvia
• Tomilho	• Manjericão	

Fator-Chave 4: Quantidade de Aminoácidos

"Quantidade de aminoácidos" é apenas uma forma mais técnica de dizer proteína de alta qualidade. Os aminoácidos são fundamentais para a construção de um corpo saudável. O livro *A Revolução dos Músculos: Uma nova estratégia científica para envelhecer bem*, da Dra. Gabrielle Lyon, destaca um aspecto crucial — e frequentemente negligenciado — da epidemia de obesidade: o problema de ter *pouca massa muscular*. Segundo a Dra. Lyon, a causa raiz de muitos problemas metabólicos, incluindo a obesidade, não é apenas o excesso de gordura, mas a deficiência de massa muscular. Ela argumenta que estamos enfrentando uma "crise muscular", em que a falta de tecido muscular suficiente contribui significativamente para a má saúde metabólica e para o aumento dos índices de obesidade.

O tecido muscular é metabolicamente ativo e desempenha um papel essencial no gasto de energia. Ele queima calorias mesmo em repouso, o que significa que uma maior massa muscular pode aumentar significativamente a taxa metabólica basal. Quando a pessoa tem pouca massa muscular, o corpo se torna menos eficiente na queima de calorias, facilitando o acúmulo de gordura e o ganho de peso. A Dra. Lyon enfatiza que o músculo é a chave para a longevidade e que construí-lo é essencial para melhorar a saúde metabólica e combater a obesidade. Além disso, suas pesquisas mostram que o músculo atua como um regulador do metabolismo da glicose. Ter massa muscular adequada ajuda a eliminar a glicose de forma eficaz, prevenindo a resistência à insulina — um precursor comum da obesidade e do diabetes tipo 2.

Ao priorizar a saúde muscular por meio do treinamento de resistência e de uma dieta rica em proteínas, é possível melhorar o metabolismo, aumentar o gasto energético e gerenciar o peso com mais eficiência. A abordagem da Dra. Lyon sugere que construir e manter massa muscular é uma estratégia poderosa para enfrentar a epidemia de obesidade e melhorar a saúde de forma geral.

Além disso, a hipótese da "alavancagem proteica" propõe que os seres humanos priorizam o consumo de proteína em detrimento de outros nutrientes, e continuarão comendo até que suas necessidades proteicas sejam atendidas — independentemente do conteúdo calórico dos alimentos.[23] Isso pode levar à ingestão excessiva de alimentos com baixo teor proteico. Essa hipótese tem sido apresentada como uma possível explicação para a epidemia de obesidade. Testes empíricos forneceram algumas evidências em seu favor, com um estudo sugerindo que essa pode ser a ligação entre alimentos ultraprocessados e a prevalência da obesidade no mundo desenvolvido.

Em 1995, a pesquisadora australiana Susanna Holt desenvolveu o conceito de *valor de saciedade*, uma medida de quanto determinado alimento é capaz de satisfazer a fome. Alimentos ricos em proteína apresentaram altos valores de saciedade. [24]

Existem três aminoácidos específicos que queremos consumir: leucina, isoleucina e valina. Esses aminoácidos essenciais de cadeia ramificada (BCAAs, na sigla em inglês) desempenham um papel vital na síntese de proteínas musculares, na produção de energia e na saúde muscular em geral. Eles não podem ser sintetizados pelo corpo e precisam ser obtidos pela alimentação. Fontes ricas em BCAAs incluem alimentos ricos em proteína, como carnes, aves, peixes, ovos, laticínios e opções vegetais como leguminosas, produtos de soja, oleaginosas e sementes. Incluir esses alimentos na dieta garante uma ingestão adequada de leucina, isoleucina e valina, auxiliando o crescimento muscular, a reparação celular e a saúde metabólica como um todo.

Como mencionei anteriormente, o músculo age como uma esponja para a glicose, absorvendo o açúcar da corrente sanguínea e armazenando-o como energia. Assim como uma esponja absorve água de forma eficiente, o tecido muscular capta a glicose, impedindo o acúmulo excessivo de açúcar no sangue. Essa absorção ajuda a regular os níveis de glicose e mantém o metabolismo funcionando bem. Quanto mais massa muscular magra você tem, melhor seu corpo consegue lidar com a glicose — reduzindo o risco de resistência à insulina e problemas de saúde relacionados, assim como uma esponja maior consegue absorver mais água, mantendo as superfícies limpas e secas.

Alimentos Ricos em Aminoácidos para Massa Magra

- Frango
- Peixe
- Ovo
- Queijo cottage
- Lentilha
- Quinoa
- Carne bovina
- Carne suína
- Iogurte grego
- Tofu
- Semente de abóbora
- Edamame

Ao consumir alimentos de origem animal e vegetal, é importante garantir que esses alimentos sejam orgânicos, não transgênicos e livres de antibióticos. Isso é fundamental para maximizar os benefícios à saúde e minimizar a exposição a substâncias nocivas. Alimentos orgânicos são cultivados sem pesticidas e fertilizantes sintéticos, o que reduz o risco de ingestão de substâncias químicas potencialmente tóxicas. Alimentos não transgênicos asseguram que você não está consumindo organismos geneticamente modificados, cujos efeitos a longo prazo ainda são desconhecidos. Produtos de origem animal livres de antibióticos evitam a ingestão de resíduos desses medicamentos, que podem contribuir para a resistência bacteriana e prejudicar a microbiota intestinal. Escolher opções orgânicas, não transgênicas e sem antibióticos promove uma alimentação mais limpa e favorece um metabolismo mais saudável.

Consumir a quantidade adequada de aminoácidos ativa em seu corpo um processo chamado mTOR, ou *alvo mecanístico da rapamicina*. Trata-se de uma via celular fundamental que regula o crescimento, o metabolismo e a síntese de proteínas no organismo. Ela funciona como um centro de comando, integrando sinais de nutrientes, fatores de crescimento e o status energético para controlar o crescimento e a proliferação celular.

Imagine o mTOR como um mestre de obras. Quando trabalha no ritmo certo, ele garante que a construção avance de forma harmoniosa, mantendo a estrutura forte e estável. Mas, se ele pressiona os trabalhadores em excesso, sem pausas, a construção pode se tornar caótica, resultando em uma obra de má qualidade e com falhas estruturais. Da mesma forma, o mTOR regula o crescimento e a saúde celular quando está em equilíbrio, mas se estiver hiperativo, pode levar a problemas como câncer e distúrbios metabólicos.

Essa via atua de forma oposta à autofagia — que, como você aprendeu no Capítulo 2, é o processo de limpeza celular do corpo e tem uma função mais catabólica (de forma positiva). As necessidades de proteína variam conforme a idade, o sexo, o nível de atividade física e o histórico de saúde, mas uma boa regra prática é consumir pelo menos 30 gramas de proteína em uma refeição para ativar a resposta do mTOR. O seu *Reset de 30 Dias para a Liberdade Metabólica* dará ênfase especial a esses aminoácidos de alta qualidade.

***

Para alcançar a Liberdade Metabólica, é essencial saber quais alimentos interferem no seu metabolismo e causam danos — como o xarope de milho com alto teor de frutose — para que você possa evitá-los. A boa notícia é que existem muitas opções de boas gorduras, proteínas, frutas, vegetais e alimentos fermentados que são benéficos, saborosos e saciantes. Agora que você já entende quais alimentos sustentam seus hormônios, seu intestino e seu metabolismo, vamos falar sobre a peça mais importante do quebra-cabeça metabólico: como os seus pensamentos influenciam a saúde ou a doença.

10

Como Seus Pensamentos Influenciam a Queima de Gordura e a Saúde

Um funcionário da ferrovia estava trabalhando até tarde uma noite nos trilhos, e todos os seus colegas de trabalho já haviam terminado o expediente. Esse funcionário em particular trabalhava dentro do vagão frigorífico e não percebeu que já passava das 23h. Quando se preparava para encerrar o turno, acabou ficando preso dentro do vagão. Bateu na porta e gritou por ajuda, mas ninguém ouviu — todos já tinham ido embora.

Ele começou a sentir frio e a tremer. Tentou se aquecer, mas percebeu que a cada hora ficava mais gelado. Passou a escrever nas paredes internas do vagão, registrando seus pensamentos ao longo da noite. Escreveu: "Estou preso dentro deste vagão. Está congelando e todos os meus colegas já foram embora." À medida que o tempo passava, ele ficava de olho no termômetro dentro do vagão, observando a temperatura despencar minuto a minuto. As palavras seguintes que escreveu foram: "Estou ficando cada vez mais gelado. A temperatura está caindo rapidamente." Com o passar das horas, começou a acreditar que não conseguiria sobreviver até às 7h da manhã, quando começava o turno seguinte.

As últimas palavras que escreveu foram: "Estou congelando até a morte. Não vou aguentar." Quando a próxima equipe chegou pela manhã, abriu o vagão e o encontrou morto. Ele havia morrido congelado. Durante a investigação da causa da morte, foi constatada hipotermia. Mas o mais curioso foi que, ao investigar o caso, descobriram que o termômetro estava quebrado. A temperatura indicada era muitos graus mais baixa do que a real. A temperatura dentro do vagão nunca passou de 13 °C — o que não é frio o suficiente para causar hipotermia. Os pensamentos daquele homem criaram o fato de que ele estava congelando, e isso se manifestou em sua própria morte. Essa história serve como um alerta poderoso sobre a força da mente.

Nossos pensamentos influenciam diretamente nossa saúde e longevidade. Psiquiatras estimam que uma pessoa tem, em média, 60 mil pensamentos por dia. Eles também determinaram que 90% desses pensamentos são os mesmos do dia anterior — e que 85% deles são negativos. O palestrante motivacional e autor Zig Ziglar chamava isso de "pensamento tóxico". E eu acredito que o pensamento tóxico afeta diretamente sua saúde.

No livro *A Biologia da Crença*, o biólogo celular Dr. Bruce Lipton defende que os pensamentos são uma frequência — e essa frequência tem a capacidade de penetrar a membrana da célula e se comunicar com o núcleo do DNA. Se o pensamento for negativo, a proteína produzida pelo DNA será inflamatória. Isso encurta seus telômeros e danifica seu DNA, reduzindo sua longevidade. Já se o pensamento for positivo, o sinal enviado ao DNA gera proteínas anti-inflamatórias, que prolongam os telômeros e protegem o DNA, aumentando sua expectativa de vida.

Neste capítulo, vamos explorar os efeitos placebo e nocebo e como eles influenciam sua saúde e bem-estar. Você também vai conhecer o poder extraordinário da gratidão e do propósito, além do impacto que o ambiente exerce sobre seus pensamentos. Se você tem 60 mil pensamentos por dia, então tem 60 mil oportunidades de colocar todo o seu corpo em um estado de cura — todos os dias. Este é o maior *biohack* de saúde que você pode aprender.

Uma Autoimagem Negativa Causa Resistência à Perda de Peso

Permita-me compartilhar uma ideia que toda pessoa deveria aprender. O Dr. Maxwell Maltz, autor de *Psicocibernética*,[1] afirmou, ainda nos anos 1960, que essa foi a maior descoberta fisiológica de sua geração: a autoimagem influencia diretamente nosso sucesso. Suponha que você tenha a autoimagem de uma pessoa com excesso de peso e decida começar uma dieta, entrando em ação imediatamente. Você começa a perder peso porque está reduzindo calorias e talvez se exercitando mais. Mas algo acontece depois de algumas semanas ou meses: você "reencontra" o peso que perdeu. Se você entra em uma dieta sem alterar a sua autoimagem, qualquer perda de peso será temporária. Isso porque a autoimagem funciona como um instrumento cibernético: ela mede qualquer desvio em relação à meta definida e imediatamente corrige o curso.

O sistema de piloto automático de um avião é um exemplo perfeito de como funciona um instrumento cibernético. Imagine um avião decolando de Chicago com destino a Paris, na França. Uma vez ativado o piloto automático, ele monitora e ajusta continuamente a rota para garantir que o avião permaneça no caminho certo até Paris. Em teoria, o piloto poderia relaxar com os passageiros, sabendo que o sistema corrigirá qualquer desvio da trajetória original.

De maneira semelhante, quando alguém tem a autoimagem de uma pessoa com sobrepeso, seu instrumento cibernético interno — ou mente subconsciente — trabalha para mantê-lo alinhado com essa identidade. Mesmo que tente mudar seus hábitos, essa pessoa pode acabar voltando a consumir alimentos não saudáveis, como rosquinhas e biscoitos, porque sua mente está tentando manter o status quo da identidade com sobrepeso. Assim como o piloto automático corrige a rota de um avião, a autoimagem dessa pessoa a conduz de volta a comportamentos que reforçam as crenças que ela tem sobre si mesma. O peso que foi perdido agora é reencontrado. Para obter sucesso, essa pessoa precisa mudar sua autoimagem (ou paradigma) e liberar o peso. Como afirma Joel Barker em *Paradigms: The Business of Discovering the Future*: "Para ser capaz de moldar o futuro, você precisa estar disposto e ser capaz de mudar o seu paradigma."[2]

Como Mudar um Paradigma

O maior mestre da prosperidade dos Estados Unidos, Bob Proctor, explica que paradigmas são um conjunto de hábitos que direcionam cada movimento que você faz. Eles afetam a forma como você come, como anda, até como fala. Regem sua comunicação, seus hábitos de trabalho, seus sucessos e seus fracassos. E existem apenas duas maneiras de mudar um paradigma: por meio de um impacto emocional ou da repetição.

Nove em cada dez vezes, um impacto emocional será uma experiência negativa. Por exemplo, em 2008, quando passei por um término devastador, sentindo-me deprimido e com pensamentos suicidas, essa dor foi suficiente para causar um impacto emocional capaz de mudar meu paradigma. Isso acabou resultando na transformação da minha saúde. Outro exemplo de impacto emocional seria uma crise como um câncer ou um acidente de carro grave — momentos em que as pessoas se veem confrontadas com a própria mortalidade. Frequentemente, isso muda a forma como elas se enxergam e a visão que têm da vida. Mais uma vez, trata-se geralmente de uma experiência negativa e não é o caminho ideal.

Como impactos emocionais significativos são imprevisíveis, recomendo fortemente usar a repetição — a segunda forma de mudar um paradigma. Repetição significa expor-se a uma nova ideia repetidas vezes. O objetivo disso não é decorar a informação,mas sim gravar essa ideia ou imagem na mente subconsciente ou emocional com frequência suficiente para que ela substitua a ideia antiga — o paradigma anterior — que ali reside.

Afirmações são uma ótima maneira de reforçar a nova autoimagem. Parte do seu *Reset de 30 Dias para a Liberdade Metabólica* será ler a seguinte afirmação todas as manhãs e antes de dormir, quando a mente subconsciente está mais receptiva: "Sou tão feliz e grato agora que estou no meu peso ideal. Estou com ótima aparência e me sentindo maravilhosamente bem. A saúde perfeita que eu busco agora me busca também. Eu removo qualquer bloqueio entre nós."

Minha cliente Claire é um exemplo poderoso de como a mentalidade pode moldar a nossa realidade. Em 2020, ela foi hospitalizada com um quadro grave de covid-19, enfrentando complicações que colocaram sua vida em risco, quando seus pulmões falharam e os níveis de oxigênio despencaram. Ela passou por várias experiências de quase morte, mas reuniu forças para resistir. Após mais de um mês internada, Claire recebeu alta com uma nova chance de viver. No entanto, ela ainda estava com mais de 18 quilos acima do peso e lidando com pré-diabetes, pressão alta e sintomas persistentes da covid longa, que desencadearam múltiplas condições autoimunes.

Claire costumava se referir a si mesma como uma "sobrevivente da covid". Eu a incentivei a mudar sua perspectiva escrevendo uma afirmação na qual ela se declarava uma "vencedora da covid", em vez de apenas uma sobrevivente. Com essa nova autoimagem, ela começou a fazer progressos significativos. Embora às vezes enfrentasse recaídas de autossabotagem — seu instrumento cibernético interno tentando corrigir a rota para a antiga autoimagem —, ela usava sua afirmação como âncora para romper o ciclo.

Com o tempo, Claire reverteu a pré-diabetes e a pressão alta. Depois de anos dependendo de um cilindro de oxigênio para dormir e viajar, ela recentemente recebeu autorização médica para deixá-lo de lado, pois seus pulmões se recuperaram e voltaram a funcionar de forma ideal. Sua nova autoimagem é a de alguém que está prosperando, não apenas sobrevivendo — e ela continua trabalhando pela própria saúde, inspirando amigos e familiares no processo. Essa transformação mostra o quão poderosa pode ser uma autoimagem positiva quando é verdadeiramente incorporada.

O Efeito Placebo

Repetem para nós, incontáveis vezes, que é preciso ver para crer — mas, na verdade, acontece o oposto. Quando acreditamos genuinamente em algo, essa crença se manifesta a tal ponto que vemos isso se desenrolar diante dos nossos olhos. O Dr. Wayne Dyer enfatizava o poder da crença na construção da realidade, resumido em seu livro *Crer para Ver*.

O que impede a maioria das pessoas de alcançar a verdadeira saúde metabólica é seu sistema de crenças — e, como o ambiente afeta diretamente esse sistema, é essencial proteger o seu entorno: desde as pessoas com quem você convive até os comerciais que assiste e o conteúdo que consome nas redes sociais. O efeito placebo é um exemplo perfeito disso.

No livro *Anatomy of an Illness*, o Dr. Norman Cousins explica como o efeito placebo foi descoberto. Isso aconteceu durante a Segunda Guerra Mundial, quando um anestesiologista chamado Dr. Henry Beecher ficou sem morfina no meio de um bombardeio alemão.[3] Desesperado para aliviar a dor de um soldado ferido, a enfermeira de Beecher aplicou uma seringa com soro fisiológico, dizendo ao soldado que se tratava de um potente analgésico. O soldado acreditou que estava recebendo morfina. Para espanto de Beecher, o soro aliviou a dor do homem e impediu que ele entrasse em choque. Depois da guerra, Beecher voltou à Faculdade de Medicina de Harvard e passou a liderar o uso de estudos clínicos "controlados" para testar novos medicamentos, nos quais alguns dos participantes recebiam, sem saber, um placebo. Subtraindo os efeitos observados no grupo controle com placebo, os pesquisadores poderiam avaliar se um medicamento realmente funcionava ou não.

O Efeito Nocebo

O efeito placebo também pode agir contra você. Isso é conhecido como "efeito nocebo" — um fenômeno neurobiológico que gera consequências negativas quando o paciente tem expectativas negativas sobre um tratamento. Começamos este capítulo com um exemplo disso, ao contar a história do funcionário da ferrovia, mas permita-me compartilhar outra ilustração poderosa.

Durante um jogo de futebol americano em Los Angeles, alguns torcedores passaram mal com sintomas de intoxicação alimentar. O médico que os atendeu percebeu que todos haviam tomado Coca-Cola em uma das duas máquinas de refrigerante no estádio. Naturalmente, ele suspeitou que o xarope estivesse contaminado ou que os canos de cobre das máquinas estivessem corroídos. Como ainda não sabiam a causa, e para evitar novas exposições, ele usou o sistema de som do estádio para descrever os sintomas apresentados e advertir todos a não beberem mais Coca-Cola.

Em questão de minutos, o estádio inteiro estava tomado por pessoas vomitando — incluindo muitas que nem sequer tinham se aproximado das máquinas. Cinco ambulâncias faziam viagens constantes para levar os afetados ao hospital mais próximo. Mais tarde, naquele mesmo dia, foi confirmado que não havia nada de errado nas máquinas de Coca-Cola. Assim que receberam essa notícia, as pessoas internadas pararam de vomitar. Elas não tinham absolutamente nada. O Dr. Cousins chamou isso de "hipnose coletiva induzida" — uma reação física aguda provocada inteiramente pela mente das pessoas.[4]

Não há dúvida de que o medo pode causar falta de ar, aumento da temperatura corporal e até provocar vômitos. E como vivemos hoje em um mundo onde o medo virou padrão cultural — e somos incentivados a evitar qualquer risco a todo custo —, a maioria das pessoas deixa que ele tome conta de suas vidas. Mas aqui está a verdade: viver é arriscado. Tão arriscado que nenhum de nós vai sair vivo dessa experiência! Por isso, é fundamental aprendermos a direcionar e controlar nossa própria mente. Quando conseguimos isso, não só ficamos mais saudáveis, como também mais felizes — e transformamos, de fato, a qualidade de nossas vidas. Bob Proctor resumiu perfeitamente em seus livros *Você Nasceu Rico* e *A Arte de Viver*: "A fé e o medo exigem que você acredite em algo que não pode ver — você escolhe!" Em outras palavras, "fé é a capacidade de enxergar o invisível, acreditar no inacreditável e receber aquilo que as massas acham impossível."[5]

O Melhor Suplemento Anti-inflamatório do Mundo

Uma das melhores formas de colocar seu corpo em estado de cura — e reprogramar o cérebro para acreditar que a cura é possível — é com um suplemento chamado vitamina G. O Dr. Joe Dispenza é um neurocientista, autor e palestrante conhecido por seu trabalho na interseção entre ciência e espiritualidade, especialmente no estudo de como o cérebro e o corpo podem ser reprogramados por meio da meditação e de práticas mentais para alcançar transformação pessoal e cura. Ele conduziu um experimento fascinante com 120 pessoas, medindo seus níveis de cortisol e de uma substância chamada IgA no início e ao final de um workshop de vitamina G. À medida que o cortisol aumenta, o IgA — uma proteína considerada um dos blocos de construção mais poderosos da vida — diminui. O IgA é responsável pelo funcionamento saudável do sistema de defesa interno mais importante do nosso corpo: o sistema imunológico. Ele combate constantemente uma enxurrada de bactérias, vírus e organismos que invadem ou já habitam o ambiente interno do corpo. Em resumo: o IgA é melhor do que qualquer vacina contra a gripe ou suplemento para o sistema imunológico que poderíamos tomar — e é totalmente natural.

Durante esse workshop de quatro dias, Dispenza pediu aos 120 participantes que tomassem vitamina G por nove a dez minutos, três vezes ao dia, para responder à seguinte pergunta: se eles conseguissem elevar seus estados emocionais, também poderiam aumentar a imunidade e reduzir hormônios do estresse, como o cortisol? No final do evento, ele descobriu que os níveis de cortisol dos participantes haviam caído em três desvios-padrão — e que os níveis de IgA aumentaram, em média, de 52,5 para 86. Essas são mudanças significativas e mensuráveis. Ele também observou que, ao "tomar" vitamina G, ocorrem cerca de 1.200 reações químicas diferentes que iniciam processos de reparo e restauração no corpo.[6]

Outro estudo, publicado pela Universidade da Califórnia, em Davis, revelou que: "Pessoas que tomam vitamina G apresentam 16% menos pressão arterial diastólica e 10% menos pressão arterial sistólica em comparação com aquelas que praticam menos o uso da vitamina G."[7] Segundo o mesmo estudo: "Pessoas que tomam vitamina G têm entre 9% e 13% menos hemoglobina A1c — um marcador essencial no controle da glicose e no diagnóstico do diabetes."

Onde se compra vitamina G? Não tenho link de afiliado nem código de desconto, porque vitamina G é a prática da gratidão. Sim, os estudos que mencionei são reais, realizados com pessoas que praticam a gratidão. Agora sabemos que a gratidão não apenas nos faz sentir bem mental e emocionalmente, mas também exerce um impacto positivo sobre a nossa saúde física.

Como a Gratidão Reprograma Seu Cérebro para o Sucesso

Existe uma parte do seu cérebro chamada *sistema reticular ativador* (SRA). Ela tem o tamanho do seu dedo mínimo e está localizada entre o hipotálamo e o tronco encefálico. A função do SRA é regular o estado de alerta comportamental, a consciência e a motivação. Em termos simples, ele foi colocado dentro do seu cérebro como um mecanismo seletivo de busca. Todos os dias, o cérebro precisa filtrar milhões de estímulos. O RAS funciona como um software que treinamos para ignorar o que não é importante, permitindo que vejamos apenas o que é relevante. Sem esse sistema, o cérebro entraria em colapso por excesso de estímulos.

Veja como isso funciona na prática. Suponha que você tenha o objetivo de comprar um carro novo. Você se apaixona por um Tesla Model Y, e sua cor favorita é vermelha — então começa a pesquisar o Model Y vermelho. Passa um tempo comparando Teslas novos e usados, analisando leasing versus compra. Depois de algumas semanas de pesquisa, decide comprar um Tesla vermelho novinho em folha. Você sai dirigindo da concessionária e logo percebe algo curioso: à medida que dirige seu novo carro, começa a ver o mesmo carro — um Tesla vermelho — por toda a vizinhança. Nota Teslas vermelhos na estrada, em estacionamentos e nos semáforos. Será que todo mundo resolveu comprar um Tesla vermelho só porque você comprou um? Não. Aqueles Teslas vermelhos sempre estiveram ali — mas agora você ativou seu RAS para enxergá-los!

Em outras palavras, se você alimenta sua energia focando nos problemas da sua vida — em quão doente está e em todos os obstáculos para melhorar — você verá ainda mais disso, como confirmação do seu sistema de crenças. Mas, quando começa a direcionar sua energia para a gratidão e a cura, esses obstáculos se transformam em oportunidades. Essa é uma lei universal: tudo aquilo em que você coloca sua energia, se expande. Ou seja, o que você cultiva, prospera. É verdade: aquilo em que você pensa e pelo qual é grato, acaba se manifestando na sua vida!

Como a Gratidão Melhora a Saúde Mitocondrial

Martin Picard, Ph.D., professor associado de Medicina Comportamental na Universidade Columbia, e Elissa S. Epel, Ph.D., professora no Departamento de Psiquiatria da Universidade da Califórnia, em San Francisco, conduziram um estudo sobre estresse crônico e esgotamento da função mitocondrial em cuidadores.[8] Esse estudo analisou o índice funcional de saúde mitocondrial (MHI, na sigla em inglês) em leucócitos humanos (células do sistema imunológico que ajudam o corpo a combater infecções e doenças). O MHI se mostrou superior às medidas individuais de função mitocondrial, ou seja, foi uma forma muito precisa de avaliar a saúde mitocondrial. Um humor positivo elevado à noite foi associado a um MHI mais alto — e esse estado emocional noturno também mediava a associação entre a função de cuidador e o índice mitocondrial. Em outras palavras, quando os cuidadores praticavam gratidão à noite, apresentavam mitocôndrias mais saudáveis no dia seguinte. Além disso, o MHI estava correlacionado ao humor positivo nos dias que antecederam, mas não nos dias posteriores à coleta de sangue — sugerindo, pela primeira vez, que as mitocôndrias humanas podem responder aos estados emocionais imediatos dentro de poucos dias. Da mesma forma, o grupo de cuidadores — que apresentou maior percepção de estresse, menos emoções positivas e mais emoções negativas — revelou MHI mais baixos. Isso sugere que flutuações diárias no humor, especialmente na direção de emoções negativas, podem prejudicar a função mitocondrial ao longo de apenas um dia.

Será que pessoas que se sentem mais positivas e gratas têm mitocôndrias mais saudáveis do que aquelas que se sentem negativas? Será que a saúde mitocondrial molda o modo como nos sentimos — ou será o contrário? O estudo revelou que o humor matinal e noturno previu fortemente a saúde mitocondrial, mas a saúde mitocondrial não previu o humor.

A Vitamina G Prolonga a Longevidade

Sentir gratidão está associado ao aumento da longevidade em mulheres idosas, segundo um estudo publicado na revista *JAMA Psychiatry*.[9] Pesquisadores de Harvard analisaram dados de 49.275 enfermeiras idosas e descobriram que níveis mais altos de gratidão estavam correlacionados a uma redução de 9% na mortalidade por todas as causas e a uma redução de 15% nas mortes cardiovasculares. O estudo sugere que cultivar intencionalmente a gratidão — como por meio de diários de gratidão — pode ser um recurso psicológico valioso para promover um envelhecimento saudável e aumentar a longevidade.

Os Benefícios para a Saúde de Viver com um Propósito e por um Propósito

Robert Heinlein disse: "Na ausência de metas claramente definidas, nos tornamos estranhamente leais à execução de trivialidades diárias, até que, por fim, nos tornamos escravizados por elas."[10] Essas trivialidades diárias podem incluir se anestesiar com alimentos ultraprocessados, consumo excessivo de redes sociais, videogames e até uso de drogas. Eu me lembro de estar escravizado por essas trivialidades na forma de vício em videogames, drogas e comida. Diziam que eu tinha uma "personalidade viciada", mas acredito que esses comportamentos eram apenas o reflexo de não ter clareza sobre meus valores mais elevados. Quando descobri meu propósito de vida — educar o mundo sobre saúde metabólica — e passei a viver com esse propósito e por esse propósito, transformei meus vícios em superpoderes.

Pense na quantidade de tempo e energia que você dedica aos seus próprios vícios. Quando você se alinha aos seus valores mais elevados, pode redirecionar essa energia para algo maior — e isso se torna um superpoder. A palavra *obsessão* costuma ter uma conotação negativa, mas sua definição é: "uma ideia ou pensamento que ocupa ou invade continuamente a mente de uma pessoa." Se você se torna obcecado por suas metas de saúde, isso é, na verdade, algo positivo. Suas obsessões se tornam suas conquistas.

Existe uma área de estudo dedicada aos seus valores mais elevados chamada *telos*. *Telos* é um termo grego que se refere ao propósito, objetivo ou finalidade última de uma pessoa ou coisa. Na filosofia, especialmente nos escritos de Aristóteles, *telos* representa o fim natural que um ser ou objeto busca alcançar. Por exemplo, o *telos* de uma bolota é se tornar um carvalho. Esse conceito é central na noção aristotélica de causalidade e em sua teoria ética, segundo a qual o *telos* da vida humana é alcançar a *eudaimonia* — ou seja, o florescimento e a felicidade. Compreender o *telos* ajuda a entender por que os seres existem e se comportam de certas maneiras, enfatizando processos orientados por propósito em vez de ocorrências aleatórias. *Telos* também é relevante nas discussões éticas, pois oferece uma estrutura para avaliar ações com base na contribuição que elas trazem para o bem maior ou para o propósito final.

A falta de propósito é a principal causa de obesidade e doenças. No livro inovador *Recovering the Soul*, o Dr. Larry Dossey compartilhou um estudo que revelou que a maioria dos ataques cardíacos nos Estados Unidos acontece na segunda-feira de manhã, entre 8h e 9h. Em outras palavras, a maior parte das pessoas — 85% da população americana, segundo os estudos — tem o primeiro ataque cardíaco indo para empregos que odeiam. Pesquisas mais recentes confirmam essa tendência. [11 12] Eu acredito que enfrentamos uma crise de obesidade não necessariamente por causa do que as pessoas estão comendo, mas por causa do que está consumindo elas por dentro.

Quando você tem clareza sobre seus valores mais elevados e vive em congruência com eles, você se torna imparável. Os obstáculos se transformam em oportunidades. Você manifesta a energia, a saúde e a vitalidade necessárias para realizar até os sonhos mais ousados.

Por que Encontrar um Propósito Após a Aposentadoria É Essencial para a Saúde

Diversos estudos analisaram a relação entre aposentadoria e o aumento das taxas de mortalidade. Pesquisas do *National Bureau of Economic Research* (NBER) constataram que as taxas de mortalidade entre homens aumentam cerca de 2% aos 62 anos — idade que coincide com a elegibilidade para os benefícios da Previdência Social nos EUA, o que costuma levar a um pico de aposentadorias. [13] Esse estudo sugere que as mudanças de estilo de vida associadas à aposentadoria, como a redução da atividade física e do convívio social, podem contribuir para esse aumento na mortalidade.

Em 1978, a psicóloga de Harvard Ellen Langer conduziu um estudo importante[14 15] em que distribuiu plantas para dois grupos de idosos residentes em casas de repouso. Um grupo foi informado de que era responsável por manter sua planta viva e que teria autonomia sobre sua rotina diária. O outro grupo foi informado de que os cuidadores cuidariam da planta e que eles não teriam escolha sobre seu cronograma diário. Após 18 meses, o dobro de pessoas do grupo que recebeu a responsabilidade pela planta e pela rotina ainda estava vivo em comparação ao outro grupo. Langer interpretou isso como evidência de que o modelo biomédico atual — que separa mente e corpo — estava equivocado. Em resposta, ela conduziu outro experimento para investigar mais profundamente o impacto da mente sobre o corpo.

Em 1981, Langer e seus alunos de pós-graduação transformaram um edifício para simular o ano de 1959, preenchendo-o com objetos da época, como TVs em preto e branco, móveis antigos e revistas.[16] Oito homens com mais de 70 anos viveram lá por cinco dias, sendo instruídos a agir como se tivessem 22 anos a menos. Discutiram eventos dos anos 1950, assistiram a filmes antigos e se referiam a si mesmos como eram em 1959. Eles foram tratados como se estivessem na casa dos 50, e não dos 70 anos, e não receberam qualquer tipo de assistência física — mesmo quando tarefas eram difíceis. Eles deveriam, por exemplo, carregar seus pertences escada acima, uma camisa de cada vez, se fosse preciso. O objetivo era reforçar a autoimagem mais jovem.

A meta era verificar se viver mentalmente em uma era mais jovem poderia desencadear melhorias físicas. Surpreendentemente, ao final do estudo, os homens apresentaram melhorias na audição, visão, memória, coordenação motora e apetite. Aqueles que antes usavam bengalas passaram a caminhar sem elas, e todos demonstraram maior independência e vitalidade. O experimento de Langer destacou como mudar a percepção sobre idade e capacidade pode levar a alterações biológicas significativas, oferecendo àqueles homens a oportunidade de se enxergar não como idosos, mas como indivíduos vibrantes e capazes. Essa mudança mental gerou efeitos físicos profundos, demonstrando a poderosa conexão entre mente e corpo. Os participantes que mantiveram uma autoimagem mais jovem por meio de metas claras e de um senso de propósito experimentaram um aumento de energia e vitalidade. Essa mentalidade positiva e determinada se traduziu em corpos mais saudáveis e em melhor forma, à medida que se empenhavam em alcançar seus objetivos.

Como o Riso Cura o Corpo

Voltemos ao Dr. Norman Cousins, renomado por seu trabalho pioneiro sobre o poder curativo do riso. Diagnosticado nos anos 1960 com uma condição grave e dolorosa chamada espondilite anquilosante, Cousins recebeu um prognóstico sombrio, com poucas chances de recuperação. No entanto, ele desenvolveu uma abordagem única para seu tratamento, dando ênfase aos benefícios terapêuticos do riso e de uma atitude positiva. Cousins descobriu que assistir a filmes de comédia, como os dos irmãos Marx e episódios do programa *Candid Camera*, reduzia significativamente sua dor e melhorava sua saúde de forma geral. Seu "protocolo de risoterapia" incluía doses regulares de humor, que ele documentou em seu livro influente *A Anatomy of an Illness*.[17]

As experiências de Cousins — e as pesquisas que se seguiram — demonstraram que o riso pode desencadear a liberação de endorfinas, os analgésicos naturais do corpo, além de reduzir os hormônios do estresse. Isso, por sua vez, fortalece o sistema imunológico e promove o relaxamento. Seu trabalho inspirou diversos estudos sobre o impacto do humor e do riso na saúde, destacando seu potencial para aliviar dores, melhorar a saúde cardiovascular e favorecer o bem-estar emocional. De forma geral, as contribuições de Norman Cousins moldaram significativamente nossa compreensão da conexão mente-corpo e do papel das emoções positivas na cura — tornando o riso um elemento essencial nas práticas de saúde integrativa.

Incorporar o riso à rotina diária pode trazer benefícios surpreendentes para a saúde metabólica. Pesquisas demonstraram que participar de programas estruturados de riso pode gerar melhorias mensuráveis na composição corporal, incluindo redução de peso, IMC e circunferência abdominal. Esses efeitos provavelmente estão ligados à capacidade do riso de reduzir o estresse — um conhecido fator de disfunção metabólica. O riso também demonstrou imitar os benefícios fisiológicos de exercícios moderados, ao melhorar a frequência cardíaca e relaxar a musculatura, ampliando ainda mais seu potencial de apoio à saúde metabólica. [18]

Crises regulares de riso podem diminuir os níveis de cortisol — o hormônio do estresse — que costuma estar elevado em pessoas com síndrome metabólica. Ao reduzir o cortisol e outros marcadores associados ao estresse, o riso não só promove um estado mental mais positivo, como também contribui para um perfil metabólico mais saudável. Essas descobertas sugerem que incorporar mais humor e riso à sua vida pode ser uma estratégia simples, porém eficaz, para otimizar a saúde metabólica e o bem-estar geral. [19]

Seu Ambiente Determina Sua Saúde

O ambiente é mais importante do que a hereditariedade, porque ele influencia os pensamentos que você tem, sua autoimagem e seu sistema de crenças. Isso determina as ações que você toma (ou deixa de tomar), o que afeta seus resultados — e, por fim, seu destino.

Notei que, quando faço mudanças na minha vida, meus amigos e familiares nem sempre me apoiam. Isso acontece porque, quando alguém muda, se torna uma ameaça para todos que não mudaram. Um exemplo perfeito disso é a famosa história dos "caranguejos no balde", frequentemente usada para descrever situações em que indivíduos dentro de um grupo impedem uns aos outros de alcançar o sucesso. É semelhante ao comportamento dos caranguejos presos em um balde: quando um tenta escapar, os outros o puxam de volta para baixo, garantindo que nenhum consiga sair. Da mesma forma, algumas pessoas podem sabotar ou desencorajar os esforços dos outros para melhorar de vida — seja por inveja, competição ou pelo desejo de manter tudo como está.

Por isso, parte do seu *Reset de 30 Dias para a Liberdade Metabólica* será fazer uma auditoria ambiental e promover as mudanças necessárias para alcançar um sucesso extraordinário. Esse exercício simples vai lhe dar poder para assumir o controle do seu ambiente — o que é essencial para dominar seu metabolismo. Ao fazer essa prática, você conseguirá identificar claramente as pessoas em sua vida que o energizam e apoiam, em contraste com aquelas que drenam sua energia — muitas vezes chamadas de "caranguejos". Reconhecer essas influências é fundamental para criar um ambiente positivo e acolhedor, que favoreça a saúde metabólica.

***

No meu trabalho com clientes, percebi o quanto os pensamentos e a autoimagem são cruciais para o sucesso de cada um. Mesmo quando alguém está seguindo o jejum e a dieta cetogênica, e cumprindo o plano do reset, se a mente dessa pessoa ainda acredita que ela nunca vai se curar ou emagrecer, ela vai enfrentar retrocessos.

Se você perceber que está tendo dificuldades em algum momento do programa, pare e observe seus pensamentos — e se certifique de que eles estão positivos. No próximo capítulo, vou compartilhar alguns dos meus *biohacks* favoritos, que estão na vanguarda da saúde, para tornar o processo ainda mais leve e eficaz para você.

11

Biohacks de Ponta para Alcançar um Novo Nível de Saúde

Muitas pessoas estão cansadas do sistema médico tradicional — que mais parece um sistema de "tratamento da doença" — e estão assumindo o controle, pesquisando biohacks por conta própria. *Biohacking* refere-se à prática de fazer pequenas mudanças incrementais no estilo de vida ou na alimentação para melhorar a saúde, o bem-estar e o desempenho. Frequentemente envolve o uso de tecnologias, suplementos e diversos autoexperimentos para otimizar as funções do corpo.

Tive o privilégio de entrevistar mais de 900 cientistas, empresas e profissionais que pesquisam *biohacking* e longevidade para o meu premiado podcast *Metabolic Freedom*. Este capítulo é uma síntese dessas entrevistas, combinada com mais de 17 anos de estudos e pesquisas que realizei sobre o tema.

Existem cinco áreas principais do *biohacking* que vamos abordar neste capítulo, para que você possa dobrar seus resultados na metade do tempo:

1. suplementos que potencializam a queima de gordura
2. dispositivos vestíveis para acompanhar seu progresso
3. aparelhos de *biohacking* que reduzem a inflamação e equilibram o sistema nervoso
4. meus *biohacks* favoritos que utilizam o estresse hormético
5. *biohacks* gratuitos

Vamos dedicar um tempo agora para explorar cada uma dessas áreas.

Suplementos que Estimulam a Queima de Gordura com Biohacking

Nem todos os suplementos são criados da mesma forma — na verdade, muitos disponíveis no mercado resultam apenas em uma urina cara. O segredo está em usar suplementos de alta qualidade, derivados de alimentos integrais, em vez de versões sintéticas produzidas em laboratório. Quando você consome vitaminas sintéticas, o corpo humano as reconhece como medicamentos. Já os suplementos alimentares reais, o corpo identifica como nutrição. O resultado é algo chamado "absorção seletiva", em que o organismo preenche lacunas nutricionais e excreta o que não precisa. Suplementos alimentares reais são derivados de formas concentradas e desidratadas de frutas, vegetais e outras fontes naturais, oferecendo uma combinação complexa de vitaminas, minerais e fitonutrientes como ocorrem na natureza.

Para identificar esses suplementos, procure rótulos que listem alimentos de verdade como "espinafre orgânico", "couve", "frutas vermelhas" ou outras plantas reconhecíveis como ingredientes principais. Além disso, verifique termos como "prensado a frio" ou "cru", que preservam a integridade dos nutrientes.

Em contraste, suplementos sintéticos geralmente listam nutrientes isolados, como "ácido ascórbico" para vitamina C ou "dl-alfa-tocoferol" para vitamina E, o que indica que esses nutrientes foram fabricados em laboratório, e não extraídos de uma fonte natural. Esses produtos podem carecer dos cofatores e compostos benéficos adicionais presentes nos alimentos integrais, que ajudam na absorção e eficácia dos nutrientes. Ao escolher suplementos, dê preferência a produtos que indiquem claramente sua origem em alimentos integrais, que passem por mínimo processamento e evitem aditivos, ingredientes artificiais e agentes de volume — garantindo assim o melhor suporte para sua saúde.

Aqui está uma lista dos meus suplementos anti-inflamatórios e queimadores de gordura favoritos para ajudar você a alcançar a Liberdade Metabólica.

Café

Para os propósitos deste capítulo, considerarei o café como um suplemento. O polifenol mais poderoso do café, o ácido clorogênico (CGA, na sigla em inglês), instrui as células de gordura do corpo a queimarem seus ácidos graxos como combustível. Esse é o mesmo mecanismo que os medicamentos à base de estatinas utilizam para reduzir o colesterol — mas sem os possíveis efeitos colaterais. O CGA reduz os desejos, suprime o apetite e ativa o fígado para produzir mais bile, ajudando na desintoxicação celular. Ele ajuda o fígado a processar gorduras e glicose de forma mais eficiente, reduzindo os níveis de triglicerídeos e estabilizando os níveis de açúcar no sangue. Esse equilíbrio glicêmico diminui o risco de síndrome metabólica e diabetes, além de inibir a formação de novas células de gordura. Estudos sugerem que o CGA reduz a gordura abdominal em adultos com sobrepeso ao atuar em conjunto com a cafeína do café, aumentando o número de células que são queimadas como energia. E isso acontece até mesmo enquanto você dorme! [1]

O CGA tem sido associado a atividades antioxidantes, antivirais, antibacterianas, anticancerígenas e anti-inflamatórias, além de outras que reduzem o risco de doenças cardiovasculares, diabetes tipo 2 e Alzheimer. No entanto, essas atividades biológicas dependem da estabilidade do CGA, que é sensível ao pH, à temperatura, à luz e também às diferenças individuais. Cada pessoa possui sua própria química interna, biologia e funcionalidade de glândulas, órgãos e sistemas, e por isso metaboliza e tolera o CGA de forma única.

A seguir, vamos destacar pontos baseados em décadas de pesquisas científicas revisadas por pares sobre o CGA:

- **Previne doenças cardiovasculares.** Consumir café com alto teor de ácido clorogênico (CGA) pode melhorar o fluxo sanguíneo e a função endotelial após as refeições, o que significa que o CGA pode reduzir alguns dos fatores de risco para doenças cardiovasculares e aterosclerose. [2] [3]

- **Reduz a inflamação.** O ácido clorogênico pode ajudar a diminuir os níveis de inflamação e, a longo prazo, prevenir doenças crônicas. [4]

- **Melhora a regulação da glicose.** Uma alimentação rica em fontes de ácido clorogênico pode ajudar a regular os níveis de glicose, o que pode ser benéfico para a perda de peso e para a redução do risco de diabetes. [5]

- **Diminui a pressão arterial.** O ácido clorogênico pode beneficiar a pressão arterial, promovendo uma redução estatisticamente moderada da pressão diastólica e sistólica durante o período de consumo. [6]

Escolha um Café Orgânico de Torra Média

A cafeína é um composto amplamente estudado, conhecido por sua capacidade de acelerar o metabolismo e aumentar a oxidação de gordura. Estudos demonstraram que a cafeína pode aumentar o gasto energético e promover a perda de peso ao estimular a quebra da gordura e melhorar o desempenho físico. [7] [8]

Certifique-se de escolher um café de torra média, e não escura. Quando os grãos são torrados além da torra média, eles perdem até 75% de seus polifenóis queimadores de gordura. Além disso, cafés cultivados em altitudes elevadas com grandes variações de temperatura produzem mais polifenóis. Garanta que seu café seja orgânico e que tenha passado por testes para detectar contaminantes como mofo, metais pesados e pesticidas.

Estabeleça um Horário-Limite para Tomar Café

Estabelecer um horário-limite para o consumo de café é uma ótima ideia. A meia-vida da cafeína no organismo varia bastante dependendo de diversos fatores, como idade, peso corporal, gravidez, uso de medicamentos e saúde do fígado. No entanto, em adultos, estima-se geralmente que essa meia-vida esteja entre quatro e seis horas. [9] Isso significa que, se você consumir 100 miligramas de cafeína às 14h, entre 18h e 20h ainda restarão 50 miligramas no seu sistema. Após mais quatro a seis horas — ou seja, por volta da meia-noite ou 2h da manhã — restarão 25 miligramas, e assim por diante. Algumas pessoas, especialmente as mais sensíveis à cafeína, podem sentir seus efeitos por várias horas ou até dias. O ideal é manter um horário-limite para o consumo de café às 10h da manhã, garantindo que isso não afete a qualidade do seu sono.

A Regra dos 90 Minutos para a Cafeína

Como mencionei antes, esperar 90 minutos após acordar para consumir cafeína traz benefícios importantes, como a otimização do ritmo natural do cortisol, o hormônio que promove o estado de alerta. Ao adiar o café, você permite que o corpo utilize primeiro essa energia natural, o que pode levar a uma energia mais sustentada e a uma menor dependência de cafeína. Outro benefício é o aumento da eficácia da cafeína. A adenosina, neurotransmissor que induz a sonolência, se acumula durante o tempo em que estamos acordados. Esperar 90 minutos permite que os níveis de adenosina subam, tornando a cafeína mais eficaz em bloquear seus receptores e mantendo você alerta. Esse atraso também pode reduzir a dependência de cafeína, já que o consumo muito cedo pode fazer com que o corpo dependa menos do cortisol natural. Ao adiar a ingestão, é possível evitar essa dependência e prevenir sintomas de abstinência.

Outra vantagem potencial é a melhora na qualidade do sono. Tomar café cedo demais pode prejudicar o ciclo sono-vigília; adiar o consumo ajuda o corpo a desacelerar naturalmente no fim do dia. Faça testes para descobrir o que funciona melhor para você, prestando atenção à resposta do seu corpo à cafeína em diferentes horários.

Óleo de TCM com Ácido Caprílico (C8)

O óleo de triglicerídeos de cadeia média (TCM), especialmente rico em ácido caprílico, oferece benefícios notáveis para o metabolismo e o processo de desacoplamento mitocondrial — algo que pode ser comparado ao funcionamento de um motor de carro que está ligado mas não engata as marchas. Normalmente, o motor (as mitocôndrias) queima combustível (glicose ou gordura) para produzir energia (ATP) de forma eficiente.

No desacoplamento mitocondrial, o combustível continua sendo queimado, mas a energia é liberada como calor, em vez de ser armazenada como gordura. Esse processo dissipa energia e pode aumentar o metabolismo — como um carro parado, mas com o motor ligado, que continua queimando combustível.

Esse mecanismo ajuda a regular o peso corporal e protege contra doenças metabólicas, aumentando o gasto energético. O ácido caprílico, um TCM conhecido por seus benefícios à saúde, é rapidamente absorvido e convertido em corpos cetônicos, proporcionando uma fonte de energia rápida e eficiente. Esse processo acelera o metabolismo e auxilia no controle do peso. A ação dupla de estimular o metabolismo e aprimorar a função mitocondrial faz do óleo de TCM um aliado poderoso para alcançar uma saúde metabólica ideal. Entre todos os

TCMs, o ácido caprílico apresenta as pesquisas mais promissoras com relação a esses benefícios. [10 11 12]

Você pode consumir o óleo de TCM como suplemento ou incorporá-lo à alimentação por meio de fontes naturais como óleo de coco, laticínios de ovelha e cabra, manteiga e ghee. Esses alimentos oferecem uma maneira prática e natural de aumentar a ingestão de TCMs, incluindo o ácido caprílico.

Vinagre e Vinagre de Maçã

Há uma vasta quantidade de pesquisas mostrando que o vinagre de maçã acelera o metabolismo, reduz o apetite e diminui o armazenamento de gordura. Ele oferece três benefícios principais:

1. **Emagrecimento:** o vinagre de maçã contém ácido acético, que demonstrou aumentar o metabolismo, reduzir os desejos por comida em até 600 calorias por dia e inibir o armazenamento de gordura. Isso pode ajudar inclusive quem tem dificuldade para perder peso.

2. **Digestão**: a maioria das pessoas tem algum grau de deficiência de nutrientes e sofre com disfunções intestinais. Por ser bastante ácido, o vinagre de maçã ajuda a restaurar a acidez estomacal, prevenindo azia, melhorando a digestão de proteínas, estimulando a liberação de bile e enzimas, entre muitos outros benefícios.

3. **Estabilização da glicemia:** diversos estudos mostram que o vinagre de maçã ajuda a reduzir os picos de glicose no sangue — em pessoas com glicemia normal, pré-diabéticos e até diabéticos. Ele também pode atenuar picos de açúcar após o consumo de alimentos como pão, o que é especialmente útil para quem tem dificuldade de evitá-los.

Um estudo investigou os efeitos da suplementação com vinagre sobre as respostas de glicose, insulina e saciedade após uma refeição com pão branco. Doze voluntários saudáveis consumiram pão com diferentes quantidades de vinagre. Os resultados revelaram uma relação dose-resposta significativa: quanto maior a quantidade de vinagre, menores foram os níveis de glicose e insulina e maior foi a saciedade. Isso indica que o vinagre pode ajudar no controle glicêmico pós-refeição e promover maior saciedade — com benefícios potenciais para a gestão da dieta. [13]

Outro estudo, intitulado *"Vinegar Intake Reduces Body Weight, Body Fat Mass, and Serum Triglyceride Levels in Obese Japanese Subjects"*, examinou os efeitos do vinagre na obesidade. Em um estudo duplo-cego de 12 semanas, participantes obesos consumiram bebidas com 0, 15 ou 30 mililitros de vinagre. Os resultados mostraram reduções significativas no peso corporal, IMC, gordura visceral, circunferência abdominal e triglicerídeos nas pessoas que consumiram vinagre, em comparação com o grupo placebo. Isso sugere que o consumo diário de vinagre pode ajudar a prevenir a síndrome metabólica por meio da redução da obesidade. [14]

OS TRÊS MELHORES MOMENTOS PARA USAR VINAGRE OU VINAGRE DE MAÇÃ PARA OTIMIZAR A QUEIMA DE GORDURA

- **Quinze a vinte minutos antes da próxima refeição:** Tome 3 cápsulas (ou 1 colher de sopa diluída em água) antes da refeição para melhorar a digestão e evitar picos de glicose no sangue. Esse é um dos métodos mais eficazes para equilibrar a glicemia.

- **Após a refeição:** Tomar vinagre ou vinagre de maçã depois de comer é excelente se você tiver gases, inchaço ou acabar consumindo mais carboidratos do que o planejado. Isso também ajuda nos níveis de glicose pós-refeição. Um estudo mostrou que o vinagre de maçã melhorou a sensibilidade à insulina em até 34% após uma refeição rica em carboidratos. [15] Se você ainda fizer uma caminhada de 15 minutos, melhor ainda!

- **Logo ao acordar:** Comece o dia reduzindo os desejos por comida ao longo do dia, o que pode ajudar você a prolongar o jejum e alcançar melhores resultados.

Manga Africana

A manga africana (Irvingia gabonensis) pode promover a perda de peso, especialmente na região da cintura e dos quadris. Um dos estudos mais relevantes sobre seus efeitos na queima de gordura em humanos é uma revisão sistemática que analisou diversos ensaios clínicos: essa revisão concluiu que o extrato de manga africana reduziu significativamente o peso corporal, a porcentagem de gordura corporal e a circunferência da cintura ao longo de períodos de 4 a 10 semanas. No ensaio clínico mais notável, 102 voluntários com sobrepeso receberam 150 miligramas do extrato duas vezes ao dia antes das refeições, por 10 semanas. O resultado foi uma perda média de 13 quilos, redução da cintura em 16 centímetros, e melhoras nos níveis de colesterol e glicemia. [16] [17]

Outro estudo sobre a manga africana também demonstrou reduções significativas no peso corporal, gordura corporal e circunferência da cintura em humanos com sobrepeso, em uma investigação randomizada, duplo-cega e controlada por placebo. Além disso, o suplemento foi associado a melhoras em parâmetros metabólicos como colesterol total, colesterol LDL, glicemia, proteína C-reativa, adiponectina e leptina em participantes com sobrepeso e obesidade. [18]

L-Carnitina

A L-carnitina, um derivado natural do aminoácido, é amplamente reconhecida por seus potenciais benefícios na perda de gordura e na saúde geral. Ela desempenha um papel crucial na produção de energia, ao transportar ácidos graxos de cadeia longa para as mitocôndrias, onde são oxidados para gerar energia. Esse processo ajuda a reduzir a gordura corporal, melhora o desempenho físico e aumenta a massa muscular. Estudos demonstram que a suplementação com L-carnitina melhora o metabolismo de gorduras, especialmente durante a prática de atividades físicas, favorecendo uma perda de peso mais eficaz.

Além disso, a L-carnitina tem sido associada à melhora da saúde cardiovascular, à redução de dores musculares e à aceleração da recuperação após o exercício. Um dos estudos mais abrangentes sobre o uso da L-carnitina na perda de gordura foi conduzido por pesquisadores do National Institutes of Health (NIH). Durante 12 semanas, os participantes tomaram suplementos de L-carnitina junto com uma bebida rica em carboidratos duas vezes ao dia, além de praticarem 30 minutos de exercício leve (como caminhada ou corrida leve) quatro vezes por semana. O estudo constatou que os participantes que consumiram L-carnitina queimaram mais calorias durante os exercícios, aumentaram os níveis de carnitina muscular e mantiveram o peso, enquanto o grupo que não tomou o suplemento ganhou peso e apresentou redução na queima calórica. Esses resultados sugerem que a L-carnitina potencializa o metabolismo de gorduras e auxilia na perda de peso, quando combinada com exercício regular e uma alimentação adequada.[19] [20] [21]

Você pode obter L-carnitina por meio de suplementos ou pela alimentação. Os cinco alimentos mais ricos em carnitina são:

1. filé bovino (56 a 162 mg por porção de 113 g)
2. carne moída (65 a 74 mg por porção de 85 g)
3. carne suína (20 a 30 mg por porção de 85 g)
4. leite integral (8 mg por 240 ml)
5. bacalhau (3 a 5 mg por porção de 85 g)

Extrato da Folha de Chá-verde

O extrato da folha de chá-verde, rico em antioxidantes como a epigalocatequina galato (EGCG), tem sido amplamente estudado por seus benefícios à saúde e à perda de gordura. A EGCG ajuda a acelerar o metabolismo e aumentar a oxidação de gordura, especialmente durante o exercício. Estudos demonstraram que o extrato de chá-verde pode melhorar a termogênese — o processo do corpo de queimar calorias para gerar calor — o que contribui para a perda de peso e uma melhor composição corporal. Além disso, o extrato de chá-verde está associado à redução do apetite e à melhora na distribuição da gordura corporal, tornando-se um suplemento eficaz para o gerenciamento de peso. Fora do contexto da perda de peso, esse extrato também oferece benefícios como melhora da saúde cardiovascular, regulação da glicemia e redução do risco de certos tipos de câncer, graças ao seu alto teor de antioxidantes.

Uma pesquisa publicada no *International Journal of Obesity* revelou que o extrato de chá-verde aumentou significativamente o gasto energético e a oxidação de gordura em humanos. [22] As catequinas encontradas no chá-verde têm o potencial de atuar especificamente na gordura abdominal, especialmente em adultos com sobrepeso ou obesidade. Catequinas são um tipo de fenol natural e antioxidante pertencente à família dos flavonoides, e são altamente valorizadas por seus benefícios à saúde. Um estudo publicado no *Journal of Nutrition* avaliou a influência de uma bebida com catequinas de chá-verde na composição corporal e na distribuição de gordura em adultos com sobrepeso e obesidade durante um programa de perda de peso induzida por exercício. Os participantes foram divididos aleatoriamente entre dois grupos: um recebeu uma bebida contendo 625 miligramas de catequinas e 39 miligramas de cafeína; o outro grupo recebeu uma bebida controle com 39 miligramas de cafeína, mas sem catequinas, durante 12 semanas. Ambos os grupos mantiveram ingestão calórica constante e praticaram ao menos 180 minutos por semana de exercícios de intensidade moderada, incluindo três sessões supervisionadas por semana. Ao final das 12 semanas, os pesquisadores constataram que o grupo que consumiu catequinas do chá-verde apresentou melhoras mais expressivas na redução de gordura abdominal e níveis de triglicerídeos séricos em comparação ao grupo controle. [23]

Extrato de Forskolina

O extrato de forskolina, derivado da raiz da planta *Coleus forskohlii*, tem sido estudado por seus possíveis benefícios na perda de gordura e no controle do peso. A forskolina é conhecida por estimular a produção de adenosina monofosfato cíclico (AMPc), uma molécula que desempenha um papel crucial na regulação do metabolismo e na produção de energia. Ao aumentar os níveis de AMPc, a forskolina pode intensificar a quebra de gorduras armazenadas e potencializar a oxidação de gordura.

Pesquisas indicam que a forskolina pode ajudar a reduzir o percentual de gordura corporal e aumentar a massa magra, o que a torna um suplemento promissor para melhorar a composição corporal. Um dos estudos mais notáveis sobre o tema foi conduzido pela Baylor University e publicado no *Obesity Research*. Esse estudo randomizado, duplo-cego e controlado por placebo envolveu 30 homens com sobrepeso e obesidade, que receberam 250 miligramas de um extrato de forskolina a 10% duas vezes ao dia durante 12 semanas. Os resultados mostraram que o grupo da forskolina apresentou uma redução significativa no percentual de gordura corporal e um aumento na massa magra em comparação com o grupo placebo. Além disso, o grupo que recebeu a forskolina teve níveis mais elevados de testosterona, o que pode ter contribuído para a perda de gordura e a preservação da massa muscular observadas durante o estudo. [24]

Grãos-do-Paraíso

Um dos estudos mais relevantes sobre a eficácia dos grãos-do-paraíso (*Aframomum melegueta*) na perda de gordura em humanos foi publicado no *Journal of Nutritional Science and Vitaminology*. Esse estudo envolveu 19 mulheres não obesas que tomaram 30 miligramas de extrato de grãos-do-paraíso diariamente por quatro semanas. Os resultados mostraram um aumento significativo no gasto energético corporal total e uma redução na gordura visceral. A conclusão foi que o extrato de grãos-do-paraíso pode ser um método seguro e eficaz para reduzir a gordura corporal, principalmente ao evitar o acúmulo de gordura visceral. [25]Outro estudo, também duplo-cego e controlado por placebo, com 70 homens e mulheres, demonstrou que a suplementação com grãos-do-paraíso resultou em perda de peso significativa, por meio do aumento do gasto energético e da redução da gordura visceral. [26]

Um estudo importante publicado no *British Journal of Nutrition* investigou os efeitos dos grãos-do-paraíso sobre o tecido adiposo marrom (TAM) e o gasto energético. Esse estudo contou com 19 homens saudáveis que ingeriram um extrato etanólico de grãos-do-paraíso. Os resultados indicaram que o extrato aumentou o gasto energético por meio da ativação do TAM, responsável pela termogênese e pela queima de calorias. [27]

Garcinia Cambogia

A *Garcinia cambogia*, uma fruta tropical também conhecida como tamarindo-malabar, tem ganhado destaque por seus possíveis benefícios na perda de peso. O ingrediente ativo presente na casca da fruta, o ácido hidroxicítrico (HCA), acredita-se que iniba a enzima citrato liase ATP, usada pelo corpo para produzir gordura. Ao bloquear essa enzima, o HCA pode evitar o armazenamento de gordura e reduzir o apetite por meio do aumento dos níveis de serotonina no cérebro, o que ajuda a diminuir os desejos e a alimentação emocional.

Alguns estudos sugerem que a *Garcinia cambogia* também pode melhorar o metabolismo da gordura e aumentar a resistência durante os exercícios, tornando-se um suplemento popular entre aqueles que buscam controlar o peso. Uma meta-análise publicada no *Journal of Obesity* revisou diversos ensaios clínicos e concluiu que o extrato de *Garcinia cambogia* pode resultar em perda de peso no curto prazo.[28]

Ácido Linoleico Conjugado (CLA)

O ácido linoleico conjugado (CLA, na sigla em inglês) é um tipo de ácido graxo poli-insaturado que tem sido estudado por seus possíveis benefícios à saúde, especialmente em relação à perda de peso e redução de gordura. Pesquisas sugerem que o CLA pode ajudar a reduzir a gordura corporal ao inibir o armazenamento de gordura e promover a quebra das reservas já existentes. Além disso, acredita-se que o CLA aumente o gasto energético e melhore a massa magra, sendo benéfico para quem busca melhorar a composição corporal. O *Journal of Nutrition* publicou um estudo mostrando que a suplementação com CLA levou à redução da massa de gordura corporal em pessoas com sobrepeso e obesidade.[29] Outros estudos também confirmaram os benefícios do CLA na perda de gordura.[30] [31]

É possível obter CLA por meio de suplementos, mas ele também é encontrado naturalmente em carnes e laticínios como creme de leite, manteiga, ghee, queijo cottage, laticínios de ovelha e queijos de vaca.

Capsaicina

A capsaicina, o componente ativo das pimentas, é conhecida por suas propriedades termogênicas e seus potenciais benefícios na perda de gordura. A capsaicina atua ativando o receptor vaniloide transitório tipo 1 (TRPV1), o que aumenta a produção de calor pelo corpo e o gasto energético — esse efeito termogênico pode intensificar a oxidação de gordura e acelerar o metabolismo. Estudos demonstraram que a capsaicina pode reduzir significativamente a gordura abdominal e a gordura corporal total ao aumentar a queima calórica e promover a quebra da gordura. Além disso, ela tem efeito supressor de apetite, o que contribui para a redução da ingestão calórica e ajuda nos esforços de emagrecimento. Um estudo publicado no *European*

Journal of Nutrition destacou que a ingestão de capsaicina aumentou a termogênese e a oxidação de gordura, contribuindo para a redução da gordura corporal.[32]

Melatonina

A maioria das pessoas pensa na melatonina apenas como um suplemento para dormir, mas pesquisas revelam que seus benefícios vão muito além do sono. Na verdade, a melatonina desempenha um papel significativo no metabolismo. Como sabemos, mitocôndrias saudáveis são essenciais para a queima de gordura e a longevidade, e a melatonina é o antioxidante mais potente para essas usinas celulares. Todas as células do seu corpo, exceto as hemácias, contêm mitocôndrias — e essas mitocôndrias produzem sua própria melatonina.

Um aspecto único da melatonina é que ela não possui um mecanismo de retroalimentação negativa. Isso significa que você pode suplementar com doses elevadas por longos períodos, e seu corpo continuará a produzi-la naturalmente. Isso é diferente de outros hormônios, como a testosterona, cuja suplementação externa pode inibir a produção endógena.

No livro *Melatonin: Miracle Molecule*, o Dr. John Lieurance explora os amplos benefícios da melatonina além de sua função mais conhecida de regular o sono. [33] Ele investiga como as poderosas propriedades anti-inflamatórias da melatonina ajudam a reduzir inflamações crônicas — um fator-chave em muitas doenças. Além disso, ela promove a queima de gordura ao melhorar a função mitocondrial e aumentar a taxa metabólica. Dr. Lieurance também destaca o papel da melatonina no suporte à longevidade, protegendo a saúde celular e reduzindo o estresse oxidativo. Seu guia abrangente revela como a melatonina em altas doses pode ser um elemento crucial para alcançar saúde ideal e prolongar a vida.

O Dr. John Lieurance, que é um grande amigo meu, escreveu o seguinte trecho sobre a melatonina, especificamente para este livro:

> A melatonina é frequentemente mal compreendida como sendo apenas um hormônio do sono, mas, na verdade, é a molécula definitiva da resiliência, oferecendo suporte a nível celular, especialmente em tempos de estresse. Embora o estresse seja comumente percebido como uma carga mental ou emocional, a forma mais fundamental de estresse é a inflamação. A medicina

convencional tem limitado a melatonina ao papel de auxiliar do sono, ignorando seus benefícios mais amplos. Infelizmente, esse foco excessivo em fármacos frequentemente leva ao descaso com alternativas naturais poderosas como a melatonina — que podem ser extremamente eficazes e acessíveis. Será que a melatonina serve apenas para dormir? A verdade é que a melatonina é produzida em todas as células do seu corpo. Ela é especialmente concentrada no intestino, onde seus níveis são 400% mais altos do que em outras regiões, sustentando a flora benéfica por meio de um processo chamado *enxameação do microbioma*. Nos neurônios do cérebro e nas fibras musculares do coração, a melatonina protege esses tecidos vitais contra danos. Ela desempenha um papel crucial na manutenção da produção ideal de energia celular, garantindo que suas células funcionem de forma eficiente mesmo sob estresse. Quando o estresse celular se torna intenso demais, as mitocôndrias — as usinas de energia da célula — se desligam, forçando a célula a produzir energia por meio de um processo menos eficiente chamado fermentação. Essa mudança, conhecida como efeito Warburg, faz parte da tentativa do corpo de se adaptar ao estresse, um fenômeno recentemente descrito como 'resposta de perigo celular'. Mas onde entra a melatonina nesse cenário? Como antioxidante de primeira linha, a melatonina neutraliza os subprodutos do metabolismo do oxigênio, prevenindo os danos e a degeneração celular que levam a condições como infecções, toxicidade, aterosclerose e até mesmo o envelhecimento. Estudos demonstraram que a administração exógena de melatonina pode reinicializar os sistemas do corpo durante períodos de estresse extremo. Por exemplo, pesquisas mostraram que a melatonina pode aumentar drasticamente as taxas de sobrevivência diante de alguns dos microrganismos mais letais já conhecidos pela humanidade." [34]E quanto à covid? Estudos demonstraram que a melatonina pode ser um tratamento eficaz para a covid, não apenas reduzindo o risco de morte, mas também diminuindo a taxa de transmissão em 54%. [35] [36]

A suplementação de melatonina é segura, mesmo em doses mais elevadas. Pesquisas extensas demonstraram ausência de efeitos negativos, mesmo em doses equivalentes a 150.000 mg para um adulto médio. Como a melatonina não cria um mecanismo de retroalimentação negativa, seus benefícios são significativos e os riscos são mínimos ou inexistentes. Descobri que a administração da melatonina por via retal, como no caso do Sandman, da MitoZen, é particularmente eficaz devido à baixa biodisponibilidade oral da melatonina — apenas cerca de 2,5% da melatonina ingerida por via oral chega à corrente sanguínea. Pude observar benefícios notáveis da melatonina em altas doses, tanto em mim quanto em meus pacientes — alguns dos quais recebem regularmente prescrições de 200 mg ou mais.

Em conclusão, não há motivo para temer a melatonina. Muito pelo contrário, ela pode ser uma poderosa aliada no mundo moderno, onde somos constantemente bombardeados por estressores que podem desligar nossa produção de energia celular. Sem uma adaptação adequada a esses estressores, a doença se torna provável. Para envelhecer com saúde e vitalidade, considere incluir a melatonina na sua rotina noturna — especialmente após os 40 ou 50 anos.

O estudo *"Is Melatonin the 'Next Vitamin D'?" (A Melatonina é a "Nova Vitamina D")* revisa a compreensão crescente sobre as funções da melatonina para além da regulação do sono. O estudo destaca as propriedades antioxidantes da melatonina, seu papel na função imunológica e sua influência na saúde mitocondrial, comparando-a à vitamina D em termos dos amplos efeitos positivos sobre a saúde. O estudo sugere que a melatonina pode ser tão significativa quanto a vitamina D na manutenção da saúde geral.[37]

Tecnologias Vestíveis de Biohacking para Acompanhar Seu Progresso

Vivemos em um mundo extraordinário, no qual temos mais acesso à informação pelo celular do que o presidente dos Estados Unidos tinha há apenas 30 anos. À medida que o campo do biohacking se torna cada vez mais popular, mais dispositivos para monitorar nosso progresso metabólico têm chegado ao mercado. Nesta seção, vou apresentar os melhores dispositivos vestíveis de biohacking para incluir no seu Reset de 30 Dias pela Liberdade Metabólica. Eles não são obrigatórios para que o seu reset seja bem-sucedido, mas podem acelerar seus resultados caso decida utilizá-los. Sinta-se livre para escolher qualquer um dos dispositivos a seguir que mais se alinhe com você.

Monitor Contínuo de Glicose (CGM)

Esse é um recurso revolucionário no gerenciamento da saúde metabólica, pois oferece dados em tempo real sobre os níveis de glicose no sangue. Diferente dos métodos tradicionais de monitoramento, que exigem picadas no dedo em intervalos, o CGM acompanha continuamente os níveis de glicose ao longo do dia e da noite por meio de um pequeno sensor inserido sob a pele. O monitor contínuo de glicose é aplicado fixando um pequeno sensor na pele, geralmente no abdômen ou na parte superior do braço, que mede a glicose no fluido intersticial através de um filamento minúsculo logo abaixo da superfície da pele. Essa tecnologia fornece leituras dinâmicas de glicose a cada poucos minutos, permitindo que a pessoa veja em tempo real como seus níveis de glicose reagem aos alimentos, ao exercício, ao estresse e ao sono.

Os benefícios do uso de um CGM vão muito além da praticidade: ele oferece ao usuário os dados necessários para tomar decisões informadas sobre estilo de vida e alimentação, ajuda a identificar padrões e tendências glicêmicas, e pode melhorar significativamente o controle da glicose. Além disso, os CGMs podem alertar sobre picos ou quedas perigosas nos níveis de açúcar no sangue, prevenindo possíveis crises de saúde. Por isso, os monitores contínuos de glicose são valiosos não apenas para pessoas com diabetes, mas também para quem deseja otimizar sua saúde metabólica de forma geral e prevenir o surgimento de doenças metabólicas.

Monitores de Sono

No universo da otimização da saúde metabólica, dispositivos vestíveis para rastrear o sono, como o Oura Ring e a pulseira WHOOP, oferecem insights abrangentes sobre a qualidade, duração e padrões do sono, com uma análise detalhada dos diferentes estágios — sono profundo, leve e REM. O Oura Ring, por exemplo, monitora uma variedade de sinais fisiológicos, incluindo variabilidade da frequência cardíaca, temperatura corporal e frequência respiratória, para fornecer um panorama mais preciso da saúde do sono como um todo. De forma semelhante, a pulseira WHOOP se destaca ao monitorar não apenas o sono, mas também a recuperação e o nível de esforço, proporcionando ao usuário uma visão holística de como as atividades diárias afetam o descanso noturno.

ESTRATÉGIAS PARA DORMIR MELHOR A PARTIR DE HOJE À NOITE

- **Esfrie o quarto:** Ajuste a temperatura para entre 15 e 20 °C. Essa faixa mais fria ajuda a reduzir a temperatura central do corpo, o que sinaliza ao organismo que é hora de dormir. Considere usar um colchão com sistema de resfriamento para controlar a temperatura.

- **Limite o uso de eletrônicos:** Desligue todos os dispositivos pelo menos uma hora antes de dormir. A luz e a estimulação das telas atrasam a liberação de melatonina e podem elevar a frequência cardíaca, dificultando o relaxamento.

- **Elimine a luz:** Bloqueie todas as fontes de luz para estimular a produção de melatonina, essencial para um sono reparador e para a saúde em geral. Cortinas blackout ou máscaras de dormir podem fazer uma grande diferença.

- **Pare de comer pelo menos 3 horas antes de dormir:** Evitar alimentos nesse intervalo permite que o corpo se concentre no descanso e na recuperação, em vez da digestão, que pode atrapalhar os estágios profundos e restauradores do sono.

- **Aproveite a "Janela de Ouro do Sono":** durma entre 22h e 2h da manhã para obter os maiores benefícios restauradores. Esse período está alinhado com o seu ritmo circadiano e é conhecido por dobrar o valor de cada hora de sono.

- **Exponha seus olhos à luz do sol pela manhã e ao entardecer:** a luz solar da manhã ajuda a regular o ritmo circadiano sinalizando que é hora de estar desperto, enquanto a luz do entardecer auxilia no processo de desaceleração, promovendo um sono mais profundo e restaurador.

Os benefícios de utilizar rastreadores de sono vão muito além do simples monitoramento: ao fornecer dados acionáveis, esses dispositivos capacitam o usuário a tomar decisões mais informadas sobre seu estilo de vida — desde ajustes na rotina noturna até a otimização do nível de atividade física. Os insights obtidos por meio desses rastreadores podem levar à melhora da higiene do sono, recuperação mais eficaz, desempenho atlético ampliado e bem-estar geral. Além disso, ao evidenciar tendências e desvios nos padrões de sono, esses dispositivos podem alertar para possíveis problemas de saúde, permitindo intervenções precoces. No contexto da saúde metabólica, um sono de qualidade é essencial, já que noites mal dormidas estão associadas à resistência à insulina, ganho de peso e uma série de outras disfunções metabólicas. Por isso, integrar rastreadores de sono à sua rotina de saúde pode ser um divisor de águas para conquistar e manter a Liberdade Metabólica.

Dispositivos de Biohacking que Reduzem a Inflamação e Equilibram o Sistema Nervoso

A inflamação e o estresse são extremamente prejudiciais à sua saúde metabólica. Por isso, alguns dispositivos de biohacking utilizam sons, visualizações e vibrações para acalmar o corpo, reduzir o estresse e ajudar a alcançar estados mais profundos de relaxamento. Eles promovem um sono de melhor qualidade e melhoram a saúde mental e o bem-estar geral ao ajudar a regular o sistema nervoso autônomo, reduzindo o estresse e promovendo um estado de equilíbrio entre as respostas simpática (luta ou fuga) e parassimpática (descanso e digestão). Os dispositivos a seguir alcançam isso e muito mais.

BrainTap

Essa ferramenta inovadora foi criada para melhorar a saúde mental e o desempenho cognitivo por meio do sincronização das ondas ondas cerebrais. Ela combina terapia de som e luz para sincronizar as ondas cerebrais. O usuário normalmente utiliza um headset que transmite esses estímulos pelas vias auditiva e visual, conduzindo o cérebro a estados específicos associados ao relaxamento profundo, à melhora da concentração e a uma função cognitiva otimizada.

Um dos principais benefícios do BrainTap é sua capacidade de reduzir o estresse. O sistema utiliza visualizações guiadas e áudios relaxantes para ajudar o usuário a entrar em um estado de profundo relaxamento, o que pode diminuir significativamente os níveis de estresse e promover bem-estar mental. Além disso, o BrainTap pode melhorar a qualidade do sono ao induzir um estado de relaxamento antes de dormir — fundamental para um sono realmente restaurador.

O dispositivo também é útil para aprimorar o desempenho cognitivo: o uso regular pode levar a melhorias na concentração e na clareza mental, tornando-o uma ferramenta valiosa para quem deseja otimizar a performance mental, seja no trabalho, nos estudos ou no desenvolvimento pessoal. Ao integrar sessões de BrainTap à rotina diária, é possível experimentar benefícios duradouros, como redução da ansiedade, maior controle emocional e mais resiliência mental.

Almofada de Meditação inHarmony

Essa almofada é uma ferramenta versátil e inovadora criada para aprimorar sua prática de meditação por meio do poder da terapia vibroacústica. Lançada em 2020, ela utiliza vibrações sonoras e musicais que penetram no corpo, ajudando você a alcançar estados meditativos mais profundos, rápidos e duradouros. Ao integrar os efeitos da vibroacústica, a almofada proporciona uma experiência musical imersiva, tornando a meditação mais prazerosa e sustentável, promovendo relaxamento e reduzindo o estresse e a ansiedade rapidamente.

A almofada conecta os usuários a uma comunidade de apoio por meio do aplicativo inHarmony, que oferece acesso a meditações guiadas, cânticos, exercícios de respiração e palestras educativas em tempo real, conduzidas por profissionais. Produzida com materiais ecológicos, ela foi projetada para oferecer conforto e portabilidade. É adequada para diversos ambientes, incluindo casa, escritório e viagens, sendo uma escolha prática para quem deseja aprofundar sua prática de atenção plena. Usuários relatam benefícios como aumento da concentração, clareza mental, melhora do humor e redução do tempo de recuperação muscular. A Almofada de Meditação inHarmony também favorece a postura e o alinhamento corretos, o que ajuda a aliviar desconfortos durante sessões de meditação prolongadas.

Apollo Neuro

Dispositivo vestível revolucionário, o Apollo Neuro foi desenvolvido para aumentar a resiliência ao estresse por meio da aplicação de vibrações suaves no corpo, que estimulam o sistema nervoso parassimpático. Usado no pulso ou tornozelo, o Apollo Neuro utiliza uma terapia tátil cientificamente comprovada para ajudar os usuários a gerenciar o estresse, melhorar o foco e a qualidade do sono. Essas vibrações imitam ritmos naturais, ajudando o corpo a sair do estado de luta ou fuga e entrar no estado de repouso e digestão, promovendo uma sensação de calma e bem-estar. Estudos demonstraram que o uso regular do Apollo Neuro pode levar a reduções significativas nos níveis de estresse e ansiedade, melhora na variabilidade da frequência cardíaca e padrões de sono mais saudáveis — todos fatores cruciais para manter a saúde metabólica. Ao incorporar o Apollo Neuro na rotina diária, os usuários conseguem gerenciar melhor suas respostas ao estresse, otimizando assim o funcionamento metabólico e o bem-estar geral.

Meus Biohacks Favoritos que Utilizam Hormese

Como discutimos, hormese é um tipo de estresse aplicado ao organismo que obriga as células a se adaptarem. Essa adaptação gera células mais saudáveis, menos inflamação e maior resiliência. Os biohacks apresentados nesta seção utilizam luz vermelha e infravermelha próxima, terapias com calor e frio, e pulsos eletromagnéticos para estimular a hormese e promover melhor saúde metabólica e perda de gordura.

Terapia com Luz Vermelha (TLV)

Os dispositivos de TLV surgiram como uma ferramenta revolucionária no campo da saúde metabólica, oferecendo um método não invasivo e respaldado pela ciência para aprimorar a função celular e promover o bem-estar geral. Esses dispositivos podem ser usados para exposição à luz com o objetivo de regular os ritmos circadianos e impulsionar processos metabólicos.

A TLV funciona emitindo comprimentos de onda de luz vermelha e infravermelha próxima que penetram na pele, estimulando a função mitocondrial

— as usinas de energia das nossas células. Esse aprimoramento da atividade mitocondrial acelera a produção de energia, auxilia na reparação de tecidos e reduz a inflamação — todos fatores essenciais para o funcionamento metabólico ideal. Além disso, o uso consistente da terapia com luz vermelha demonstrou melhorar a sensibilidade à insulina, auxiliar na perda de peso e acelerar a recuperação muscular, tornando-se um recurso valioso para qualquer protocolo de saúde metabólica. Incorporar a TLV à rotina diária pode ser uma estratégia decisiva no combate a distúrbios metabólicos e na promoção da vitalidade a longo prazo. A dosagem ideal parece ser de 10 minutos, duas vezes por dia.

Muitas pesquisas foram conduzidas sobre o uso da TLV. Por exemplo, um artigo de revisão abrangente resumiu uma grande quantidade de estudos sobre os efeitos da terapia com luz vermelha e infravermelha próxima na saúde da pele. O artigo abordou diversas aplicações — incluindo cicatrização de feridas, antienvelhecimento e tratamento de condições cutâneas como acne e psoríase — e destacou os efeitos positivos da TLV na produção de colágeno, na redução da inflamação e no rejuvenescimento geral da pele. [38]

Outro estudo explorou os mecanismos celulares e moleculares por trás da TLV, com foco em seu impacto nas mitocôndrias — explicando como a terapia com luz vermelha pode aprimorar a função mitocondrial, levando ao aumento da produção de energia celular, redução do estresse oxidativo e melhora na reparação tecidual. Essa pesquisa oferece insights valiosos sobre os processos fundamentais que sustentam os efeitos terapêuticos da TLV. [39]

Um outro estudo investigou os efeitos da TLV sobre a gordura abdominal em indivíduos com sobrepeso. Os participantes que receberam os tratamentos com TLV apresentaram uma redução significativa na circunferência da cintura em comparação com o grupo controle. Esse estudo sugere que a TLV pode ajudar a atingir depósitos localizados de gordura e promover o contorno corporal.[40]

Por fim, um ensaio clínico randomizado analisou o impacto da TLV nas medidas corporais de indivíduos em busca de contorno corporal não invasivo. O estudo constatou que os participantes que receberam os tratamentos com TLV tiveram reduções significativas nas circunferências da cintura, quadris e coxas em comparação com o grupo controle, oferecendo ainda mais respaldo ao potencial da TLV para reduzir a gordura corporal e melhorar a forma física.[41]

Escolhendo um Dispositivo de Terapia com Luz Vermelha

Escolher o dispositivo ideal de RLT pode parecer uma tarefa complicada, mas entender a ciência por trás dos comprimentos de onda ajuda a tomar uma decisão informada. Aqui vão algumas dicas:

1. **Priorize comprimentos de onda eficazes**: Pesquisas indicam que a luz vermelha (620 a 700 nm) e a luz infravermelha próxima (NIR) (780 a 850 nm) são os comprimentos de onda mais eficazes para benefícios terapêuticos. A luz vermelha atua principalmente na pele, promovendo a produção de colágeno, reduzindo a inflamação e melhorando condições cutâneas. A luz NIR penetra mais profundamente, podendo auxiliar na recuperação muscular, na redução da dor e na melhora da função celular.

2. **Considere seus objetivos**: Dispositivos com comprimentos de onda na faixa da luz vermelha (630 nm, 660 nm) são ideais para tratar questões relacionadas à pele, como rugas, acne e cicatrização de feridas. Já os comprimentos de onda NIR (810 nm, 830 nm, 850 nm) são mais eficazes para penetração em tecidos mais profundos, podendo ajudar no controle da dor, na redução da inflamação e na recuperação muscular. Dispositivos que combinam luz vermelha e NIR oferecem uma gama mais ampla de benefícios tanto para a pele quanto para os tecidos profundos.

3. **Verifique as especificações do dispositivo**: Certifique-se de que o aparelho informa claramente os comprimentos de onda que emite e sua potência (medida em miliwatts ou mW). Uma potência mais alta geralmente significa maior penetração e resultados potencialmente mais rápidos.

As marcas que eu pessoalmente uso para dispositivos de luz vermelha incluem Bon Charge, SaunaSpace, Joovv e Mito Red Light. Você também pode encontrar aparelhos de luz vermelha em muitos spas, academias, clínicas dermatológicas e consultórios de quiropraxia.

Exposição ao Frio

Uma ferramenta poderosa para melhorar a saúde metabólica, essa abordagem terapêutica envolve expor o corpo a temperaturas frias por meio de métodos como banhos de gelo, mergulhos frios, crioterapia ou duchas frias. Dispositivos de crioterapia e mergulhos frios podem ser encontrados em centros de bem-estar, spas, clínicas de medicina esportiva e consultórios de quiropraxia. O principal benefício da terapia com frio está em sua capacidade de estimular a ativação da gordura marrom. Diferente da gordura branca, que armazena energia, a gordura marrom queima calorias para gerar calor, aumentando assim o metabolismo. Esse processo de termogênese pode levar à melhora na perda de gordura e no controle de peso, sendo considerado um alvo promissor no combate à epidemia de obesidade.

O maior ativador da gordura marrom é a exposição moderada ao frio. Um estudo descobriu que pessoas com gordura marrom queimavam mais calorias. Como explicou o Dr. Florian W. Kiefer, um dos autores do estudo: "Esses dados melhoram nosso entendimento sobre como a gordura marrom funciona em humanos. Descobrimos que indivíduos com gordura marrom ativa queimaram 20 quilocalorias a mais do que aqueles sem." [42]

Além disso, a exposição ao frio desencadeia uma liberação significativa de epinefrina (adrenalina) e norepinefrina (noradrenalina) no cérebro e no corpo. Essas neuroquímicas aumentam a sensação de alerta e foco. O frio faz com que seus níveis permaneçam elevados por um tempo, e seu efeito prolongado após a exposição é o aumento da energia e do foco, o que pode contribuir para um dia mais produtivo. [43] [44]

Além disso, os níveis elevados de norepinefrina induzidos pela exposição ao frio têm sido associados a diversos benefícios potenciais, incluindo:

- **Melhora do humor**: A norepinefrina está envolvida na regulação do humor, e sua liberação pode contribuir para sensações de bem-estar e euforia.

- **Metabolismo aprimorado**: A norepinefrina pode estimular a atividade da gordura marrom, o que aumenta o gasto energético e pode auxiliar no controle de peso. [45]

- **Alívio da dor**: A norepinefrina pode ter efeitos analgésicos ao ativar vias inibitórias descendentes da dor.

Sessões regulares de terapia com frio também podem reduzir a inflamação, acelerar a recuperação muscular e fortalecer a função imunológica geral. Pesquisas lideradas pelo Dr. Andrew Huberman e outros indicam que acumular 11 minutos de exposição ao frio por semana pode gerar benefícios significativos para a saúde. Esse protocolo envolve sessões curtas de 1 a 5 minutos, distribuídas ao longo de dois a quatro dias.

Um estudo recente sugere que a exposição ao frio pela manhã é mais eficaz do que em horários posteriores. O estudo discute a variação diurna do processo e como ele se manifesta de forma diferente em homens e mulheres. Em homens, a termogênese induzida pelo frio é mais alta pela manhã do que à noite. As mulheres não apresentam diferença na termogênese induzida pelo frio entre manhã e noite; no entanto, o metabolismo lipídico delas é mais modulado pela manhã. O estudo sugere que a atividade do tecido adiposo marrom pode ser mais intensa pela manhã em ambos os sexos. [46]

Vários estudos sugerem que o pré-resfriamento (exposição ao frio) antes do exercício, especialmente em ambientes quentes, pode melhorar o desempenho em atividades de resistência, reduzir a percepção de esforço e potencialmente aumentar a potência muscular. [47] [48]Pessoalmente, acredito que seja uma boa ideia praticar a exposição ao frio **antes** do exercício e não depois, já que o exercício naturalmente gera uma resposta inflamatória saudável — e a exposição ao frio após o treino pode atenuar a capacidade da inteligência inata do corpo de responder ao estresse do exercício. Por esse mesmo motivo, também não é recomendável tomar vários suplementos antioxidantes depois de se exercitar.

Terapia com Calor

Elemento essencial no arsenal da saúde metabólica, a terapia com calor aproveita o poder das altas temperaturas para promover uma série de benefícios à saúde. Ao expor o corpo ao calor por meio de métodos como saunas, banhos quentes ou terapia infravermelha, essa prática induz um estado de hipertermia que desencadeia diversas respostas fisiológicas. Um dos principais benefícios é a melhora da circulação, já que o calor dilata os vasos sanguíneos, aumentando o fluxo de sangue e fornecendo mais oxigênio e nutrientes aos tecidos. Essa circulação aprimorada ajuda na recuperação muscular, reduz a rigidez e alivia dores, sendo especialmente benéfica para quem convive com condições crônicas como a artrite. [49 50]

A terapia com calor também estimula a liberação de proteínas de choque térmico (heat shock proteins), que desempenham um papel crucial na proteção celular contra o estresse e na promoção da reparação celular. Esse processo pode melhorar o funcionamento metabólico e a resiliência do organismo. Além disso, há benefícios desintoxicantes associados à terapia com calor, já que a transpiração ajuda a eliminar toxinas do corpo, auxiliando a função hepática e melhorando a saúde da pele. O uso regular da terapia com calor também tem sido associado à melhora da saúde cardiovascular, redução da inflamação e fortalecimento da função imunológica. Incorporar a terapia com calor a uma abordagem holística de saúde metabólica pode, portanto, proporcionar um impulso abrangente ao bem-estar físico e mental, promovendo longevidade e vitalidade. [51 52 53]

O uso regular de sauna demonstrou melhorar a saúde cardiovascular ao aumentar a frequência cardíaca e melhorar a circulação, efeitos semelhantes aos de exercícios moderados. Isso pode levar a um melhor controle da pressão arterial, maior condicionamento cardiovascular e redução do risco de doenças cardíacas e AVC. Estudos mostraram que pessoas que usam sauna duas a três vezes por semana apresentam uma redução de 12% no risco de AVC — número que salta para 62% entre aqueles que a utilizam de quatro a sete vezes por semana. [54 55]

Para melhores resultados, recomenda-se o uso da sauna em estado de semi-jejum e com hidratação adequada antes e depois das sessões. Pesquisas indicam que cerca de 20 minutos por sessão, totalizando de 60 a 90 minutos por semana, são suficientes para alcançar os benefícios de saúde mencionados acima. Esse tempo pode ser dividido em várias sessões, geralmente de duas a três vezes por semana, com duração de 15 a 20 minutos cada. Você pode encontrar diferentes tipos de sauna em spas e centros de bem-estar, academias, hotéis e resorts.

Tapetes de Terapia de Campo Eletromagnético Pulsado (PEMF)

Os tapetes PEMF (na sigla em inglês) têm ganhado reconhecimento na área da saúde metabólica por sua capacidade de melhorar a função celular e promover o bem-estar geral. A natureza não invasiva da terapia PEMF, que utiliza campos eletromagnéticos para estimular e rejuvenescer as células, funciona emitindo pulsos que penetram profundamente no corpo, energizando as células e intensificando seus processos de reparo.

Um dos principais benefícios dos tapetes PEMF é a melhora da circulação, o que facilita uma melhor entrega de nutrientes e oxigênio aos tecidos, auxiliando na recuperação e reduzindo a inflamação. A terapia PEMF também demonstrou potencial para aumentar o metabolismo celular ao melhorar a função das mitocôndrias, o que pode levar a níveis mais altos de energia, melhor qualidade do sono e redução da dor e da rigidez. Os tapetes PEMF ainda oferecem suporte à saúde óssea ao estimular os osteoblastos, que são cruciais para a formação e a regeneração dos ossos.

Biohacks Gratuitos

Alguns dos melhores biohacks disponíveis para nós são completamente gratuitos. Eles podem não ser tão sofisticados quanto uma sauna infravermelha ou dispositivos de terapia com luz vermelha, mas podem ser igualmente eficazes.

Aterramento (Grounding/Earthing)

O aterramento, também conhecido como grounding ou earthing, envolve o contato direto com a superfície da Terra, como andar descalço ou usar dispositivos condutivos (tapetes e lençóis de aterramento). Acontece que a superfície da Terra possui uma carga negativa natural, gerada principalmente por raios e pelo núcleo derretido do planeta. Essa carga negativa é rica em elétrons livres, constantemente renovados, e, quando fazemos contato direto com o solo, esses elétrons livres podem ser transferidos para o nosso corpo. [56]

Nosso estilo de vida moderno, com excesso de eletrônicos e isolamento do chão, tende a gerar um acúmulo de carga positiva em nossos corpos. Essa carga positiva está associada aos radicais livres — moléculas instáveis que podem danificar as células e contribuir para a inflamação. Acredita-se que o influxo de elétrons da Terra neutralize esses radicais livres, reduzindo efetivamente o estresse oxidativo e a inflamação. Isso é comparável ao uso de um anti-inflamatório de venda livre, como o ibuprofeno, porém sem os possíveis efeitos colaterais prejudiciais. [57]

O falecido Dr. Stephen Sinatra foi um pioneiro na conscientização sobre os inúmeros benefícios do aterramento, especialmente seu impacto na saúde cardiovascular. O método demonstrou reduzir a inflamação, melhorar o fluxo sanguíneo e tornar o sangue mais fluido, o que ajuda a diminuir o risco de doenças cardíacas e AVC. [58]

Defensores também sugerem que ele pode melhorar a saúde metabólica ao neutralizar radicais livres e reduzir a inflamação — um fator-chave no desenvolvimento de doenças crônicas como diabetes tipo 2 e doenças cardiovasculares. Alguns estudos indicam que o aterramento pode levar a um sono melhor, redução da dor e maior fluxo sanguíneo — todos elementos fundamentais para manter o equilíbrio metabólico.

Em maio de 2024, o CDC estimava que 119,9 milhões de adultos nos Estados Unidos — quase metade da população — apresentavam pressão alta, também conhecida como hipertensão. A hipertensão é um dos principais fatores de risco para doenças cardiovasculares. Estudos demonstraram que o aterramento pode levar a melhorias significativas na pressão arterial, sugerindo um possível papel do aterramento no manejo e na prevenção da hipertensão. [59]

O aterramento também promove uma transição do sistema nervoso simpático, que induz ao estresse, para o sistema nervoso parassimpático, responsável por acalmar o corpo, reduzindo assim os níveis de estresse e melhorando a qualidade do sono. Além disso, o aterramento pode aumentar a variabilidade da frequência cardíaca (HRV), um marcador importante do equilíbrio do sistema nervoso autônomo e da saúde cardíaca geral. [60]

Quanto mais você se conecta com a terra, maiores serão os benefícios percebidos. Um bom ponto de partida é praticar o aterramento por 15 a 30 minutos por dia para aproveitar as maravilhosas vantagens metabólicas que mencionei.

Caminhada

O neurocientista Shane O'Mara realizou extensas pesquisas sobre os benefícios da caminhada para a saúde e como essa atividade simples e cotidiana pode melhorar profundamente o bem-estar físico e mental, promovendo, em última análise, a longevidade. Caminhar, especialmente em ambientes naturais, demonstrou reduzir a pressão arterial, melhorar a saúde cardiovascular e diminuir o risco de doenças crônicas como diabetes e obesidade. Caminhadas regulares estimulam os processos metabólicos, ajudando no controle de peso e melhorando a capacidade do corpo de regular os níveis de açúcar no sangue — componentes cruciais para manter a saúde metabólica. As descobertas de O'Mara ressaltam que até mesmo caminhadas de intensidade moderada podem resultar em melhorias significativas nessas áreas, contribuindo para melhores resultados de saúde de forma geral. [61]

Uma metanálise recente, publicada pela Sociedade Europeia de Cardiologia em parceria com a Universidade de Massachusetts Amherst, destacou os significativos benefícios para a saúde de caminhar entre 5.000 e 7.000 passos por dia. Este estudo, que analisou dados de 15 pesquisas envolvendo quase 50 mil participantes, constatou que caminhar pelo menos 7.000 passos diariamente pode reduzir o risco de mortalidade por todas as causas em 50% a 70% em comparação com aqueles que caminham menos. Essa redução no risco de mortalidade foi consistente entre diferentes faixas etárias e gêneros, indicando que aumentar o número de passos diários é uma estratégia universalmente benéfica para prolongar a longevidade.[62]

O estudo também enfatizou que até mesmo um aumento modesto na quantidade de passos diários pode gerar benefícios substanciais para a saúde. Por exemplo, dar 1.000 passos adicionais por dia foi associado a uma redução de 15% no risco de morte por qualquer causa. Da mesma forma, caminhar 500 passos a mais por dia foi correlacionado a uma diminuição de 7% no risco de mortalidade por doenças cardiovasculares. Essas descobertas sugerem que não é necessário alcançar a meta amplamente divulgada de 10.000 passos diários para obter benefícios significativos à saúde; até mesmo aumentos moderados na atividade física podem ter impactos profundos na saúde e na longevidade.[63]

Corroborando ainda mais essas evidências, um estudo do National Heart, Lung, and Blood Institute (NHLBI), que acompanhou mais de 2.000 adultos de meia-idade, demonstrou que aqueles que caminhavam pelo menos 7.000 passos por dia apresentavam um risco significativamente menor de morte ao longo de um período de 11 anos. O estudo também revelou que a intensidade dos passos não teve impacto significativo sobre o risco de mortalidade, reforçando a importância do total de passos dados em detrimento do ritmo em que são dados. Isso fortalece a ideia de que incorporar mais passos à rotina diária, independentemente da velocidade, pode ser uma forma simples e eficaz de melhorar a saúde e aumentar a expectativa de vida.[64]

Caminhar após as Refeições

Agora que já discutimos os benefícios da caminhada diária para a saúde e a longevidade, vamos explorar outro biohack relacionado à própria caminhada. Caminhar após uma refeição pode ser comparado a dar um leve empurrão no metabolismo — como mexer uma panela para evitar que o conteúdo se acomode. Essa atividade simples não apenas auxilia na digestão ao favorecer o trânsito suave dos alimentos pelo trato gastrointestinal — reduzindo o inchaço e o desconforto — como também desempenha um papel crucial na regulação dos níveis de açúcar no sangue.

Ao aumentar a captação de glicose pelos músculos, caminhar após as refeições evita picos de insulina e o consequente armazenamento de gordura, como se o excesso de energia fosse usado imediatamente em vez de ser armazenado. Esse controle aprimorado da glicemia é essencial para o gerenciamento do peso e para a redução do risco de desenvolver diabetes tipo 2. Além disso, a caminhada eleva o gasto energético total, contribuindo para uma maior queima calórica ao longo do dia. Ao incorporar caminhadas regulares após as refeições, é possível impulsionar a saúde metabólica e otimizar a perda de peso, transformando um simples passeio em uma poderosa ferramenta de bem-estar.

Um estudo publicado no *European Journal of Nutrition* investigou os efeitos da caminhada após as refeições sobre a resposta glicêmica com diferentes teores de carboidratos. O estudo, realizado com jovens saudáveis, constatou que uma caminhada vigorosa de 30 minutos após as refeições reduziu significativamente o pico de glicose, independentemente do teor de carboidratos ou da composição de macronutrientes da refeição. Os resultados sugerem que incorporar uma caminhada acelerada após comer pode melhorar o controle glicêmico e ser uma estratégia eficaz para gerenciar os níveis de açúcar no sangue e fortalecer a saúde metabólica. [65]

Combinação de Alimentos

A combinação de alimentos, também conhecida como *food sequencing* ou sequência alimentar, envolve consumir diferentes tipos de alimentos em uma ordem específica para otimizar a saúde metabólica, especialmente os níveis de glicose no sangue após as refeições. O conceito se baseia na ideia de que a ordem em que você consome os alimentos pode impactar significativamente a forma como o corpo processa e responde a diferentes nutrientes — especialmente os carboidratos.

Jessie Inchauspé, bioquímica e fundadora do movimento Glucose Goddess, fez contribuições significativas para a compreensão de como a combinação de alimentos pode otimizar a saúde metabólica, facilitar a queima de gordura e regular os níveis de glicose após as refeições. Suas pesquisas enfatizam a combinação estratégica dos alimentos para minimizar os picos glicêmicos, algo essencial para o gerenciamento da sensibilidade à insulina e para o bom funcionamento metabólico geral. Ela defende a inclusão de fibras, proteínas e gorduras saudáveis no início das refeições para desacelerar a absorção de glicose — abordagem que ajuda a manter os níveis de glicose estáveis e reduz o risco de distúrbios metabólicos como diabetes e obesidade.

O trabalho de Inchauspé também destaca o impacto da sequência alimentar na perda de gordura. Ao evitar picos elevados de glicose, o corpo reduz a secreção de insulina — o que é crucial para o armazenamento de gordura. Níveis mais baixos de insulina favorecem a lipólise, o processo de quebra das reservas de gordura em ácidos graxos livres, que o corpo pode utilizar como energia. Assim, a combinação intencional de alimentos pode auxiliar nos esforços de controle de peso e queima de gordura. Além disso, suas pesquisas ressaltam a importância de evitar carboidratos refinados e açúcares, que provocam flutuações acentuadas da glicemia e picos de insulina subsequentes, incentivando o acúmulo de gordura.

As pesquisas de Inchauspé oferecem diretrizes práticas para o controle dos níveis de glicose após as refeições. Ela sugere o consumo de molhos à base de vinagre ou uma pequena quantidade de vinagre de maçã antes das refeições, para melhorar a sensibilidade à insulina e retardar o esvaziamento gástrico. Seus estudos também enfatizam o benefício da atividade física após as refeições, como uma caminhada leve, para facilitar a captação de glicose pelos músculos, reduzindo assim os níveis de açúcar no sangue. Essas estratégias simples, porém eficazes, são fundamentais para manter a saúde metabólica e prevenir complicações de longo prazo associadas à hiperglicemia crônica.[66][67][68][69]

Outros estudos corroboram as descobertas de Inchauspé. Um deles, de grande relevância, constatou que consumir vegetais e proteínas antes dos carboidratos resultou em uma redução significativa nos níveis de glicose após as refeições. Neste estudo, os participantes que comeram os carboidratos por último apresentaram uma redução de 28,6% nos níveis de glicose aos 30 minutos, 36,7% aos 60 minutos e 16,8% aos 120 minutos, em comparação com quando consumiam os carboidratos primeiro. Os pesquisadores também observaram uma queda de 73% na área incremental sob a curva de glicose, indicando uma redução significativa na exposição total à glicose ao longo do tempo. [70]

Outro estudo apresentou achados semelhantes, mostrando que comer carboidratos por último — após proteínas e vegetais — reduz efetivamente os picos de glicose pós-refeição. Essa abordagem ajuda a desacelerar a digestão dos carboidratos, promovendo uma elevação mais gradual nos níveis de glicose no sangue. Esse método não apenas ajuda a controlar a glicemia, como também pode melhorar a sensibilidade à insulina e a saúde metabólica de forma geral. [71] [72] [73]

***

O que eu mais amo em tudo que compartilhei até aqui neste livro é que essas ferramentas ativam o seu médico interior (sua inteligência inata) para trabalhar a seu favor. Nunca se esqueça: seu corpo foi feito para se autocurar. Ele abriga, em cada célula, o maior médico do mundo — pronto para restaurar e curar, desde que você remova os obstáculos.

Agora que identificamos as principais interferências e as melhores ferramentas para ativar sua inteligência inata, você está pronto para colocar tudo isso em prática? Então vamos começar o seu Reset de 30 Dias para a Liberdade Metabólica!

12

Seu Reset de 30 Dias para a Liberdade Metabólica

Bem-vindo ao seu Reset de 30 Dias para a Liberdade Metabólica, que vai ajudar a restaurar seu metabolismo aplicando os princípios que você aprendeu neste livro. Criei este reset para oferecer um protocolo fácil de seguir, que aproveita a inteligência inata das suas células ao unir práticas ancestrais de cura com o que há de mais moderno na ciência. Ele já funcionou com milhares de pessoas ao redor do mundo — e você é o próximo!

Como você deve se lembrar, a prioridade número um da sua inteligência inata é a sobrevivência. Forçar a adaptação promove a otimização hormonal e resultados mais rápidos. A adaptação hormonal é o processo pelo qual seu corpo ajusta os níveis hormonais em resposta a estressores externos (como exercício, mudanças na alimentação, jejum ou variações de temperatura) para manter o equilíbrio e garantir a sobrevivência.

Você vai conquistar isso durante o reset ao seguir um novo cronograma a cada semana, forçando mudanças hormonais contínuas. O reset de 30 dias funciona tanto para quem nunca praticou cetogênica ou jejum quanto para quem já segue esses protocolos há anos. Vamos utilizar a flexibilidade metabólica para alternar entre queima de açúcar e queima de gordura. Também incluí uma versão avançada, caso você já esteja habituado à cetogênica e ao jejum e deseje um desafio maior. (Vale lembrar que sempre é melhor conversar com seu médico e informá-lo sobre esse novo estilo de vida saudável que você está prestes a adotar.)

Como ex-personal trainer, eu entendo bem o equilíbrio necessário entre tirar você da zona de conforto e ir longe demais. Por isso, desenhei este reset para levá-lo além dos seus limites apenas o suficiente para acender o processo de cura—mas não a ponto de fazer você se sentir miserável ou restringido demais. Como disse Joseph Campbell: "A caverna que você teme entrar guarda o tesouro que você procura."

Uma das principais razões pelas quais as pessoas fracassam ao tentar alcançar seus objetivos é não se prepararem para os obstáculos que muito provavelmente vão surgir. Está tudo bem encontrar dificuldades pelo caminho—o sucesso raramente segue uma linha reta. Vamos utilizar estressores horméticos para alcançar uma cura profunda e queimar gordura, e às vezes isso pode ser difícil. Seu microbioma intestinal vai se transformar, seu paladar vai mudar, e você vai se pegar entrando na cozinha atrás de um lanche antes mesmo de perceber o que está fazendo — até conseguir se conter e manter o rumo. A verdade é que pode ser um saco. Aceite isso. Aguente firme até o SUCESSO! Essa é a minha filosofia!

O livro *You*^{2}, de Price Pritchett, enfatiza o conceito de saltos quânticos na realização pessoal. [1]Ele ilustra isso comparando o crescimento pessoal a foguetes ajustando constantemente sua rota para chegar à Lua — corrigindo o curso para permanecerem no caminho e alcançarem o destino. Essa analogia destaca a importância de pequenos ajustes contínuos e da persistência para alcançar avanços significativos e grandes metas. Sempre digo aos meus alunos: não importa o tombo, importa a volta por cima. Este livro é o seu guia para fazer os ajustes de rota até conquistar o sucesso.

Para Quem É Esse Reset?

O Reset de 30 Dias para a Liberdade Metabólica é para todos! É um caminho incrivelmente eficaz para dominar seu metabolismo, independentemente da idade. Embora os benefícios para a saúde sejam inúmeros, aqui estão alguns dos sintomas e condições com os quais ele mais ajuda:

- resistência à insulina
- SOP (síndrome dos ovários policísticos)
- resistência à perda de peso
- diabetes
- pré-diabetes
- condições cardiovasculares

- doenças autoimunes
- névoa mental
- problemas de memória
- transtornos de humor, como ansiedade e depressão
- disbiose intestinal (também chamada de intestino permeável)
- reparação do intestino após o uso de antibióticos
- desintoxicação após o uso de anticoncepcionais
- cânceres hormonais
- sintomas da menopausa
- baixa energia
- problemas de fertilidade
- falta de motivação
- envelhecimento acelerado
- distúrbios da tireoide
- queda de cabelo

Os Benefícios de Fazer Isso em Comunidade

Existe um provérbio que diz: "Se quiser ir rápido, vá sozinho. Se quiser ir longe, vá acompanhado." O Estudo de Desenvolvimento Adulto de Harvard, um dos estudos longitudinais mais longos e abrangentes já realizados, revela os profundos benefícios das relações positivas sobre a saúde e a felicidade. [2] Iniciado em 1938, esse estudo ainda em andamento acompanhou 724 participantes de diferentes origens ao longo de décadas. Os resultados são claros: aqueles que mantiveram relações próximas e de apoio com a família, amigos e comunidade apresentaram melhor saúde física, maior longevidade e níveis mais altos de felicidade e satisfação com a vida. Laços sociais fortes também trouxeram benefícios significativos para a saúde mental, funcionando como proteção contra o estresse e a depressão, além de contribuírem para o bem-estar geral. Esse estudo reforça a importância vital de cultivar relações positivas para uma vida longa, feliz e saudável.

O ser humano é, por natureza, um ser social que prospera em ambientes comunitários — esses contextos nos oferecem senso de identidade, propósito e segurança. Conexões sociais elevam o bem-estar emocional, promovem cooperação e criam uma rede de apoio que nos ajuda a enfrentar os desafios da vida. Em essência, nossa necessidade de interação e pertencimento é profundamente enraizada, evidenciando o papel fundamental da comunidade na experiência humana.

Há muitas formas de construir uma comunidade ao seu redor. Convide um amigo ou familiar para fazer os 30 dias com você, crie um clube do livro ou participe das minhas comunidades online em www.benazadi.com. Você não está sozinho. Há muitas pessoas por aí em busca da Liberdade Metabólica. Estamos todos na torcida por você.

Adaptando-se à Queima de Gordura: O Primeiro Passo Rumo à Liberdade Metabólica

Como discutimos anteriormente, cerca de 93% dos adultos nos Estados Unidos estão queimando açúcar em vez de gordura. O primeiro passo rumo à liberdade metabólica é ensinar seu metabolismo a queimar gordura em vez de açúcar. Esse processo é chamado de adaptação à queima de gordura — quando você passa a queimar a gordura armazenada no seu corpo em vez do açúcar circulando na corrente sanguínea.

Já guiei mais de 5.000 alunos pelo meu programa online Keto Kamp Academy e ajudei essas pessoas a começarem a queimar gordura em vez de açúcar em apenas sete dias — e sem sintomas! Há quatro formas simples de alcançar esse primeiro passo: evitar certos alimentos, seguir a regra 2/2/2, tomar um coquetel cetogênico e evitar beliscar entre as refeições. Vamos analisar cada uma delas em detalhes.

1. Evite Certos Alimentos

Existem dois principais bloqueadores que impedem seu metabolismo de queimar a gordura armazenada: o hormônio insulina e a inflamação da membrana celular. Evitar alimentos que elevam a glicose e a insulina, junto com aqueles que causam inflamação nas membranas celulares, vai ajudar você a entrar rapidamente no modo de queima de gordura e garantir o sucesso do reset de 30 dias.

Açúcares refinados, farinhas refinadas e a maioria dos carboidratos

A primeira categoria de alimentos a evitar inclui aqueles com alto índice glicêmico, que elevam a glicose no sangue após o consumo. Quando a glicose no sangue aumenta, o pâncreas é sinalizado a produzir insulina para transportar esse excesso para dentro das células — e nesse processo, você está queimando açúcar, não gordura. Para se adaptar à queima de gordura e entrar em cetose nos primeiros sete dias do seu reset, é necessário eliminar os seguintes alimentos:

- pão branco
- massas doces (como donuts, muffins e bolos)
- cereais matinais açucarados
- biscoitos e bolachas
- balas e doces
- bebidas adoçadas (refrigerantes, energéticos e chás adoçados)
- macarrão
- pizza
- snacks industrializados (como crackers e salgadinhos)
- sorvetes e sobremesas congeladas

Quando o objetivo é fazer com que o metabolismo queime gordura corporal armazenada e use corpos cetônicos como fonte de energia, é necessário considerar o total de carboidratos consumidos. O americano médio consome 250 gramas de carboidratos por dia; a maioria das pessoas precisa reduzir esse número para menos de 50 gramas por dia para alcançar a cetose e a queima de gordura.

Não recomendo uma redução drástica de carboidratos no início do reset, pois isso pode causar sintomas desconfortáveis como fadiga, fezes amolecidas e dores de cabeça. Em vez disso, uma redução gradual costuma funcionar muito bem. (Veja na página 180 uma lista de carboidratos saudáveis.) Se você está se perguntando se frutas são permitidas no plano, a resposta é sim —mas depende do tipo de fruta e da quantidade consumida. As melhores opções compatíveis com a cetogênica incluem mirtilos, framboesas, coco, abacate, abobrinha, abóbora e azeitonas.

Veja um exemplo de como essa redução pode ocorrer durante os primeiros sete dias, com base em uma pessoa que consumia 250 gramas de carboidratos por dia antes de iniciar o reset. Ajuste conforme necessário:

- Dia 1: 200 gramas de carboidratos totais
- Dia 2: 150 gramas de carboidratos totais
- Dia 3: 100 gramas de carboidratos totais
- Dia 4: 75 gramas de carboidratos totais
- Dia 5: 50 gramas ou menos de carboidratos totais

Depois de alguns dias com 50 gramas ou menos de carboidratos por dia, acontece a transição metabólica para a cetose e a queima de gordura. Você pode usar diversos aplicativos gratuitos para registrar seus alimentos e calcular o total de carboidratos — alguns dos meus preferidos são o Cronometer e o MyFitnessPal.

Óleos Inflamatórios

Você também deve evitar os óleos inflamatórios, que provocam inflamação nas células e aumentam a resistência à insulina. Esses óleos dificultam a prática do jejum e impedem a queima de gordura, por isso recomendo fortemente que você os elimine da sua cozinha e os substitua pelas opções mais saudáveis que vou apresentar na próxima etapa.

Aqui está uma lista dos óleos prejudiciais que você deve evitar:

- óleo de canola
- óleo de milho
- óleo de algodão
- óleo de colza
- óleo parcialmente hidrogenado
- óleo vegetal
- óleo de girassol
- óleo de cártamo
- óleo de soja
- óleo de farelo de arroz
- óleo de semente de uva
- óleo de amendoim refinado

Substâncias Químicas

O terceiro grupo de alimentos a eliminar inclui aqueles repletos de substâncias químicas. Esses são os ingredientes tóxicos mencionados no Capítulo 7, que aumentam a resistência à insulina e dificultam a adaptação à queima de gordura. Esses compostos também provocam inflamação celular e são conhecidos como obesogênicos e diabetogênicos.

Ingredientes sintéticos comuns que você deve evitar:

- adoçantes artificiais (como aspartame, sacarina, sucralose)
- xarope de milho rico em frutose (HFCS)
- corantes artificiais (como Vermelho 40, Amarelo 5, Azul 1)
- glutamato monossódico (MSG)
- nitrito de sódio e nitrato de sódio
- gorduras trans (óleos parcialmente hidrogenados)
- conservantes (como BHA, BHT, TBHQ)
- aromatizantes artificiais
- bromato de potássio

- propilenoglicol

2. Siga a Regra 2/2/2

Esta próxima etapa deve ser feita em conjunto com a anterior. O objetivo aqui é acostumar seu metabolismo a queimar ácidos graxos em vez de açúcar. Imagine seu metabolismo como uma tripulação experiente navegando um navio que há muito tempo depende do açúcar como principal fonte de combustível. À medida que você começa a reduzir os carboidratos e eliminar os alimentos inflamatórios, essa tripulação fica apreensiva, sem saber como manter o navio em movimento sem sua fonte de energia habitual. Nesse momento crucial, seu corpo pode demonstrar sinais de desconforto — como um navio à deriva sem o combustível de sempre.

Para manter o rumo e continuar avançando, é preciso introduzir uma nova fonte de energia confiável: gorduras saudáveis e anti-inflamatórias. Essas gorduras funcionam como um vento fresco nas velas, fornecendo ao seu metabolismo a energia de que ele precisa para seguir viagem sem tropeços. Ao abastecer seu corpo com essas gorduras benéficas, você garante uma transição tranquila, permitindo que sua tripulação metabólica se adapte e prospere, navegando com confiança e leveza pelas águas dessa mudança alimentar.

A melhor forma de evitar os desejos, estabilizar sua glicemia e fazer uma transição suave para o modo de queima de gordura é com a regra 2/2/2. Durante os primeiros sete dias do seu reset de 30 dias, você vai praticar a regra 2/2/2:

- 2 colheres de sopa de manteiga de vaca alimentada com pasto, ghee de pasto, gordura bovina ou gordura de pato

- 2 colheres de sopa de óleo de coco ou óleo de TCM

- 2 colheres de sopa de azeite de oliva ou óleo de abacate

Você não vai consumir todas essas gorduras saudáveis em uma única refeição; distribua ao longo das três refeições do dia. Você pode usá-las para cozinhar, preparar molhos para salada, pastas e muito mais. Se achar que é muita gordura para consumir em um único dia, pode adaptar para a regra 1/1/1 e usar uma colher de sopa de cada tipo de gordura em vez de duas.

Além dessas gorduras, você também vai incluir as seguintes proteínas saudáveis:

- carne bovina de pasto
- carne suína
- cordeiro
- ovo
- peru
- frango
- sardinha selvagem
- salmão selvagem
- embutidos como salame e presunto cru (sem nitrato)

É claro que você deve continuar consumindo vegetais na sua alimentação, por todos os benefícios incríveis que eles oferecem à saúde. Aqui está uma lista dos melhores vegetais compatíveis com a cetogênica:

- brócolis
- couve-de-bruxelas
- rúcula
- aspargos
- repolho
- cogumelos
- alface
- pepino
- alcachofra
- rabanete
- aipo

Se estiver se perguntando sobre o tamanho das porções, aqui vai uma ótima notícia: você não precisa se preocupar com isso nem contar calorias, já que seu corpo naturalmente não calcula essas coisas.

Em vez disso, concentre-se em comer até se sentir satisfeito. Seu corpo possui mecanismos internos de saciedade, e o objetivo aqui é sentir-se saciado, não restringido. Comer até a saciedade ajuda a evitar desejos entre as refeições e garante que você permaneça no caminho certo.

3. Beba um Coquetel Cetogênico

Os carboidratos são armazenados no corpo junto com água, então, quando você reduz a ingestão de carboidratos, o organismo inicialmente elimina o excesso de água, o que proporciona uma aparência mais "seca" rapidamente. A redução dos carboidratos também diminui a liberação de insulina, fazendo com que os rins excretem mais sódio, o que desequilibra eletrólitos essenciais como sódio, potássio e magnésio. Esses eletrólitos são fundamentais para a hidratação, produção de energia e funcionamento celular geral. À medida que o consumo de carboidratos diminui, o desequilíbrio eletrolítico pode causar sintomas da gripe cetogênica, como dores de cabeça e fadiga.

Garantir uma hidratação adequada e uma boa reposição de eletrólitos é essencial, e por isso eu criei o Coquetel Cetogênico do Keto Kamp. Beba-o todas as manhãs, por pelo menos sete dias.

COQUETEL CETOGÊNICO DO KETO KAMP

- 480 ml de água mineral
- 2 colheres de sopa de vinagre de maçã
- 2 colheres de chá de creme de tártaro (para um reforço de potássio)
- 1 pitada de sal de alta qualidade

Misture todos os ingredientes em um copo e beba.

4. Evite Beliscar Entre as Refeições

Cada vez que você belisca, a insulina se eleva e o processo digestivo é ativado. Isso bloqueia a queima de gordura e desvia energia das suas atividades do dia a dia para lidar com a digestão. Fica muito mais difícil ensinar seu metabolismo a queimar gordura em vez de açúcar quando você está constantemente ativando a insulina.

Nos primeiros sete dias do seu reset de 30 dias, consuma três refeições por dia, sem lanches entre elas. Por exemplo, seu cronograma pode ser: café da manhã às 8h, almoço ao meio-dia e jantar às 19h. Isso permite que a insulina caia entre as refeições e durante o sono noturno. Se você já pratica o jejum intermitente, continue com seu protocolo preferido nesses primeiros sete dias.

Dias de Flexibilidade Metabólica

Durante o reset de 30 dias, você vai encontrar os chamados dias de flexibilidade metabólica — também conhecidos como dias de flex cetogênico. São dias planejados em que você sai intencionalmente da cetose para voltar à queima de açúcar. Essa estratégia é excelente para desenvolver a flexibilidade metabólica e também oferece mais flexibilidade ao seu plano como um todo.

A maioria das pessoas tem metabolismo inflexível porque o corpo está "preso" na queima de açúcar. Mas também existe o grupo oposto: pessoas que estão "presas" na queima de gordura, o que igualmente causa inflexibilidade metabólica. O objetivo é tornar-se eficiente em alternar entre as duas fontes de combustível: açúcar e gordura. Alcançar essa flexibilidade metabólica aprimora o funcionamento do metabolismo e ajuda a evitar ou superar platôs na perda de peso.

Você pode usar os dias de flex (ou de festa) para eventos sociais, como os fins de semana. Nesses dias, você não seguirá uma alimentação cetogênica nem praticará jejum. Em vez disso, fará três refeições e aumentará o total de carboidratos para 150 gramas no dia. Porém, esses carboidratos ainda precisam ser versões saudáveis — nada de massas doces, salgadinhos, biscoitos, pizza, sorvetes e outros alimentos da lista de "alimentos a evitar".

É importante reduzir o total de gorduras conforme aumenta o total de carboidratos, pois combinar carboidratos altos com gordura alta não é saudável para o metabolismo. O total de gorduras deve ser mantido abaixo de 50 gramas em cada dia de flexibilidade metabólica. Aqui está uma lista de carboidratos saudáveis para incluir nos seus dias de flexibilidade metabólica:

- uva
- manga
- cranberry
- banana-da-terra
- mirtilo
- tangerina
- goiaba
- coco
- mamão
- framboesa
- abacaxi
- toranja
- amora
- melão
- maracujá
- melancia
- morango
- romã

- maçã
- pó de amido resistente
- nectarina
- pera
- banana
- figo
- farinha de banana-da-terra
- arroz selvagem
- cenoura
- abobrinha
- farinha/amido de tapioca
- damasco
- kiwi
- laranja
- abobrinha italiana
- tâmara
- abóbora-menina
- arroz negro
- inhame
- alcachofra
- mandioca
- vagem
- cereja
- lichia
- pêssego
- ameixa
- araruta
- abóbora
- batata-doce
- arroz integral
- arroz branco
- moranga
- taro

Dicas para Ter Sucesso no Seu Reset

Como mencionei no Capítulo 10, seu ambiente vai determinar seu sucesso. Por isso, é uma boa ideia começar fazendo uma auditoria no seu ambiente doméstico e de trabalho. Remova os alimentos que mais despertam tentações — qualquer coisa que possa desviar você do caminho. Um dos meus alimentos preferidos é pipoca. Eu poderia beliscar isso o dia todo. Mas a pipoca tem alto índice glicêmico, então comê-la não favorece a queima de gordura. Tive que tirar a pipoca e outros alimentos "gatilho" da minha cozinha, porque, se eu soubesse que estavam ali, acabaria comendo. Não era seguro tê-los em casa. Identifique quais alimentos não são seguros para você manter em casa ou no escritório — e elimine-os.

Depois, faça uma auditoria no seu ambiente de relacionamentos. Seus amigos, familiares e colegas de trabalho vão apoiar você ou puxar você para baixo (lembre-se da analogia dos caranguejos no balde). Recomendo que você faça esse exercício rápido: pegue uma folha em branco, trace uma linha vertical no meio e depois uma linha horizontal no topo. No canto superior esquerdo, escreva a palavra *drenam* e, no canto superior direito, *recarregam*. Agora pense nas suas relações. A cada pessoa que vier à mente, coloque-a em uma dessas duas categorias: quem drena sua energia ou quem recarrega.

Como saber se alguém drena ou recarrega sua energia? Bem, quando você conversa com essa pessoa, sente-se esgotado depois? Ela vive colocando defeito, desacreditando seus planos? Se for o caso, ela pertence à categoria dos que drenam. Mas se você se sente animado e energizado depois de falar com ela, e se essa pessoa apoia seus objetivos, coloque-a na categoria dos que recarregam. Faça isso com todas as pessoas da sua vida.

Após concluir essa auditoria, é fundamental garantir que você está passando mais tempo com os que recarregam do que com os que drenam. Sei que isso é mais fácil dizer do que fazer, mas você se torna o reflexo do seu ambiente, e quero que você se cerque de pessoas que torcem por você durante esse processo, não dos "caranguejos" que tentam puxar você para baixo no balde.

Por último, mas não menos importante, crie um processo que ajude você a transformar sua autoimagem. Lembre-se: seus paradigmas são um conjunto de hábitos que orientam cada uma das suas ações. Eles influenciam a forma como você se alimenta, como caminha e até como se expressa. Determinam sua comunicação, seus hábitos de trabalho, seus sucessos e seus fracassos. Seu sucesso depende fortemente do seu paradigma — e ele molda sua autoimagem.

A repetição é a chave para alterar esse paradigma e mudar sua autoimagem para a de uma pessoa saudável. Afirmações são uma ótima forma de reforçar essa nova autoimagem. Escreva a seguinte afirmação em um cartão ou post-it e leia todas as manhãs e todas as noites, quando sua mente subconsciente está mais receptiva: *"Sou tão feliz e grato agora que estou no meu peso ideal. Estou com uma ótima aparência e me sentindo incrível. A saúde perfeita que eu busco agora está me buscando; eu removo qualquer bloqueio entre nós."*

Quanto mais intenção e sentimento você colocar nessa afirmação, mais rápido ela vai funcionar para você. Você também pode deixá-la colada na tela do computador ou na porta da geladeira!

Tome Sua Vitamina G Duas Vezes por Dia

Como você aprendeu, a vitamina G é o suplemento anti-inflamatório mais poderoso que existe. Mas a prática da gratidão não é intelectual — ela é emocional. Assim como a afirmação, quanto mais sentidos você envolver nesse exercício, mais rapidamente ele surtirá efeito.

Aqui está sua "receita" para o reset de 30 dias: dedique três minutos todas as manhãs e todas as noites para tomar sua vitamina G. Para cada minuto, concentre-se em uma memória ou em um relacionamento pelo qual você seja verdadeiramente grato — absorva mesmo essa vitamina G. Quando um minuto terminar, passe para outro. Faça isso por três minutos ao acordar e mais três minutos antes de dormir. Esse é o momento em que sua mente subconsciente está mais aberta a receber novas mensagens.

PONTOS BÔNUS: PRATIQUE ESTES BIOHACKS PARA RESULTADOS AINDA MELHORES

Quanto mais você se dedica a algo, mais retorno obtém. Se quiser realmente acelerar seus resultados, adicione os biohacks a seguir ao seu reset de 30 dias. Eles são opcionais e não obrigatórios para o sucesso do reset:

- Terapia com frio (banho de gelo, imersão em água fria, ducha fria, crioterapia): 11 minutos por semana no total
- Terapia com calor (sauna): 60 minutos por semana no total
- Caminhada (atividade física): 10.000 passos por dia
- Terapia com luz vermelha (fotobiomodulação): 10 minutos por dia
- Aterramento (caminhar descalço): 30 minutos por dia

O Reset de 30 Dias para a Liberdade Metabólica

Sempre que inicio um novo objetivo, gosto de visualizar o panorama geral do que vou fazer. Isso ajuda minha mente a estar mais receptiva às mudanças. Dito isso, vamos fazer uma visão geral do que será o seu reset de 30 dias — e, em seguida, mergulharemos nos detalhes.

Há três regras fundamentais para lembrar ao longo deste reset: você vai evitar alimentos inflamatórios, consumir uma alimentação que respeite a insulina com dias festivos intencionais, e praticar quatro tipos diferentes de jejum.

Evite:

- óleos prejudiciais
- álcool
- ingredientes químicos tóxicos
- farinhas refinadas e açúcar

Consuma uma Alimentação Amiga da Insulina:

- alimentação com baixo teor de carboidratos
- dieta cetogênica
- dieta cetogênica rica em proteínas
- flexibilidade metabólica (flex cetogênico)

Tipos de Jejum:

- jejum intermitente (12 a 16 horas)
- jejum para autofagia (18 horas)

- jejum metabólico (20 horas)
- jejum para reparo intestinal (24 horas)

Escolher intencionalmente alimentos que estimulam o seu metabolismo pode ser simples e prazeroso. Embora tenhamos sido condicionados a comer com base apenas no sabor, logo você vai perceber que suas papilas gustativas começarão a desejar esses alimentos deliciosos que estimulam os hormônios.

Para ajudar você a ter sucesso no seu Reset de 30 Dias para a Liberdade Metabólica, compilei listas de alimentos alinhadas às diferentes fases e planos alimentares que ajudam seu microbioma, seus hormônios, seu fígado e seu metabolismo como um todo. Aqui vão alguns pontos importantes para ter em mente ao usar essas listas:

1. Elas são um ponto de partida para ajudar você a identificar alimentos que podem fazer parte do seu estilo de vida personalizado rumo à liberdade metabólica. Se você não encontrar alguns dos seus alimentos preferidos aqui, tudo bem — essas listas servem como guias para conduzir você à cura metabólica.

2. Alguns alimentos podem aparecer em várias categorias; isso significa que são superalimentos metabólicos poderosos. Por exemplo, vegetais folhosos verdes como brócolis, rúcula e couve-de-bruxelas são excelentes para a saúde do fígado e a produção de bile — então fique à vontade para incluí-los ao longo de todo o seu plano de 30 dias.

3. Como os pesticidas podem desregular os hormônios e prejudicar o metabolismo, procure escolher sempre que possível opções orgânicas, não transgênicas e livres de antibióticos.

Lembre-se de consultar as listas de alimentos no Capítulo 7 para opções cetogênicas e de apoio ao fígado, e o Capítulo 9 para alimentos que fortalecem o metabolismo, incluindo aqueles ricos em probióticos, prebióticos e polifenóis. Divirta-se experimentando esses alimentos deliciosos que favorecem o metabolismo e não deixe de testar as receitas apresentadas mais adiante no livro, que trazem esses ingredientes à vida. Que sua jornada rumo à liberdade metabólica seja saborosa e poderosa!

***

Agora que temos nossas três regras fundamentais definidas, vamos mostrar como será seu Reset de 30 Dias para a Liberdade Metabólica. Lembre-se: este reset foi desenvolvido para eliminar tudo o que tem interferido no seu metabolismo, de modo que você possa equilibrar seus hormônios, queimar gordura e se sentir incrível. Recomendo seguir cada dia conforme descrito. Adaptar-se à queima de gordura é o passo mais impactante que você pode dar antes de começarmos os jejuns e outras estratégias de biohacking.

Aqui está o seu guia diário para o reset, no qual você vai passar pelas seguintes fases: adaptação à queima de gordura, autofagia, reconstrução metabólica e flexibilidade metabólica. Aproveite!

1. Fase de Adaptação à Queima de Gordura (Dias 1 a 6)

A fase de adaptação à queima de gordura foi criada para fazer seu metabolismo passar da queima de açúcar para a queima de gordura em apenas uma semana. Queimar gordura em vez de açúcar reduz a inflamação no corpo e fortalece suas mitocôndrias, o que é essencial para restaurar e otimizar seu metabolismo. Estruturei esse processo para garantir uma transição suave e sem esforço, de modo que, já nos primeiros dias, você deve começar a sentir mais energia, dormir melhor e perceber uma perda de gordura visível.

Escolha alimentar durante a fase: transição de uma alimentação com baixo teor de carboidratos para uma dieta cetogênica. O primeiro passo é reduzir gradualmente sua ingestão total de carboidratos, o que ajuda a diminuir os níveis de insulina, o hormônio que promove o armazenamento de gordura. Ao fazer essa mudança de forma gradual, seu metabolismo consegue se adaptar à queima de gordura como fonte de energia sem causar desconfortos.

Uma alimentação com baixo teor de carboidratos normalmente envolve o consumo de cerca de 75 a 150 gramas de carboidratos totais por dia. Esse é um passo essencial antes de partir para a dieta cetogênica, que exige reduzir esse consumo para menos de 50 gramas por dia. Lembre-se de diminuir a quantidade total de carboidratos aos poucos, dia após dia, para que a transição seja mais fácil.

Dieta com Baixo Teor de Carboidratos

- 75 a 150 gramas de carboidratos totais
- 75 gramas de proteína
- gorduras saudáveis conforme desejado

Alimentos da Dieta Cetogênica

Esses alimentos funcionam muito bem para os dias de cetose. Você vai concentrar suas escolhas alimentares nesses itens ao longo de todo o reset de 30 dias, com exceção dos dias de flexibilidade metabólica (flex cetogênico), que ocorrem nos dias 26 e 30.

Sementes e Oleaginosas

- castanha-de-caju
- pinhão
- castanha-do-pará
- nozes
- semente de abóbora
- semente de gergelim
- semente de girassol
- pistache
- noz-pecã

Frutas e Vegetais

- rúcula
- brócolis
- couve-de-bruxelas
- couve-flor
- repolho
- cebola
- alho
- abobrinha
- mirtilo
- cranberry
- morango

Dias 1 a 4: jejum intermitente (12 horas) sem lanches entre as refeições. Você fará 3 refeições por dia — café da manhã, almoço e jantar. Por exemplo, se terminar o jantar às 20h, jejuará durante a noite até o café da manhã às 8h, completando um jejum intermitente de 12 horas.

Dias 5 a 6: jejum intermitente (14 horas). Você continuará fazendo 3 refeições por dia, mas, ao adiar o café da manhã em 2 horas ou jantar 2 horas mais cedo, conseguirá atingir um jejum de 14 horas. Por exemplo, se terminar o jantar às 20h, jejuará até às 10h da manhã seguinte. Alternativamente, pode terminar o jantar às 18h e tomar café às 8h, completando o jejum de 14 horas. Escolha a opção que se encaixa melhor na sua rotina.

2. Fase de Autofagia (Dias 7 a 13)

Como você deve se lembrar, a autofagia é o processo pelo qual o corpo quebra células inflamadas e mitocôndrias danificadas, reaproveitando esse material como fonte de energia. Imagine como se fosse o Pac-Man devorando células quebradas dentro do seu corpo para usá-las como combustível. A autofagia é uma das formas mais eficazes de eliminar células doentes e regenerar células mais saudáveis, o que não apenas acelera o metabolismo, mas também favorece a longevidade.

Escolha alimentar durante a fase: dieta cetogênica. Nesta etapa do reset, entramos em cetose com queima de gordura. Os corpos cetônicos são uma ferramenta poderosa para redefinir seu metabolismo, equilibrar os hormônios, aguçar a mente e queimar gordura. Você vai experimentar um pico de clareza mental, aumento da energia e da concentração, e uma sensação geral de bem-estar. Para alcançar a cetose, é essencial manter o consumo total de carboidratos abaixo de 50 gramas por dia, priorizando vegetais não ricos em amido e as frutas de baixo índice glicêmico mencionadas anteriormente neste capítulo.

Dieta Cetogênica

- 50 gramas de carboidratos totais ou menos
- 75 gramas de proteína
- gorduras saudáveis conforme desejado

Dias 7 a 13: jejum de autofagia (18 horas). Agora é hora de começar a experimentar pular refeições. Como você já está adaptado à queima de gordura e funcionando com corpos cetônicos, essa experiência tende a ser prazerosa. Você vai seguir um protocolo de jejum intermitente 18/6 para estimular a autofagia. Isso significa passar 18 horas em jejum e ter uma janela alimentar de 6 horas, durante a qual fará duas refeições cetogênicas. Por exemplo, você pode iniciar sua janela alimentar às 12h com a primeira refeição e concluir a última até às 18h, jejuando novamente das 18h até o meio-dia do dia seguinte (18 horas). Alternativamente, pode tomar café da manhã às 8h, almoçar às 14h e jejuar das 14h até às 8h do dia seguinte (18 horas). As duas opções são eficazes, então escolha o cronograma que melhor se encaixa no seu estilo de vida.

CAFÉ OU CHÁ QUEBRAM O JEJUM?

Essa é uma das perguntas que mais recebo nas redes sociais. Para respondê-la, primeiro precisamos definir o que significa "quebrar o jejum". A minha definição é: isso acontece quando você envia ao corpo o sinal de sair do estado de autofagia — em que ele realiza a limpeza e reparação celular — e entrar no estado mTOR, que é anabólico e voltado para construção e crescimento. Os níveis de glicose no sangue determinam se você está em jejum (autofagia) ou alimentado (mTOR).

O café e o chá podem ter efeitos diferentes sobre o jejum: para algumas pessoas, eles estimulam a autofagia e amplificam os benefícios do jejum; para outras, podem interromper o estado de jejum. Vale lembrar que nem todos os grãos de café são iguais — muitos são carregados de pesticidas, metais pesados e mofo, o que pode aumentar a glicose no sangue. Para evitar isso, certifique-se de que o café seja livre de mofo e pesticidas, e procure embalagens com selos como "orgânico" ou "livre de mofo". Em caso de dúvida, entre em contato com a empresa. Muitas cafeterias se orgulham da pureza do seu café e revelam a origem dos grãos. Trocar para grãos limpos pode resolver o problema dos picos de glicose.

A melhor maneira de saber se café ou chá quebram seu jejum é medir a glicose no sangue antes de beber e novamente 45 minutos depois. Se a glicose subir 5 pontos ou mais, é provável que o jejum tenha sido quebrado e os benefícios da autofagia tenham sido reduzidos. Se a glicose permanecer estável ou cair levemente, está tudo certo. Cada pessoa reage de forma diferente, então não adivinhe — teste.

Considere experimentar adicionar gorduras como manteiga, óleo de coco ou ghee ao seu café em vez de tomá-lo puro, pois isso às vezes ajuda a estabilizar os níveis de glicose. Além disso, os chás costumam ser opções mais seguras durante o jejum, já que raramente observo picos de glicose causados por eles. Ainda assim, prefira chás orgânicos para garantir a pureza.

3. Fase de Reconstrução Metabólica (Dias 14 a 20)

A fase de reconstrução metabólica é o momento de ajustar com precisão o funcionamento do seu metabolismo. Vamos fazer isso estendendo um pouco mais a janela de jejum para intensificar a autofagia e reduzir ainda mais os níveis de insulina. Além disso, vamos passar para uma dieta cetogênica com foco em proteínas, priorizando aminoácidos de alta qualidade. O aumento na ingestão de proteínas vai ajudar você a sustentar jejuns mais longos e tornar seu metabolismo mais eficiente por meio do equilíbrio hormonal.

Escolha alimentar durante a fase: dieta cetogênica rica em proteínas. A dieta cetogênica tradicional costuma ser rica em gordura, com proteína moderada e carboidratos muito baixos. No entanto, durante a fase de reconstrução metabólica, aumentamos a ingestão de proteínas para aproveitar os benefícios dos aminoácidos na saúde hormonal e na reparação metabólica. A meta é consumir pelo menos 40 gramas de proteína por refeição. Não é necessário priorizar a ingestão adicional de gordura nesta fase, pois seu corpo vai utilizar a gordura armazenada como combustível. Basta consumir a gordura que já vem naturalmente com as fontes de proteína. Mantenha os carboidratos totais abaixo de 50 gramas por dia para continuar em cetose.

Dieta Cetogênica Rica em Proteínas

- 50 gramas de carboidratos totais ou menos
- 1 grama de proteína a cada 450 gramas de peso corporal ideal
- gorduras saudáveis que acompanham naturalmente as proteínas

Alimentos Cetogênicos Ricos em Proteína

Incorporar essas proteínas à sua alimentação ao longo de todo o mês é uma excelente ideia, especialmente durante a fase de reconstrução metabólica (dias 14 a 20):

- ovo
- frango
- frutos do mar
- peru
- cottage (queijo tipo ricota)
- carnes vermelhas, como cordeiro e boi

- carne suína
- tofu
- semente de chia
- quinoa

Dias 14 a 20: jejum metabólico (20 horas). Você vai consumir duas refeições cetogênicas ricas em proteína dentro de uma janela alimentar de 4 horas. Por exemplo, pode comer entre 12h e 16h e jejuar das 16h até as 12h do dia seguinte. Alternativamente, pode comer entre 8h e 12h e depois jejuar até as 8h do dia seguinte. Escolha o cronograma que melhor se encaixa no seu estilo de vida.

4. Fase de Flexibilidade Metabólica (Dias 26 e 30)

A fase de flexibilidade metabólica foi criada para manter sua flexibilidade metabólica e facilitar a adaptação a eventos sociais. O objetivo é alternar entre a queima de açúcar e de gordura como fontes de energia, fazendo essa transição de forma intencional. Ao voltar temporariamente para a queima de açúcar antes de retornar à queima de gordura, você pode evitar platôs e até superá-los.

Escolha alimentar durante a fase: dias de cetose e dias de flexibilidade metabólica (flex cetogênico). Durante seus dias de flexibilidade metabólica (flex cetogênico), você terá uma janela alimentar de 12 horas e consumirá três refeições dentro desse período. Essas refeições terão maior teor de carboidratos para garantir a volta temporária à queima de açúcar naquele dia. O objetivo é consumir cerca de 150 gramas de carboidratos totais nesses dias de flexibilidade metabólica, a partir de fontes saudáveis.

Dias de Flexibilidade Metabólica (Flex Cetogênico)

- 100 a 150 gramas de carboidratos totais
- 1 grama de proteína para cada 450 gramas de peso corporal ideal
- menos de 50 gramas de gorduras saudáveis no total

Alimentos para Dias de Flexibilidade Metabólica

Estes alimentos são ideais para seus dias de flexibilidade metabólica (keto flex). Os vegetais vão ajudar a equilibrar seus hormônios e fornecer fontes saudáveis de carboidratos para sair temporariamente da cetose. Você deve consumir esses alimentos especificamente nos dias 26 e 30 do seu plano.

Vegetais de Raiz

- batata
- batata-vermelha
- batata-doce
- nabo
- abóbora
- abóbora-menina
- abóbora-bolota
- abóbora-honeynut
- abóbora-espaguete
- inhame
- mandioca (aipim/macaxeira)

Frutas Tropicais

- manga
- abacaxi
- mamão
- goiaba
- maracujá
- lichia
- pitaya
- coco
- banana

Frutas Cítricas

- laranja
- limão
- lima
- toranja

- tangerina
- mexerica
- clementina

Dias 21 a 25: jejum metabólico (20 horas) e dieta cetogênica rica em proteínas. Você consumirá 2 refeições cetogênicas ricas em proteína dentro de uma janela alimentar de 4 horas.

Dia 26: dia de flexibilidade metabólica / keto flex (jejum intermitente de 12 horas). Você fará café da manhã, almoço e jantar — totalizando 3 refeições.

Dias 27 a 29: jejum metabólico (20 horas) e dieta cetogênica rica em proteínas. Você consumirá 2 refeições cetogênicas ricas em proteína dentro de uma janela alimentar de 4 horas.

Dia 30: dia de flexibilidade metabólica / flex cetogênico (jejum intermitente de 12 horas). Você fará café da manhã, almoço e jantar — totalizando 3 refeições.

Reset Avançado com Jejum

Se você já está adaptado à queima de gordura com uma dieta cetogênica combinada ao jejum intermitente, siga esta versão avançada do reset de 30 dias. Jejuns mais longos e maior variação no protocolo vão gerar o estresse hormético necessário para forçar seu corpo a se adaptar naturalmente e dar o salto para um novo nível de saúde.

1. Fase de Adaptação à Queima de Gordura Avançada — Cetose Profunda

Dias 1 a 4: jejum de autofagia (18 horas)

Dias 5 a 6: jejum para reparo intestinal (24 horas)

2. Fase de Autofagia Avançada — Foco em Alimentos Gordurosos

Dias 7 a 13: alternar entre jejum de autofagia (18 horas) e jejum metabólico (20 horas)

3. Fase de Reconstrução Metabólica Avançada — Foco em Proteínas

Dias 14 a 20: alternar entre jejum metabólico (20 horas) e jejum para reparo intestinal (24 horas)

4. Fase de Flexibilidade Metabólica Avançada — Flex Cetogênico

Dias 21 a 25: jejum metabólico (20 horas)

Dia 26: dia de flexibilidade metabólica / flex cetogênico (jejum intermitente de 12 horas)

Dias 27 a 30: jejum para reparo intestinal (24 horas)

Hacks Para Manter o Foco

Este reset envolve muitos elementos além da simples medição da perda de peso — na verdade, o peso que você perder será apenas um efeito colateral da restauração da sua saúde metabólica. Existem algumas ferramentas que podem ajudar você a acompanhar o que chamo de *vitórias além da balança* (VABs). As VABs incluem, mas não se limitam a:

- suas roupas vestem melhor
- seus níveis de energia
- seu grau de autoconfiança
- sua qualidade de sono
- seu condicionamento físico e mobilidade
- sua saúde digestiva
- a aparência da sua pele
- seu percentual de gordura corporal

Todos já ouvimos a frase "A paciência é uma virtude", mas preciso confessar: paciência não é meu ponto forte — estou sempre em busca de atalhos para o sucesso. E adoro compartilhar essas dicas, ou "hacks", com minha comunidade, ajudando as pessoas a alcançar o dobro dos resultados em metade do tempo.

Embora esses hacks possam acelerar o processo de cura e ajudar a evitar platôs, é importante lembrar que curar não é sempre uma questão de velocidade. O tempo de recuperação pode variar — alguém com mais desafios pode precisar de mais tempo do que alguém com menos obstáculos interferindo no metabolismo. Os princípios ancestrais de cura que compartilhei com você funcionam para todos, mesmo para quem lida com condições crônicas. Mas a cura leva tempo. Confie no processo. Não se trata de perfeição, mas de progresso. Sua única competição é com quem você era ontem — e o objetivo é ser melhor do que ontem.

Pense nisso como aprender a tocar piano: é preciso prática para acertar as teclas com perfeição. A cada dia de prática, você se aproxima da meta, desde que mantenha a consistência. Aplique essas dicas de saúde do mesmo jeito: se você estabeleceu uma meta de jejuar por 20 horas, mas conseguiu apenas 16, isso ainda é uma vitória. Não existe jejum fracassado — você avançou, e isso é o que importa. Quanto mais você aplicar esses princípios, mais obstáculos serão removidos do seu caminho, colocando seu corpo no melhor estado possível para a cura.

No meu canal do YouTube, *Ben Azadi*, costumo dizer que conhecimento é poder potencial. É a aplicação consistente desse conhecimento que o transforma em verdadeiro poder. Quanto mais você praticar esses princípios, mais fácil será integrá-los à sua vida.

Vamos mergulhar agora nos atalhos que podem ajudar você a conquistar resultados mais rápidos. Você vai conhecer os hacks mais usados pela minha comunidade para alcançar a Liberdade Metabólica, além das respostas para as dúvidas mais frequentes que recebi ao longo dos anos. Leia com atenção e volte a esta seção sempre que encontrar um obstáculo ou precisar de um empurrãozinho. Vamos lá!

Medindo a Glicose e os Corpos Cetônicos

Uma das minhas ferramentas favoritas para acompanhar o progresso metabólico é o monitoramento da glicose e dos corpos cetônicos. Se você conhece alguém com diabetes, provavelmente já viu essa pessoa fazer isso. Com a tecnologia atual, você também pode acompanhar esses dados facilmente.

Para monitorar a glicose, há duas ótimas opções disponíveis: o teste por punção no dedo, em que você fura o dedo e coloca uma gota de sangue em uma pequena tira que mede sua glicose e seus corpos cetônicos; ou o monitor contínuo de glicose (CGM), que mencionei no Capítulo 11. Um CGM oferece uma medição contínua da glicose no sangue sem precisar furar o dedo, mas a desvantagem é que ele não mede cetonas.

No caso da medição de cetonas, existem três métodos, cada um correspondente a um tipo de corpo cetônico: beta-hidroxibutirato (BHB), acetona e acetoacetato. Os exames de sangue medem o BHB, os bafômetros detectam a acetona e as fitas de urina identificam o acetoacetato. Recomendo evitar as fitas de urina, pois podem apresentar resultados imprecisos — especialmente quando seu corpo se torna eficiente no uso de cetonas, o que pode gerar um falso negativo. Os bafômetros são uma boa alternativa, já que não exigem punção no dedo, embora também não forneçam uma medição da glicose. O método mais confiável é o exame de sangue para medir BHB, considerado o padrão-ouro.

Se você optar por monitorar essas métricas, há três momentos-chave para testar. A primeira medição deve ser feita logo pela manhã. Ao acordar, depois do jejum noturno, meça imediatamente sua glicose e seus corpos cetônicos — antes de tomar café ou qualquer alimento. Uma medição ideal de glicose fica entre 70 e 90 mg/dL (miligrama por decilitro). Para a maioria das pessoas — com exceção daquelas que estiverem seguindo o Reset Avançado para a Liberdade Metabólica — os níveis de cetonas estarão baixos ou inexistentes nos primeiros dias do reset. Mas, ao final da fase de adaptação à queima de gordura, no dia 6, você já deverá estar adaptado e ver cetonas em 0,5 mmol/L (milimol por litro) ou mais; isso significa que seu corpo está oficialmente queimando gordura em vez de açúcar. Em outras palavras: você está em cetose.

A segunda medição importante, especialmente quando você começa a fazer jejum intermitente de 18 horas ou mais, é imediatamente antes da primeira refeição do dia. Idealmente, sua glicose estará mais baixa do que pela manhã, e seus corpos cetônicos estarão mais altos. Esse é um excelente sinal de que seu corpo está usando a gordura armazenada como fonte de energia e está fazendo isso com eficiência. Os corpos cetônicos são apenas subprodutos do processo de queima de gordura.

Vamos ver um exemplo prático: imagine que você acorda às 6h da manhã, e suas medições são 105 mg/dL de glicose e 0,3 mmol/L de cetonas. Um pouco antes da sua primeira refeição, algumas horas depois, o ideal é que sua glicose esteja abaixo de 105 mg/dL e as cetonas acima de 0,3 mmol/L. Se esse padrão estiver acontecendo, seu corpo está fazendo uma excelente transição para a adaptação à queima de gordura. Celebre essa conquista — porque o que você valoriza, tende a prosperar. Em pouco tempo, você continuará a ver seus números melhorarem.

A terceira medição que você pode fazer é após a refeição, o que vai ajudar a entender quão eficiente foi o seu metabolismo na digestão dos alimentos. Medir a glicose e os corpos cetônicos duas horas depois de comer pode oferecer ótimos insights. Por exemplo, se você quebrou o jejum ao meio-dia e sua glicose estava em 85 mg/dL e seus corpos cetônicos em 0,6 mmol/L, duas horas após a refeição sua glicose deve estar novamente próxima de 85 mg/dL e as cetonas em torno de 0,6 mmol/L ou mais. Se você observar essa tendência, parabéns — você é sensível à insulina e seu metabolismo está funcionando como deveria. Se os números ainda não estiverem próximos dos iniciais, não se preocupe. À medida que você avança no reset, seu metabolismo será treinado para se tornar mais eficiente e sensível à insulina em pouco tempo.

Conhecer esses números traz muitos benefícios, e acompanhar sua evolução pode ser extremamente motivador. Monitorar essas métricas e prestar atenção em como você se sente ao longo do Reset de 30 Dias é, sem dúvida, mais importante do que o número total na balança. Lembre-se: o excesso de peso é um sintoma de metabolismo desregulado—à medida que você recupera a saúde, o peso naturalmente se reduz (e permanece baixo) como efeito colateral.

Se você não quiser (ou não puder) medir sua glicose e cetonas ao longo do dia, existem outros sinais positivos de que você entrou em cetose. O primeiro é a redução da fome, já que os corpos cetônicos ajudam a regular o apetite naturalmente. Você também pode perceber maior clareza mental e uma energia estável e duradoura ao longo do dia, já que o cérebro e o corpo passam a utilizar os corpos cetônicos com mais eficiência como combustível. Muitas pessoas relatam perda de peso e sensação de leveza, com menos inchaço, especialmente nas fases iniciais, quando o corpo elimina excesso de líquidos. Foco aprimorado, melhora no humor e uma nitidez mental geral também são sinais de que a cetose está funcionando para você.

Dicas para Reduzir a Glicose no Sangue

É comum enfrentar dificuldade para baixar os níveis de glicose ao iniciar o estilo de vida da liberdade metabólica. Isso acontece porque seu corpo ainda está aprendendo a queimar gordura em vez de açúcar (adaptação à queima de gordura). Mas se você estiver fazendo tudo certo e mesmo assim apresentar glicose elevada e dificuldade para entrar em cetose, aqui vão os hacks que eu recomendo. Talvez você precise testar todos antes de encontrar o que funciona melhor para você.

Hack nº 1: Reduza Seus Carboidratos

De modo geral, a maioria das pessoas consegue atingir a cetose ao reduzir a ingestão total de carboidratos para 50 gramas por dia. Outras, especialmente aquelas que passaram muito tempo como queimadoras de açúcar, podem precisar ser ainda mais restritivas. A solução, nesses casos, é reduzir os carboidratos para menos de 20 gramas por dia. Essa não é uma estratégia de longo prazo, mas pode forçar o corpo a recorrer à gordura como fonte de energia.

Fique atento ao que chamo de "infiltração de carboidratos"! Esse termo se refere ao aumento gradual — e muitas vezes involuntário — do consumo de carboidratos que pode acontecer ao longo da dieta cetogênica. A cetogênica é um plano alimentar com baixo teor de carboidratos e alto teor de gordura, projetado para manter o corpo em estado de cetose, no qual ele queima gordura em vez de carboidratos como fonte principal de energia. Para manter a cetose, a maioria das pessoas tenta manter a ingestão diária de carboidratos líquidos entre 20 e 50 gramas. No entanto, com o tempo, pequenas quantidades de carboidratos podem voltar discretamente à alimentação, levando à infiltração.

Esse fenômeno pode ocorrer por vários motivos. Primeiro, o controle das porções de carboidratos pode se tornar mais relaxado conforme você se acostuma com a dieta. O que começou com um gerenciamento rígido das porções pode acabar virando porções mais generosas — e mesmo pequenos aumentos em alimentos ricos em carboidratos vão se acumulando ao longo do tempo. Outro fator são os carboidratos escondidos. Muitos alimentos, especialmente os processados ou industrializados, contêm carboidratos que não são tão óbvios. Ingredientes como molhos, temperos ou até certos vegetais (batata, batata-doce, milho, mandioquinha, beterraba) podem ter mais carboidratos do que você imagina, contribuindo para o total diário. Alguns alimentos considerados "amigos da cetogênica" também podem ter mais carboidratos do que o esperado. Sem um acompanhamento cuidadoso, tudo isso se acumula e pode aumentar sua ingestão de forma não intencional. O problema da infiltração de carboidratos é que ela pode tirar você da cetose, o que pode estagnar a perda de peso ou até causar ganho. Também pode provocar oscilações nos níveis de energia e aumentar os desejos, tornando mais difícil manter a dieta.

Para evitar esse cenário, é essencial monitorar regularmente o que você consome, especialmente ao introduzir novos alimentos. Ler os rótulos com atenção é fundamental para identificar carboidratos escondidos em produtos industrializados. Focar em alimentos integrais e não processados, cujos teores de carboidrato são mais fáceis de controlar, também ajuda. Recomendo o uso de aplicativos gratuitos de registro alimentar que calculam automaticamente os carboidratos para você.

Hack nº 2: Priorize um Sono de Qualidade

Quando a qualidade do seu sono é comprometida, isso pode desencadear uma cascata de respostas fisiológicas que afetam significativamente sua saúde metabólica. Uma das principais consequências do sono ruim é o aumento dos hormônios do estresse no corpo, especialmente o cortisol. Níveis elevados de cortisol sinalizam ao corpo que ele está sob estresse, o que pode dificultar tanto a entrada quanto a manutenção do estado de cetose.

Além disso, o cortisol elevado pode aumentar os níveis de glicose no sangue, o que, por sua vez, estimula a produção de insulina e torna mais difícil para o corpo queimar gordura. O resultado é um ambiente metabólico que favorece o armazenamento de gordura em vez da queima — prejudicando diretamente seus esforços para alcançar e manter a cetose.

O sono de má qualidade também afeta a produção de grelina, o hormônio responsável por estimular a fome. Quando você está privado de sono, seu corpo produz mais grelina, o que leva a um aumento do apetite e do desejo por alimentos — especialmente os ricos em carboidratos e açúcar. Esse desequilíbrio hormonal não só dificulta a adesão à dieta cetogênica, como também pode levar à compulsão alimentar, ao ganho de peso e a uma disfunção metabólica ainda maior.

Em essência, o sono é um componente essencial da saúde metabólica. Sem descanso adequado, seu corpo tende a entrar em estado de estresse, com níveis elevados de cortisol, glicose e grelina. Isso dificulta a entrada em cetose e prejudica a eficiência metabólica, tornando mais desafiador alcançar seus objetivos de saúde.

Priorizar um bom sono, portanto, não é apenas uma questão de se sentir descansado — é criar as condições ideais para que seu corpo funcione no seu melhor, metabolize com eficiência e mantenha o estado de cetose.

Hack nº 3: Elimine TODOS os Alimentos Processados

Os alimentos processados podem prejudicar gravemente seu metabolismo ao contribuir para a resistência à insulina. Removê-los da sua alimentação pode melhorar consideravelmente sua capacidade de queimar gordura e produzir corpos cetônicos. Óleos prejudiciais, açúcares refinados, farinhas refinadas e substâncias químicas tóxicas mantêm seu corpo preso no modo de queima de açúcar.

Já vi muitas pessoas seguirem os protocolos de cetose e jejum com perfeição, mas continuarem consumindo alimentos processados durante a janela alimentar

— o que as impede de entrar em cetose. Lembre-se: a Dieta Padrão Americana é uma das principais causas da resistência à insulina e da inflamação, que impedem o metabolismo de queimar gordura de forma eficaz.

Os três vilões principais que discutimos — óleos prejudiciais, açúcar e substâncias químicas — devem ser evitados a todo custo. Certifique-se de ler atentamente os rótulos dos alimentos.

Hack nº 4: Proteja Seu Fígado

O fígado, o órgão que mais trabalha no corpo humano, é o responsável por perceber a queda na glicose sanguínea e acionar a mudança para a cetose. No entanto, depois de orientar mais de 5.000 pessoas em protocolos cetogênicos, percebi que a principal razão pela qual muitas têm dificuldade em entrar em cetose é um fígado lento e sobrecarregado. Se seu fígado estiver congestionado e não estiver funcionando com eficiência, você também pode enfrentar essa dificuldade. Portanto, é fundamental minimizar hábitos que prejudicam o fígado, como o uso de drogas e o consumo de álcool.

Um fígado saudável é essencial para o sucesso na conquista da liberdade metabólica. Consumir os alimentos ricos em amargor que indiquei para você na página 92 vai ajudar, e aqui estão meus hacks preferidos para fortalecer o fígado:

Enemas de café: O enema de café consiste em introduzir café coado no cólon, o que estimula a desintoxicação hepática e limpa o cólon. A cafeína é absorvida pela parede intestinal, podendo aumentar a produção de bile e facilitar a eliminação de toxinas. Kits disponíveis online geralmente incluem bolsa de enema, tubo e café orgânico, facilitando o uso em casa.

- **Compressas de óleo de rícino:** A compressa com óleo de rícino envolve aplicar um pano embebido em óleo de rícino sobre a pele, geralmente na região do fígado, para promover a desintoxicação, reduzir a inflamação e auxiliar a digestão. O óleo é absorvido pela pele e acredita-se que estimula a circulação linfática e melhora a função hepática. Kits online costumam incluir óleo de rícino orgânico, pano de flanela reutilizável e uma cinta ou almofada térmica para manter a compressa no lugar.

- **Saunas de infravermelho:** As saunas de infravermelho utilizam luz infravermelha para gerar calor, que penetra mais profundamente no corpo do que as saunas tradicionais. Esse calor profundo promove a sudorese, o que auxilia na desintoxicação ao eliminar toxinas pela pele, reduzindo a carga sobre o fígado. O uso regular dessas saunas ajuda a melhorar a circulação e impulsionar os mecanismos naturais de desintoxicação do corpo. Existem modelos fixos e portáteis disponíveis online para uso doméstico.

- **Óleos essenciais:** Certos óleos essenciais — como alecrim, limão e gerânio — são conhecidos por otimizar a saúde do fígado, promovendo a desintoxicação e reduzindo a inflamação. Esses óleos podem ser aplicados topicamente (diluídos em um óleo carreador) na região do fígado ou utilizados em difusores para inalação. Kits específicos para suporte hepático estão disponíveis online e costumam incluir óleos selecionados por suas propriedades desintoxicantes.

Hack nº 5: Reduza Sua Carga Tóxica

Eliminar toxinas do seu ambiente e da sua alimentação é uma forma poderosa de aumentar a saúde do fígado. A principal função desse órgão é filtrar e eliminar toxinas do corpo, por isso, reduzir a exposição a substâncias nocivas diminui sua sobrecarga e melhora seu desempenho. Isso inclui evitar alimentos processados, limitar o consumo de álcool, escolher produtos orgânicos e utilizar produtos de limpeza e cuidados pessoais naturais. Os grandes vilões são os metais pesados encontrados em peixes de grande porte e em restaurações dentárias de amálgama de prata — eles destroem a saúde mitocondrial e prejudicam seriamente a função hepática.

Hack nº 6: Estimule Suas Glândulas Adrenais

Estimular as glândulas adrenais é fundamental para regular o açúcar no sangue e alcançar a cetose, já que essas glândulas produzem hormônios como o cortisol, que influenciam os níveis de glicose. O estresse crônico pode sobrecarregar as adrenais, levando a desequilíbrios que dificultam a estabilização do açúcar no sangue e a entrada em cetose. Para manter a saúde adrenal, concentre-se na gestão do estresse com práticas como meditação e aterramento, sono adequado e uma alimentação rica em nutrientes como magnésio e vitaminas do complexo B. Não se esqueça de tomar sua dose diária de vitamina G (gratidão), pois isso reduz automaticamente os níveis de cortisol.

Como Lidar com a Fome Durante o Jejum

Muitas pessoas que consideram jejuar se preocupam com a possibilidade de sentirem fome durante a janela de jejum. Na verdade, essa é uma das dúvidas mais comuns que recebo no meu canal do YouTube. A boa notícia é que, uma vez concluída a fase de adaptação à gordura (dias 1 a 6), o jejum se torna muito mais fácil. Sem essa adaptação, a fome pode ser, de fato, um desafio, já que seu corpo e cérebro vêm dependendo da glicose como fonte de energia há anos.

Se você começa a jejuar ainda como um queimador de açúcar, os níveis de glicose no cérebro começam a cair, o que provoca uma espécie de pânico no cérebro, levando-o a emitir sinais intensos de fome, incentivando a busca por comida — especialmente por fontes rápidas de energia, como carboidratos processados. Essa fome é real e pode sabotar seriamente seus esforços de jejum.

No entanto, quando você está adaptado à queima de gordura, à medida que os níveis de glicose caem, seu cérebro faz uma transição suave para o uso de corpos cetônicos circulantes como fonte de energia. Esses cetônicos sinalizam ao cérebro: "Está tudo bem, pode me usar como energia." Os cetônicos demonstram reduzir o desejo por comida e manter a fome sob controle.

Agora, se você já está adaptado à gordura e ainda assim sente fome durante o jejum, existem estratégias que você pode usar. Primeiro, é importante entender que o hormônio da fome, a grelina, assim como outros hormônios, é pulsátil — ele sobe e desce como uma onda. Se você pensar na fome como uma onda, saberá que ela inevitavelmente vai passar. Para tornar essas ondas de fome menores e menos frequentes, mantenha-se ocupado. Muitas pessoas beliscam por tédio, buscando uma dose de dopamina através da comida. Comer acaba se tornando um evento emocional. Manter-se ocupado com alguma atividade pode ajudar você a surfar essa onda, e quando terminar, ela talvez já tenha passado. No meu caso, uma caminhada de 10 a 15 minutos funciona maravilhosamente bem.

Outra possível causa da fome durante o jejum é a perda de minerais essenciais, como magnésio, potássio e sódio. Isso pode gerar sinais de fome porque o corpo associa essa deficiência à necessidade de mais nutrientes. O sódio, em particular, tem papel crucial no equilíbrio de fluidos e na função nervosa, então, quando os níveis caem, o corpo pode sinalizar fome por engano, tentando restabelecer o equilíbrio. Para evitar isso, recomendo a ingestão de eletrólitos durante o jejum. Meus preferidos são Beam Minerals, Redmond e Keto Chow.

Se você já tentou as duas primeiras dicas e ainda sente fome, há uma terceira excelente opção: consumir gorduras saudáveis durante sua janela de jejum. As gorduras saudáveis ajudam a acalmar a fome e proporcionam saciedade sem elevar a glicose nem aumentar significativamente os níveis de insulina, o que permite que você continue em estado de jejum. Uma colher de sopa de óleo de coco, manteiga de animais alimentados com capim ou azeite de oliva pode ser um ótimo lanche para o jejum. Você pode tomá-las puras ou adicioná-las ao café ou chá durante o jejum.

Lidando com os Sintomas da Desintoxicação

Ao fazer mudanças na alimentação pela primeira vez, é comum sentir alguns sintomas — algo parecido com a dor muscular que aparece depois do primeiro treino em anos. Os sintomas mais comuns durante a transição para a adaptação à gordura e a cetose podem incluir erupções cutâneas, dores musculares, dores de cabeça, constipação intestinal e fadiga. Esses sintomas, conhecidos como "gripe cetogênica", geralmente são causados pela perda de eletrólitos. Para evitá-los, beba o coquetel cetogênico indicado na página 179 e mantenha seus níveis de eletrólitos incorporando-os à sua rotina diária. A redução gradual dos carboidratos durante a fase de adaptação à gordura (dias 1 a 6) ajuda o corpo a se ajustar às mudanças, reduzindo significativamente — ou até prevenindo completamente — os sintomas.

Se você seguiu todos os passos conforme descrito e ainda assim está sentindo sintomas de desintoxicação, recomendo três coisas. Primeiro, lembre-se de que essa é a sua jornada, e você deve seguir no seu próprio ritmo. Embora eu forneça os passos exatos para alcançar a Liberdade Metabólica em 30 dias, está tudo bem se você precisar de mais tempo. Se decidir passar mais tempo em qualquer uma das quatro fases, apoio totalmente sua decisão.

Segundo, certifique-se de que suas vias de desintoxicação estejam desbloqueadas, para que as toxinas possam circular e ser eliminadas com eficácia pelo corpo. Essas vias incluem o fígado, os rins, o intestino, o sistema linfático e a pele. À medida que você se torna um queimador de gordura eficiente, seu metabolismo passa a acessar a gordura corporal armazenada como fonte de energia. Para algumas pessoas que armazenaram uma quantidade significativa de toxinas em suas células de gordura, isso pode desencadear sintomas de desintoxicação. Quando o corpo começa a se desintoxicar, ele precisa eliminar essas toxinas por uma das vias mencionadas.

Há diversas formas de ativar essas vias de desintoxicação, e aqui estão os meus métodos favoritos:

- **Drenagem linfática:** A drenagem linfática é uma técnica suave desenvolvida para estimular o fluxo do fluido linfático, essencial para a desintoxicação do corpo. Ao incentivar a circulação linfática, essa massagem ajuda a remover toxinas, resíduos e líquidos em excesso dos tecidos, promovendo a desintoxicação geral e reduzindo a inflamação. Além disso, fortalece a função imunológica ao melhorar a capacidade do corpo de filtrar e eliminar substâncias nocivas.

- **Escovação a seco:** A escovação a seco é uma técnica simples, porém eficaz, que promove a desintoxicação ao estimular o sistema linfático e melhorar a circulação. Ao escovar a pele em um padrão específico, essa prática estimula o movimento do fluido linfático, facilitando a remoção de toxinas e resíduos do organismo. A escovação também esfolia a pele, removendo células mortas e desobstruindo os poros, o que favorece ainda mais os processos naturais de desintoxicação do corpo. A prática regular de escovação a seco deixa a pele mais lisa, melhora a circulação e contribui para a saúde geral ao ajudar na eliminação de substâncias nocivas.

- **Suar:** Suar é uma forma natural e poderosa de o corpo se desintoxicar e manter a saúde de forma geral. Por meio da transpiração, o organismo libera toxinas, incluindo metais pesados e substâncias químicas, que são eliminadas pela pele. O suor também ajuda a regular a temperatura corporal e pode beneficiar a saúde cardiovascular ao melhorar a circulação. Atividades que estimulam o suor, como exercícios físicos ou sessões de sauna, não apenas promovem a desintoxicação, como também melhoram a saúde da pele ao desobstruir os poros e remover impurezas. Suar regularmente é uma parte essencial do processo natural de desintoxicação do corpo, contribuindo para um sistema mais limpo e saudável.

- **Banho de sal de Epsom:** O banho com sal de Epsom é um método relaxante e eficaz para promover a desintoxicação e o bem-estar. O sulfato de magnésio presente no sal de Epsom é facilmente absorvido pela pele, ajudando a eliminar toxinas, reduzir inflamações e aliviar a tensão muscular. Esse tipo de banho potencializa o processo de desintoxicação do corpo ao estimular o sistema linfático e incentivar a eliminação de resíduos. Além disso, o magnésio dos sais de Epsom contribui para a saúde geral ao reduzir o estresse, melhorar a qualidade do sono e auxiliar na recuperação muscular.

A terceira e última dica é incorporar agentes de ligação potentes, como a zeólita ou o carvão ativado, ao seu protocolo de desintoxicação. A zeólita, com sua estrutura cristalina única e carga negativa, ajuda a atrair toxinas com carga positiva — como metais pesados e poluentes ambientais — para fora das células, promovendo uma desintoxicação sistêmica. Já o carvão ativado permanece no intestino, agindo como uma esponja que captura e retém toxinas, impedindo sua reabsorção pela corrente sanguínea. Juntos, esses agentes de ligação atuam de forma sinérgica para facilitar a eliminação de toxinas do corpo, garantindo que sejam excretadas de maneira segura e eficaz. Minha escolha favorita de zeólita é o *CytoDetox*, da 180° Solutions, e para agentes de ligação recomendo o *Gut CLR™*, da Cellular Solutions.

À medida que você avança no Reset de 30 Dias para a Liberdade Metabólica, suas células continuarão se regenerando, tornando-se cada vez mais saudáveis. Durante esse processo, células danificadas podem liberar toxinas ao passarem por autofagia, e os agentes de ligação têm um papel fundamental em capturar essas toxinas e garantir que sejam eliminadas com segurança do organismo.

***

Ao se preparar para iniciar seu Reset de 30 Dias, há uma coisa que quero que você guarde com carinho: essa é *sua* jornada, no *seu* ritmo. Não se culpe por cometer um erro ou escorregar em um dia. Às vezes você vence, às vezes você aprende. Isso é só o seu paradigma tentando se reprogramar, e pode ser útil recorrer às afirmações para se manter no caminho. Se sentir vontade de permanecer mais tempo em alguma fase do que o plano original sugere, está tudo bem. Isso aqui deve ser leve e prazeroso!

Preste atenção às inúmeras mudanças positivas que vão acontecer ao longo desse reset. Se você se sentir travado ou desanimado, aproxime-se da sua comunidade e busque aquelas pessoas que carregam sua energia — os "carregadores" da sua vida — para torcerem por você. Entre nesse reset acreditando que é capaz de fazer isso e que vai conquistar grandes resultados. Se essa crença ainda não estiver forte em você por causa de condicionamentos antigos (paradigmas), então empreste a minha fé em você até que desenvolva a sua própria. Estou aqui, na linha lateral, torcendo por você!

Receitas

CAFÉ DA MANHÃ

FRITTATA DE BRÓCOLIS

Rende 2 porções

- 1 xícara de floretes de brócolis
- 2 colheres de sopa de manteiga
- 10 ovos grandes
- 2 colheres de sopa de salsinha bem picada
- ½ colher de chá de sal marinho
- ¼ colher de chá de pimenta-do-reino moída

Preaqueça o forno a 190°C.

Branqueie o brócolis em uma panela com água fervente e salgada até que fique verde-vivo e levemente macio, cerca de 6 a 8 minutos. Escorra e reserve. Aqueça a manteiga em uma frigideira que possa ir ao forno, em fogo médio.

Bata os ovos com a salsinha, o sal e a pimenta até que estejam bem misturados. Distribua o brócolis na frigideira em uma camada uniforme e despeje a mistura de ovos por cima.

Cubra a frigideira com uma tampa que se encaixe bem, leve ao forno e asse a frittata até que os ovos estejam firmes, por cerca de 20 a 25 minutos.

Corte a frittata em 8 fatias e sirva imediatamente.

Dica: Se não tiver tampa para a frigideira, use uma folha de papel-alumínio por cima e aperte as bordas para vedar o vapor.

Informações Nutricionais (por porção): Gordura total: 35,5g Proteína: 33g Carboidratos totais: 4,5g

OMELETE TIPO TACO

Rende 2 porções

- 225g de carne moída
- ½ colher de chá de pimenta chili em pó
- ½ colher de chá de cominho em pó
- ½ colher de chá de orégano seco
- ½ colher de chá de sal marinho
- ¼ colher de chá de alho em pó
- ¼ colher de chá de cebola em pó
- ¼ colher de chá de pimenta-do-reino moída
- 2 colheres de chá de manteiga, divididas
- 6 ovos grandes, divididos
- ½ abacate fatiado, dividido
- 2 colheres de sopa de coentro picado
- 2 gomos de limão

Aqueça uma frigideira em fogo médio. Adicione a carne moída, o chili em pó, o cominho, o orégano, o sal, o alho em pó, a cebola em pó e a pimenta-do-reino. Cozinhe, mexendo e quebrando a carne com uma espátula, até que esteja bem dourada e completamente cozida, cerca de 8 a 10 minutos.

Aqueça 1 colher de chá da manteiga em uma frigideira grande antiaderente, em fogo médio. Bata os ovos até que fiquem com uma textura homogênea.

Despeje metade da mistura de ovos na frigideira e cozinhe até que esteja quase firme, cerca de 3 a 5 minutos, abaixando o fogo se necessário para evitar que doure demais.

Coloque metade da mistura de carne em uma metade da omelete. Distribua por cima metade das fatias de abacate e dobre a outra metade da omelete por cima. Deixe cozinhar por mais 2 a 3 minutos.

Repita o processo com os ingredientes restantes para preparar a segunda omelete. Sirva com coentro salpicado por cima e os gomos de limão ao lado, para espremer na hora.

Informações Nutricionais (por porção): Gordura total: 35,5g Proteína: 43,5g Carboidratos totais: 6,5g

ALMÔNDEGAS DE LINGUIÇA DE PERU COM OVOS

Rende 2 porções

- 3 colheres de sopa de manteiga, divididas
- 280g de carne moída de peru
- ½ colher de chá de tempero italiano
- ½ colher de chá de sementes de funcho
- ½ colher de chá de páprica
- ½ colher de chá de cebola em pó
- ½ colher de chá de sal marinho
- ¼ colher de chá de noz-moscada moída
- ¼ colher de chá de pimenta-do-reino moída
- 1 dente de alho picado
- 4 ovos grandes

Preaqueça o forno a 175°C. Forre uma assadeira pequena com papel manteiga.

Derreta 2 colheres de sopa da manteiga. Em uma tigela, misture delicadamente a carne de peru com a manteiga derretida, o tempero italiano, as sementes de funcho, a páprica, a cebola em pó, o sal, a noz-moscada, a pimenta-do-reino e o alho até incorporar bem.

Divida e modele a mistura em 10 almôndegas, usando uma colher de sopa como medida, e disponha-as na assadeira preparada. Asse as almôndegas, virando uma vez, até que estejam totalmente cozidas, cerca de 25 a 30 minutos.

Quando as almôndegas estiverem quase prontas, aqueça o restante da manteiga em uma frigideira grande em fogo médio. Adicione os ovos e cozinhe-os com a gema mole, por cerca de 3 a 4 minutos. Se preferir, pode preparar os ovos de outro modo. Sirva as almôndegas com os ovos.

Dica: Molhe as mãos para facilitar na hora de modelar as almôndegas.

Informações Nutricionais (por porção): Gordura total: 35,5g Proteína: 43,5g Carboidratos totais: 6,5g

TIGELAS DE TACO COM OVOS MEXIDOS

Rende 2 porções

- 1 xícara de queijo pecorino romano ralado
- 1 colher de sopa de manteiga
- 8 ovos grandes
- ¼ de xícara de coentro picado
- ½ colher de chá de tempero para taco sem açúcar

Preaqueça o forno a 200°C. Forre uma assadeira grande com papel manteiga. Distribua o queijo em dois círculos de aproximadamente 15 cm de diâmetro sobre a assadeira, formando uma camada fina e uniforme.

Asse por 6 a 8 minutos, ou até que o queijo esteja derretido e começando a dourar nas bordas. Retire do forno e, imediatamente, coloque cada disco de queijo sobre a base invertida de uma tigela pequena, moldando com cuidado o queijo ao redor da tigela. Deixe esfriar.

Aqueça a manteiga em uma frigideira antiaderente em fogo médio. Bata os ovos até que fiquem com uma textura homogênea. Despeje na frigideira e mexa até que estejam totalmente cozidos, cerca de 3 a 5 minutos.

Retire os "tacos" de queijo dos moldes e coloque-os em um prato com o lado côncavo voltado para cima.

Divida os ovos mexidos entre os dois tacos e finalize com coentro e uma pitada de tempero para taco.

Dica: Certifique-se de que a tigela usada para moldar os tacos tenha a base estreita o suficiente para que o queijo possa cair pelas laterais e formar uma tigela profunda. Mas não se preocupe se nem todos os ovos couberem dentro do taco — você pode comer o restante à parte.

Informações Nutricionais (por porção): Gordura total: 37,5g Proteína: 33,5g Carboidratos totais: 2,5g

COPINHOS DE OVO COM PROSCIUTTO

Rende 2 porções

- 2 colheres de sopa de manteiga derretida
- 8 fatias de presunto de parma (prosciutto)
- 8 ovos grandes
- Sal marinho e pimenta-do-reino moída a gosto
- ¼ de xícara de cebolinha picada

Preaqueça o forno a 175°C. Unte oito cavidades de uma forma de muffin com a manteiga.

Forre cada cavidade com 1 fatia de presunto, cobrindo o fundo e as laterais. Quebre um ovo em cada copinho e tempere com sal e pimenta a gosto. Asse os ovos até que estejam firmes, por cerca de 20 minutos. Divida os copinhos entre dois pratos, decore com a cebolinha e sirva imediatamente.

Informações Nutricionais (por porção): Gordura total: 33,5g Proteína: 35g Carboidratos totais: 2g

PIZZA DE CAFÉ DA MANHÃ RICA EM PROTEÍNAS

Rende 2 porções

- 3 colheres de sopa de manteiga, divididas
- 1 xícara de cogumelos fatiados
- ¼ colher de chá de sal marinho
- ¼ colher de chá de pimenta-do-reino moída
- 12 claras de ovos grandes
- 1 xícara de queijo pecorino romano ralado
- 1 colher de chá de orégano seco
- 115g de pepperoni sem açúcar fatiado

Preaqueça o forno a 175°C. Forre duas assadeiras grandes com papel manteiga e unte levemente o papel com 1 colher de sopa da manteiga.

Aqueça o restante da manteiga em uma frigideira em fogo médio. Adicione os cogumelos, o sal e a pimenta, e cozinhe até dourarem, cerca de 8 a 10 minutos. Em uma tigela grande, bata as claras em neve até formarem picos firmes.

Distribua metade das claras batidas em cada assadeira, espalhando em círculos de aproximadamente 30 cm de diâmetro. Asse até que as "massas de pizza" estejam firmes, cerca de 20 minutos. Cubra as massas de claras com o queijo, o orégano, os cogumelos e o pepperoni.

Leve ao forno novamente até que o queijo derreta e o pepperoni comece a ficar crocante, cerca de 15 minutos. Corte as pizzas em fatias, divida entre dois pratos e sirva imediatamente.

Informações Nutricionais (por porção): Gordura total: 34,5g Proteína: 41,5g Carboidratos totais: 3g

CASSEROLE DE CAFÉ DA MANHÃ

Rende 2 porções

- 225g de carne moída
- ½ xícara de cogumelos fatiados
- ¼ xícara de pimentão picado (vermelho, amarelo ou laranja)
- ½ colher de chá de orégano seco
- ½ colher de chá de sal marinho
- ¼ colher de chá de pimenta-do-reino moída
- 10 ovos grandes
- ¼ xícara de creme de leite fresco

Preaqueça o forno a 175°C.

Cozinhe a carne moída, os cogumelos, o pimentão, o orégano, o sal e a pimenta em uma frigideira em fogo médio até que a carne e os cogumelos estejam dourados e o pimentão macio, cerca de 10 minutos. Transfira a mistura para uma assadeira de 23 x 23 cm.

Bata os ovos com o creme de leite. Despeje essa mistura sobre a carne na assadeira. Asse o *casserole* até que esteja firme e bem cozido, cerca de 35 a 40 minutos. Corte em 4 quadrados, divida entre dois pratos e sirva imediatamente.

Informações Nutricionais (por porção): Gordura total: 46g Proteína: 55g Carboidratos totais: 4,5g

QUICHE CETOGÊNICA SEM MASSA

Rende 2 porções

- 1 colher de sopa de manteiga
- 1 xícara de brócolis bem picado
- 1 xícara de pimentão vermelho picado
- ½ xícara de cebola picada
- 6 ovos grandes

- 1 xícara de creme de leite fresco
- 115g de queijo cheddar de leite de ovelha ralado
- ¼ colher de chá de sal marinho
- ¼ colher de chá de pimenta-do-reino moída

Preaqueça o forno a 175°C.

Aqueça a manteiga em uma frigideira em fogo médio. Adicione o brócolis, o pimentão e a cebola, e cozinhe até que os legumes estejam macios, cerca de 8 a 10 minutos.

Em uma tigela, bata os ovos com o creme de leite, o queijo, o sal e a pimenta até incorporar bem. Misture os legumes cozidos aos ovos batidos e despeje tudo em uma forma de torta de 23 cm de diâmetro. Asse o quiche até que esteja firme, por cerca de 40 a 45 minutos. Corte em fatias e sirva imediatamente.

Informações Nutricionais (por porção): Gordura total: 41,5g Proteína: 35g Carboidratos totais: 11,5g

OVOS RECHEADOS COM BACON

Rende 2 porções

- 4 fatias de bacon
- 8 ovos grandes
- 2 colheres de sopa de maionese sem açúcar
- 1 colher de chá de mostarda Dijon sem açúcar
- ¼ colher de chá de sal marinho
- ¼ colher de chá de pimenta-do-reino moída
- ¼ colher de chá de páprica

Cozinhe o bacon em uma frigideira em fogo médio até dourar e ficar crocante, cerca de 8 a 10 minutos. Retire da frigideira e pique bem. Coloque os ovos em uma panela e cubra com água.

Leve à fervura e cozinhe por 7 minutos. Retire a panela do fogo e deixe os ovos descansarem por 10 minutos. Escorra a água quente, coloque os ovos em um escorredor e enxágue com água fria até esfriarem.

Descasque os ovos, corte-os ao meio e coloque as gemas em uma tigela. Misture as gemas com a maionese, a mostarda, o sal e a pimenta até obter um creme homogêneo. Acrescente o bacon picado. Recheie as claras com o creme de gemas, usando um saco de confeitar ou uma colher.

Finalize com uma pitada de páprica. Divida os ovos recheados entre dois pratos e sirva imediatamente.

Informações Nutricionais (por porção – 4 ovos recheados): Gordura total: 35,5g Proteína: 31g Carboidratos totais: 1,5g

MUFFINS DE OVO COM FRANGO BUFFALO

Rende 2 porções

- 3 colheres de sopa de manteiga derretida
- 6 ovos grandes
- ¼ colher de chá de sal marinho
- ¼ colher de chá de pimenta-do-reino moída
- 115g de frango cozido, picado ou desfiado
- 2 colheres de sopa de molho de pimenta sem açúcar
- 2 colheres de chá de cebolinha fatiada

Preaqueça o forno a 190°C. Unte seis cavidades de uma forma de muffin com a manteiga.

Em uma tigela, bata os ovos com o sal e a pimenta até incorporar bem. Divida o frango entre as cavidades e despeje a mistura de ovos por cima, distribuindo de forma uniforme. Coloque a forma sobre uma assadeira.

Asse os muffins até que estejam firmes e completamente cozidos, por cerca de 25 a 30 minutos. Retire da forma e divida entre dois pratos. Finalize com o molho de pimenta e a cebolinha, e sirva imediatamente.

Informações Nutricionais (por porção – 3 muffins): Gordura total: 34g Proteína: 35,5g Carboidratos totais: 1,5g

OVOS POCHÊ COM HOLLANDAISE E ASPARGOS

Rende 2 porções

- 10 ovos grandes
- 10 aspargos inteiros
- 3 gemas de ovo
- 1 colher de sopa de suco de limão
- 1 colher de chá de mostarda Dijon sem açúcar
- ¼ colher de chá de sal marinho
- ¼ colher de chá de pimenta-do-reino moída
- 3 colheres de sopa de manteiga derretida e quente

Cozinhe os ovos pochê em uma panela com água salgada fervente até que estejam com a gema mole, por cerca de 3 a 5 minutos.

Enquanto isso, branqueie os aspargos em outra panela com água fervente salgada até que fiquem levemente macios, cerca de 8 a 10 minutos.

Enquanto os ovos e os aspargos cozinham, bata as gemas no liquidificador com o suco de limão, a mostarda Dijon, o sal e a pimenta até obter um creme homogêneo. Sem parar de bater, adicione a manteiga quente aos poucos até que o molho holandês fique espesso e cremoso.

Divida os ovos e os aspargos entre dois pratos, regue com o molho holandês e sirva imediatamente.

Informações Nutricionais (por porção): Gordura total: 47,5g Proteína: 37,5g Carboidratos totais: 7,5g

MEXIDO ARCO-ÍRIS DE LEGUMES E BACON

Rende 2 porções

- ½ xícara de rutabaga em cubos (ou couve-nabo)
- 8 fatias de bacon picadas
- ½ xícara de abobrinha em cubos
- ½ pimentão (vermelho, laranja ou amarelo) picado
- 1 colher de chá de páprica
- ½ colher de chá de cebola em pó
- ½ colher de chá de alho em pó
- ½ colher de chá de tempero italiano
- ½ colher de chá de sal marinho
- ¼ colher de chá de pimenta-do-reino moída
- 1 colher de sopa de manteiga
- 8 ovos grandes
- 1 colher de sopa de endro fresco picado

Branqueie a rutabaga em uma panela pequena com água fervente por 6 a 8 minutos. Escorra e reserve.

Cozinhe o bacon em uma frigideira antiaderente em fogo médio até dourar, cerca de 8 minutos. Retire o bacon com uma escumadeira e reserve.

Na mesma frigideira, adicione a rutabaga, a abobrinha, o pimentão, a páprica, a cebola em pó, o alho em pó, o tempero italiano, o sal e a pimenta. Cozinhe até os vegetais ficarem macios, por cerca de 10 minutos. Misture o bacon e mantenha o mexido aquecido.

Em outra frigideira antiaderente, aqueça a manteiga em fogo médio. Bata os ovos em uma tigela até ficarem homogêneos. Despeje na frigideira e deixe cozinhar por 1 minuto sem mexer.

Depois, mexa até formar pedaços grandes e macios, por cerca de 3 a 4 minutos. Ou, se preferir, cozinhe os ovos no estilo de sua preferência. Divida os vegetais entre duas tigelas, cubra com os ovos mexidos e decore com o endro. Sirva imediatamente.

Informações Nutricionais (por porção): Gordura total: 37g Proteína: 38g Carboidratos totais: 9g

ENROLADINHOS DE OVO COM LINGUIÇA DE FRANGO

Rende 2 porções

- 225g de frango moído
- 1 colher de chá de sementes de funcho
- ½ colher de chá de cebola em pó
- ½ colher de chá de sal marinho
- ¼ colher de chá de páprica
- ¼ colher de chá de pimenta-da-jamaica moída
- ¼ colher de chá de noz-moscada moída
- ¼ colher de chá de pimenta-do-reino moída
- 2 colheres de sopa de manteiga, divididas
- ¼ xícara de queijo pecorino romano ralado
- 6 ovos grandes, divididos

Em uma tigela, misture delicadamente o frango moído com as sementes de funcho, cebola em pó, sal, páprica, pimenta-da-jamaica, noz-moscada e pimenta-do-reino até incorporar. Modele em 4 hambúrgueres.

Aqueça 1 colher de sopa da manteiga em uma frigideira antiaderente em fogo médio. Cozinhe os hambúrgueres até dourarem e estarem bem cozidos, cerca de 5 minutos de cada lado.

Salpique o queijo sobre os hambúrgueres, tampe a frigideira e deixe o queijo derreter, por 3 a 5 minutos.

Enquanto isso, aqueça ½ colher de sopa da manteiga em uma frigideira média antiaderente em fogo médio. Bata os ovos, despeje metade na frigideira, tampe e cozinhe até firmar, cerca de 3 a 5 minutos.

Retire a omelete para uma tábua ou prato grande. Repita o processo com o restante dos ovos. Coloque 2 hambúrgueres sobre cada omelete e dobre como um wrap, prendendo com palitos de dente se necessário. Sirva imediatamente.

Informações Nutricionais (por porção): Gordura total: 40,5g Proteína: 39,5g Carboidratos totais: 2g

OVOS POCHÊ COM BOLINHOS DE ABOBRINHA

Rende 2 porções

- 1 xícara de abobrinha ralada
- ¼ xícara de queijo pecorino romano ralado
- 11 ovos grandes, divididos
- 1 dente de alho picado
- ½ colher de chá de tempero italiano
- ¼ colher de chá de sal marinho
- ¼ colher de chá de pimenta-do-reino moída
- 1 colher de sopa de manteiga

Em uma tigela, misture a abobrinha com o queijo, 1 ovo, o alho, o tempero italiano, o sal e a pimenta até incorporar bem.

Aqueça a manteiga em uma frigideira antiaderente grande em fogo médio. Divida a mistura de abobrinha em quatro porções, colocando colheradas na frigideira e achatando levemente para formar círculos.

Cozinhe até dourar e ficarem crocantes, cerca de 5 minutos de cada lado. Retire e distribua entre dois pratos. Enquanto isso, poche os 10 ovos restantes em uma panela com água fervente até firmarem, mas com a gema ainda mole, cerca de 3 a 5 minutos. Retire com uma escumadeira.

Se preferir, prepare os ovos de outra forma. Sirva os ovos pochê sobre os bolinhos de abobrinha imediatamente.

Informações Nutricionais (por porção): Gordura total: 35,5g Proteína: 35g Carboidratos totais: 4 g

OVOS MEXIDOS COM COGUMELOS E SALADA DE MÂCHE

Rende 2 porções

Para os ovos mexidos

- 2 colheres de chá de manteiga
- 1,3 kg de cogumelos cremini fatiados
- ½ colher de chá de sal marinho
- ¼ colher de chá de pimenta-do-reino moída
- 1 colher de chá de folhas de tomilho seco
- 18 claras de ovo

Para a salada

- 6 xícaras de folhas de mâche (ou alface manteiga, se preferir)
- 1 xícara de rabanetes fatiados
- 8 cebolinhas verdes fatiadas
- ¼ xícara de vinagre de maçã
- 2 colheres de sopa de estragão fresco picado
- 2 colheres de chá de mostarda Dijon sem açúcar
- ¼ colher de chá de sal marinho

- ¼ colher de chá de pimenta-do-reino moída

Para preparar os ovos mexidos, aqueça a manteiga em uma frigideira em fogo médio. Adicione os cogumelos, o sal, a pimenta e o tomilho, e cozinhe até que os cogumelos fiquem bem dourados, cerca de 8 a 10 minutos.

Bata as claras em uma tigela pequena. Despeje as claras na frigideira com os cogumelos e mexa enquanto cozinham, até que fiquem mexidas e firmes, cerca de 3 a 5 minutos.

Para preparar a salada, misture as folhas de mâche com os rabanetes e as cebolinhas até incorporar bem. Em uma tigela pequena, bata o vinagre de maçã com o estragão, a mostarda Dijon, o sal e a pimenta até obter um molho homogêneo.

Misture esse molho à salada até que tudo esteja bem envolvido. Divida os ovos e a salada entre dois pratos e sirva imediatamente.

Informações Nutricionais (por porção): Gordura total: 5g Proteína: 42,5g Carboidratos totais: 50,5g

ALMOÇO

BOLINHOS DE SALMÃO COM SALADA DE ALFACE-AMERICANA

Rende 2 porções

- 280g de salmão em lata, escorrido
- 4 colheres de sopa de maionese sem açúcar, divididas
- 1 colher de chá de alcaparras picadas
- ½ colher de chá de raspas de limão
- ½ colher de chá de tempero italiano
- ¼ colher de chá de pimenta-caiena
- 1 clara de ovo grande
- 1 colher de sopa de manteiga

- 2 xícaras de alface-americana ralada
- ¼ xícara de pepino picado
- 1 colher de sopa de cebolinha verde fatiada
- 1 colher de sopa de vinagre de maçã
- 1 colher de sopa de salsinha picada
- 1 colher de sopa de endro picado
- Sal marinho e pimenta-do-reino moída a gosto

Misture o salmão com 2 colheres de sopa da maionese, as alcaparras, as raspas de limão, o tempero italiano e a pimenta-caiena até incorporar bem.

Bata a clara em neve até formar picos firmes e incorpore delicadamente à mistura de salmão. Divida e modele a mistura em 4 bolinhos.

Aqueça a manteiga em uma frigideira em fogo médio. Adicione os bolinhos, achate-os com uma espátula e cozinhe até dourar e aquecer por completo, cerca de 4 a 6 minutos de cada lado. Divida a alface entre dois pratos e cubra com o pepino e a cebolinha. Coloque os bolinhos de salmão ao lado.

Em uma tigela, bata o restante da maionese com o vinagre, a salsinha, o endro, o sal e a pimenta. Regue sobre a salada e os bolinhos e sirva imediatamente.

Informações Nutricionais (por porção): Gordura total: 40g Proteína: 37,5g Carboidratos totais: 3g

WRAPS DE ALFACE COM CARNE BOVINA AO MOLHO TAMARI E GERGELIM

Rende 2 porções

- 280g de carne de flanco ou contrafilé
- 2 colheres de sopa de tamari ou shoyo de coco
- 4 colheres de sopa de óleo de gergelim
- 1 colher de sopa de vinagre de maçã

- 2 colheres de chá de gengibre bem picado
- 3 dentes de alho picados
- ½ colher de chá de sal marinho
- ¼ colher de chá de pimenta-do-reino moída
- 8 folhas de alface Bibb ou Boston
- 2 colheres de sopa de coentro picado
- Fatie a carne em tiras finas no sentido contrário das fibras.

Em uma tigela, misture o tamari, o óleo de gergelim, o vinagre, o gengibre, o alho, o sal e a pimenta até incorporar.

Adicione a carne e deixe marinar por pelo menos 30 minutos.

Aqueça uma frigideira grande em fogo médio-alto. Acrescente a carne marinada e cozinhe até dourar, cerca de 3 a 5 minutos.

Divida a carne entre as folhas de alface e finalize com o coentro. Sirva imediatamente.

Informações Nutricionais (por porção): Gordura total: 39,5g Proteína: 33,5g Carboidratos totais: 4,5g

SOPA DE FRANGO COM MACARRÃO SHIRATAKI

Rende 2 porções

- 6 colheres de sopa de manteiga
- 2 dentes de alho picados
- 4 xícaras de caldo de frango
- 225g de peito de frango em cubos pequenos
- 1 cenoura em cubos pequenos
- 1 talo de salsão em cubos pequenos

- 2 colheres de chá de tamari
- ½ colher de chá de tomilho seco
- ½ colher de chá de sal marinho (ou a gosto)
- ¼ colher de chá de pimenta-do-reino moída (ou a gosto)
- 1 pacote de 200g de macarrão shirataki sem carboidrato (como Miracle Noodles)

Aqueça a manteiga em uma panela grande em fogo médio. Adicione o alho e cozinhe por cerca de 1 minuto, até perfumar.

Acrescente o caldo, o frango, a cenoura, o salsão, o tamari, o tomilho, o sal e a pimenta. Deixe ferver em fogo brando até os vegetais amolecerem, cerca de 20 minutos.

Adicione o macarrão e cozinhe por mais 5 minutos. Divida a sopa entre duas tigelas e sirva imediatamente.

Informações Nutricionais (por porção): Gordura total: 37,5g Proteína: 37g Carboidratos totais: 7,5g

SALADA ARCO-ÍRIS DE FRANGO COM LEGUMES

Rende 2 porções

- 2 colheres de chá de manteiga
- 170g de peito de frango
- 1 colher de chá de sal marinho, dividida
- ½ colher de chá de pimenta-do-reino moída, dividida
- 6 xícaras de alface romana picada
- 2 pimentões vermelhos grandes em cubos
- 2 pimentões verdes grandes em cubos
- 4 xícaras de pepino fatiado

- 2 xícaras de cenoura ralada
- ¼ xícara de cebolinha verde fatiada
- ¼ xícara de folhas de endro rasgadas
- ¼ xícara de suco de limão fresco
- ¼ xícara de vinagre de maçã
- 1 colher de sopa de mostarda Dijon
- 4 dentes de alho picados

Aqueça a manteiga em uma frigideira em fogo médio. Tempere o frango com ½ colher de chá de sal e ¼ colher de chá de pimenta. Cozinhe até dourar e estar bem cozido, cerca de 8 a 10 minutos de cada lado. Retire do fogo e corte em tiras.

Enquanto o frango cozinha, misture em uma tigela grande a alface com os pimentões, o pepino, a cenoura, a cebolinha e o endro.

Em outra tigela, bata o suco de limão com o vinagre, a mostarda Dijon, o alho e o restante do sal e da pimenta até formar um molho homogêneo. Misture o molho à salada.

Divida a salada entre duas tigelas, cubra com o frango e sirva imediatamente.

Informações Nutricionais (por porção): Gordura total: 8g Proteína: 30g Carboidratos totais: 50,5g

ARROZ FRITO COM SHIRATAKI (OU KONJAC)

Rende 2 porções

- 3 colheres de sopa de manteiga
- 225g de lombo suíno em cubos
- Sal marinho a gosto
- Pimenta-do-reino moída a gosto
- 1 pacote de arroz shirataki

- ¼ xícara de cebolinha fatiada
- 2 colheres de sopa de tamari
- 4 dentes de alho picados
- 1 colher de chá de óleo de gergelim
- 4 ovos grandes

Aqueça a manteiga em uma frigideira em fogo médio.

Tempere o porco com sal e pimenta a gosto. Adicione à frigideira e cozinhe até dourar e ficar bem cozido, cerca de 8 a 10 minutos. Adicione o arroz shirataki, a cebolinha, o tamari, o alho e o óleo de gergelim.

Cozinhe, mexendo de vez em quando, até aquecer bem, cerca de 10 minutos. Bata os ovos em uma tigela. Afaste o arroz para um lado da frigideira, adicione os ovos e cozinhe até que estejam mexidos. Misture os ovos ao arroz. Divida entre duas tigelas e sirva imediatamente.

Informações Nutricionais (por porção): Gordura total: 38g Proteína: 38g Carboidratos totais: 8,5g

HAMBÚRGUERES COM "PÃO" DE ALFACE-AMERICANA

Rende 2 porções

Para o molho

- 3 colheres de sopa de maionese sem açúcar
- 1 colher de sopa de picles de endro picado
- 1 colher de sopa de cebola bem picada
- ¼ colher de chá de páprica
- ¼ colher de chá de pimenta-do-reino moída

Para os hambúrgueres

- 340g de carne moída

- 1 colher de sopa de mostarda Dijon
- 1 colher de sopa de tamari
- ½ colher de chá de sal marinho
- ¼ colher de chá de pimenta-do-reino moída
- 1 colher de chá de manteiga
- 4 folhas de alface-americana

Para o molho, misture todos os ingredientes em uma tigela e reserve.

Para os hambúrgueres, misture delicadamente a carne com a mostarda, o tamari, o sal e a pimenta até incorporar. Divida em duas porções e modele dois hambúrgueres.

Aqueça a manteiga em uma frigideira em fogo médio. Adicione os hambúrgueres e cozinhe até que estejam bem cozidos, cerca de 8 a 10 minutos de cada lado. Monte cada hambúrguer entre duas folhas de alface, cubra com o molho e sirva imediatamente.

Informações Nutricionais (por porção): Gordura total: 35,5g Proteína: 35g Carboidratos totais: 2g

KOFTA DE CARNE COM SALADA GREGA E TZATZIKI

Rende 2 porções

Para o kofta

- 340g de carne moída
- 1 dente de alho picado
- ½ colher de chá de cominho em pó
- ½ colher de chá de coentro em pó
- ¼ colher de chá de sal marinho
- ¼ colher de chá de pimenta-do-reino moída

- 4 espetos de bambu, deixados de molho em água por pelo menos 30 minutos
- 3 colheres de sopa de azeite de oliva

Para o tzatziki

- ¼ xícara de iogurte de leite de ovelha
- 2 colheres de sopa de pepino inglês ralado
- ½ colher de chá de endro picado
- 1 colher de chá de suco de limão fresco
- ½ dente de alho picado
- 1/8 colher de chá de sal marinho
- 1/8 colher de chá de pimenta-do-reino moída

Para a salada grega

- 2 xícaras de alface-americana ralada
- ¼ xícara de pepino picado
- 6 tomates-uva ou cereja cortados ao meio

Prepare o kofta: Misture a carne com o alho, o cominho, o coentro, o sal e a pimenta. Divida em quatro porções e molde cada uma ao redor de um espeto. Pincele com azeite.

Aqueça uma frigideira grande em fogo médio. Cozinhe os espetos, virando, até dourar e estarem bem cozidos, cerca de 10 a 12 minutos. Se preferir, grelhe.

Prepare o tzatziki: Misture o iogurte com o pepino, o endro, o suco de limão, o alho, o sal e a pimenta até ficar homogêneo.

Prepare a salada: Divida a alface entre dois pratos e cubra com o pepino e os tomates.

Disponha dois espetos sobre cada salada, regue com o tzatziki e sirva imediatamente.

Informações Nutricionais (por porção): Gordura total: 39g Proteína: 36g

PATÊ DE CAVALINHA DEFUMADA

Rende 2 porções

- 225g de cavalinha defumada enlatada em óleo
- 2 colheres de sopa de manteiga amolecida
- 1 colher de chá de mostarda Dijon sem açúcar
- ¼ colher de chá de sal marinho
- 1/8 colher de chá de pimenta-do-reino moída
- 20 fatias de pepino

Amasse a cavalinha com um garfo em uma tigela junto com a manteiga, a mostarda, o sal e a pimenta, até formar uma pasta com pedaços pequenos de peixe. (Adicione 1 a 2 colheres de sopa de água se quiser uma textura mais úmida.)

Divida o patê entre duas tigelas e sirva com 10 fatias de pepino para mergulhar.

Informações Nutricionais (por porção): Gordura total: 38g Proteína: 28g Carboidratos totais: 2g

HAMBÚRGUERES DE CORDEIRO COM TZATZIKI

Rende 2 porções

Para os hambúrgueres

- 280g de carne moída de cordeiro
- 2 colheres de sopa de cebola picada
- 1 colher de sopa de salsinha picada
- 1 colher de sopa de hortelã picada
- ½ colher de chá de cominho em pó
- ½ colher de chá de coentro em pó

- 1 dente de alho picado
- ½ colher de chá de sal marinho
- ¼ colher de chá de pimenta-do-reino moída
- 2 colheres de sopa de manteiga
- 4 folhas de alface-americana

Para o tzatziki

- ½ xícara de iogurte de leite de ovelha
- ¼ xícara de pepino inglês ralado
- 1 colher de chá de endro picado
- 2 colheres de chá de suco de limão fresco
- 1 dente de alho picado
- ¼ colher de chá de sal marinho
- ¼ colher de chá de pimenta-do-reino moída

Prepare os hambúrgueres: em uma tigela, misture delicadamente a carne com a cebola, a salsinha, a hortelã, o cominho, o coentro, o alho, o sal e a pimenta até incorporar bem.

Divida em duas porções, modele os hambúrgueres e leve-os à geladeira por 30 minutos para firmar.

Prepare o tzatziki: misture o iogurte com o pepino, o endro, o suco de limão, o alho, o sal e a pimenta. Leve à geladeira até a hora de servir. Aqueça a manteiga em uma frigideira em fogo médio até derreter e começar a chiar.

Adicione os hambúrgueres e cozinhe até dourar dos dois lados e estarem completamente cozidos, cerca de 8 a 10 minutos por lado. Sirva cada hambúrguer entre duas folhas de alface, com o tzatziki por cima.

Informações Nutricionais (por porção): Gordura total: 40,5 Proteína: 34g Carboidratos totais: 8g

SALMÃO AO CHIPOTLE COM SALADA DE REPOLHO, COENTRO E LIMÃO

Rende 2 porções

Para o salmão

- 2 filés de salmão (cerca de 225g cada)
- 1 colher de sopa de azeite de oliva
- 1 colher de chá de pimenta chili chipotle em pó (ou chili comum)
- Sal e pimenta a gosto

Para a salada de repolho

- 2 colheres de sopa de suco de limão fresco
- 4 colheres de sopa de azeite de oliva
- ½ colher de chá de sal marinho
- ¼ colher de chá de pimenta-do-reino moída
- 1 xícara de repolho verde ralado
- 2 colheres de sopa de coentro picado

Preaqueça o forno a 190°C. Forre uma assadeira pequena com papel manteiga.

Disponha os filés de salmão na assadeira, regue com o azeite e tempere com o chili em pó, sal e pimenta. Asse até que o salmão desfie facilmente com um garfo, cerca de 15 a 20 minutos.

Prepare a salada: bata o suco de limão com o azeite, o sal e a pimenta. Misture o repolho com o coentro e regue com o molho. Divida o salmão e a salada entre dois pratos e sirva imediatamente.

Informações Nutricionais (por porção): Gordura total: 36g Proteína: 42,5g Carboidratos totais: 5,5g

MUFFINS DE ALMÔNDEGA COM PURÊ DE RUTABAGA

Rende 2 porções

Para os muffins

- 340g de carne moída
- 1 ovo grande
- 1 colher de sopa de mostarda Dijon
- 1 colher de chá de tempero italiano
- ½ colher de chá de sal marinho
- ½ colher de chá de pimenta-do-reino moída

Para o purê

- 1 xícara de rutabaga (ou couve-nabo) em cubos
- 4 colheres de sopa de manteiga
- ½ colher de chá de sal marinho
- ¼ colher de chá de pimenta-do-reino moída

Preaqueça o forno a 190°C.

Em uma tigela, misture a carne com o ovo, a mostarda, o tempero italiano, o sal e a pimenta até incorporar bem. Divida a mistura em quatro partes e pressione cada uma em uma cavidade de forma de muffin.

Leve a forma sobre uma assadeira e asse até que a carne esteja totalmente cozida e a temperatura interna alcance 74°C, cerca de 30 a 40 minutos.

Enquanto isso, cozinhe os cubos de rutabaga em água fervente até que fiquem macios, cerca de 50 a 60 minutos.

Escorra, devolva à panela, adicione a manteiga, o sal e a pimenta, e amasse até obter um purê liso. Divida os muffins e o purê entre dois pratos e sirva imediatamente.

Informações Nutricionais (por porção): Gordura total: 42,5g Proteína: 37,5g Carboidratos totais: 7g

SALADA MORNA DE BACON, OVO E ASPARGOS

Rende 2 porções

- 8 ovos grandes
- 16 aspargos (sem as extremidades duras)
- 6 fatias de bacon cortadas em tiras grossas de 2,5cm
- 2 colheres de sopa de vinagre de maçã
- 1 colher de sopa de azeite de oliva
- 1 colher de chá de mostarda Dijon sem açúcar
- ¼ colher de chá de sal marinho
- ¼ colher de chá de pimenta-do-reino moída

Cozinhe os ovos: coloque-os em uma panela e cubra com água. Leve para ferver, reduza o fogo e cozinhe por 7 minutos. Retire do fogo, deixe descansar por 10 minutos, depois resfrie com água fria. Descasque e pique os ovos.

Branqueie os aspargos em água salgada fervente até ficarem macios e crocantes, cerca de 6 minutos. Escorra e resfrie com água fria. Frite o bacon em uma frigideira em fogo médio até dourar e ficar crocante, cerca de 8 a 10 minutos.

Retire com uma escumadeira para um prato com papel-toalha. Misture o vinagre, o azeite, a mostarda, o sal e a pimenta na gordura do bacon. Misture os aspargos com o bacon e o molho, divida entre dois pratos e finalize com os ovos picados. Sirva imediatamente.

Informações Nutricionais (por porção): Gordura total: 35g Proteína: 36,5g Carboidratos totais: 7g

MACARRÃO À CARBONARA

Rende 2 porções

- 3 ovos grandes
- ½ xícara de queijo pecorino romano ralado (dividido)
- ½ colher de chá de sal marinho
- ½ colher de chá de pimenta-do-reino moída
- 1 colher de sopa de azeite de oliva
- 115g de bacon picado
- 225g de macarrão shirataki (ou konjac), drenado e enxaguado
- 1 colher de sopa de salsinha picada

Bata os ovos com ⅓ xícara do queijo, o sal e a pimenta até obter uma mistura homogênea.

Aqueça o azeite em uma frigideira em fogo médio. Adicione o bacon e cozinhe até dourar e ficar crocante, cerca de 8 a 10 minutos. Acrescente o shirataki e refogue por 3 minutos, até aquecer bem.

Retire do fogo, adicione a mistura de ovos e mexa até formar um molho cremoso. Divida entre duas tigelas, salpique com o restante do queijo e a salsinha, e sirva imediatamente. Adicione mais pimenta a gosto.

Informações Nutricionais (por porção): Gordura total: 40g Proteína: 33g Carboidratos totais: 1,5g

JANTAR

FRANGO COM ERVAS E LIMÃO COZIDO LENTAMENTE COM CENOURAS

Rende 2 porções

- ⅓ xícara de manteiga amolecida
- 1 colher de sopa de raspas de limão

- 1 colher de sopa de suco de limão fresco
- 2 dentes de alho picados
- 1 colher de chá de alecrim picado
- 1 colher de chá de tomilho picado
- ½ colher de chá de sal marinho
- ¼ colher de chá de pimenta-do-reino moída
- 2 cenouras grandes, descascadas e fatiadas
- 1 xícara de caldo de frango
- 2 coxas de frango com cerca de 280g cada

Misture a manteiga com as raspas e o suco de limão, o alho, o alecrim, o tomilho, o sal e a pimenta até obter um creme homogêneo. Coloque as cenouras na tigela da panela elétrica (*slow cooker*) e adicione o caldo de frango.

Lambuze a manteiga temperada nas coxas de frango e acomode-as sobre as cenouras. Cozinhe em temperatura alta até que o frango e as cenouras estejam macios, cerca de 4 a 5 horas.

Dica: Se quiser que o frango fique mais dourado, leve ao forno sob o grill por 5 a 10 minutos após o cozimento na *slow cooker*, até dourar.

Informações Nutricionais (por porção): Gordura total: 48,5g Proteína: 72g Carboidratos totais: 8g

SOPA DE BACALHAU COM BACON

Rende 2 porções

- 1 colher de sopa de manteiga
- 6 fatias de bacon cortadas em tiras de 2,5 cm
- ¼ de cebola picada
- 1 dente de alho picado

- ½ colher de chá de páprica
- ½ colher de chá de sal marinho
- ¼ colher de chá de pimenta-do-reino moída
- 1/8 colher de chá de pimenta-caiena (ou mais, a gosto)
- 4 xícaras de caldo de frutos do mar ou caldo de mariscos
- 225g de bacalhau fresco ou descongelado, cortado em cubos de 2,5 cm
- ½ xícara de creme de leite fresco
- 2 colheres de sopa de suco de limão fresco
- 1 colher de sopa de salsinha picada

Aqueça a manteiga em uma panela grande em fogo médio. Frite o bacon até dourar e ficar crocante, cerca de 8 a 10 minutos. Retire com uma escumadeira e reserve, deixando a gordura na panela.

Volte a panela ao fogo médio. Acrescente a cebola, o alho, a páprica, o sal, a pimenta-do-reino e a caiena, e refogue até que a cebola fique macia e translúcida, cerca de 10 minutos.

Adicione o caldo de frutos do mar e deixe ferver em fogo brando. Adicione o bacalhau e o bacon reservado à panela e cozinhe até que o peixe esteja cozido, cerca de 5 a 7 minutos.

Incorpore o creme de leite, o suco de limão e a salsinha. Cozinhe por mais 5 minutos, até aquecer bem. Divida a sopa entre duas tigelas e sirva imediatamente.

Informações Nutricionais (por porção): Gordura total: 36,5g Proteína: 33g Carboidratos totais: 7,5g

ENSOPADO CREMOSO DE CARNE COM COGUMELOS

Rende 2 porções

- 340g de carne bovina em cubos para ensopado
- 1 xícara de cogumelos cremini fatiados

- 1 cenoura picada
- 1 talo de salsão picado
- ¼ de cebola picada
- 3 xícaras de caldo de carne
- 1 colher de sopa de vinagre de maçã
- 2 colheres de chá de tamari
- 1 colher de chá de alecrim picado
- ½ colher de chá de tomilho seco
- ½ colher de chá de sal marinho
- ¼ colher de chá de pimenta-do-reino moída

Coloque a carne, os cogumelos, a cenoura, o salsão e a cebola na *slow cooker*. Adicione o caldo de carne, o vinagre, o tamari, o alecrim, o tomilho, o sal e a pimenta. Misture tudo.

Cozinhe em temperatura alta até que a carne e os vegetais estejam macios, cerca de 6 a 8 horas. Divida entre duas tigelas e sirva imediatamente.

Dica: Para engrossar o ensopado, adicione cerca de ½ colher de chá de goma xantana no final do cozimento. Ajuste a quantidade conforme a consistência desejada.

Informações Nutricionais (por porção): Gordura total: 35,5g Proteína: 35,5g Carboidratos totais: 8g

FRANGO PICCATA CETOGÊNICO

Rende 2 porções

- 2 peitos de frango (170g cada), cortados ao meio na horizontal
- ½ colher de chá de sal marinho
- ¼ colher de chá de pimenta-do-reino moída

- 3 colheres de sopa de manteiga gelada, divididas
- 3 colheres de sopa de azeite de oliva
- ¼ xícara de suco de limão fresco
- ¼ xícara de caldo de frango
- 2 colheres de sopa de alcaparras
- Sal marinho e pimenta-do-reino a gosto
- 2 colheres de sopa de salsinha picada

Tempere o frango com sal e pimenta. Aqueça 1 colher de sopa da manteiga com o azeite em uma frigideira antiaderente em fogo médio.

Adicione o frango e cozinhe até dourar dos dois lados e estar cozido por completo, cerca de 10 a 15 minutos. Retire e reserve.

Na mesma frigideira, adicione o suco de limão, o caldo de frango, as alcaparras, sal e pimenta.

Deixe ferver em fogo brando e adicione o restante da manteiga. Volte o frango à frigideira, reduza o fogo e aqueça por mais 5 minutos. Divida o frango e o molho entre dois pratos, finalize com a salsinha e sirva imediatamente.

Informações Nutricionais (por porção): Gordura total: 42,5g Proteína: 39g Carboidratos totais: 2,5g

ESPETINHOS DE FRANGO COM ABOBRINHA E PIMENTÃO

Rende 2 porções

- 340g de peito de frango, cortado em cubos de 2,5 cm
- ½ pimentão vermelho, laranja, amarelo ou verde, cortado em cubos de 2,5 cm
- ½ abobrinha fatiada em rodelas de 1,25 cm (corte em meias-luas se for grande)
- 3 colheres de sopa de azeite de oliva

- 2 colheres de sopa de suco de limão fresco
- 2 colheres de chá de orégano seco
- ½ colher de chá de páprica
- ½ colher de chá de cebola em pó
- 3 dentes de alho picados
- ½ colher de chá de sal
- ¼ colher de chá de pimenta-calabresa em flocos
- 4 espetos grandes de bambu (deixados de molho em água por no mínimo 30 minutos e até 12 horas)
- ½ limão

Coloque o frango em uma travessa e os vegetais em outra. Em uma tigela, misture o azeite, o suco de limão, o orégano, a páprica, a cebola em pó, o alho, o sal e a pimenta-calabresa.

Despeje metade da marinada sobre o frango e a outra metade sobre os vegetais. Deixe marinar por pelo menos 30 minutos.

Monte os espetos alternando pedaços de frango com pimentão e abobrinha.

Aqueça a grelha em fogo médio. Grelhe os espetos, virando de vez em quando, até que o frango esteja dourado e completamente cozido, cerca de 15 a 20 minutos.

Enquanto isso, grelhe o lado cortado do limão até dourar levemente, cerca de 5 a 10 minutos. Esprema um pouco do suco de limão sobre os espetos, divida entre dois pratos e sirva imediatamente.

Informações Nutricionais (por porção — 2 espetos): Gordura total: 36,5g Proteína: 37g Carboidratos totais: 9,5g

SALMÃO COM MOSTARDA E ORÉGANO COM BRÓCOLIS

Rende 2 porções

- 2 colheres de sopa de mostarda Dijon sem açúcar

- 6 colheres de sopa de manteiga derretida, divididas
- ½ colher de chá de orégano seco
- 2 dentes de alho picados
- ¼ colher de chá de sal marinho
- ¼ colher de chá de pimenta-do-reino moída
- 400g de filé de salmão (fresco ou descongelado)
- 2 xícaras de floretes de brócolis

Preaqueça o forno a 175°C.

Em uma tigela, misture a mostarda com 2 colheres de sopa da manteiga, o orégano, o alho, o sal e a pimenta.

Passe a mistura de mostarda nos dois lados dos filés de salmão e coloque-os em uma assadeira forrada com papel manteiga.

Asse até que o salmão se desfaça facilmente com um garfo, cerca de 15 a 20 minutos.

Enquanto isso, cozinhe o brócolis em água salgada fervente até ficar macio e crocante, cerca de 6 a 8 minutos. Escorra e regue com a manteiga restante. Divida o salmão e o brócolis entre dois pratos e sirva imediatamente.

Informações Nutricionais (por porção): Gordura total: 38,5g Proteína: 39g Carboidratos totais: 5g

PEIXE CROCANTE COM MOLHO TÁRTARO

Rende 2 porções

Para o peixe

- 280g de peixe branco firme (como bacalhau ou halibute)
- 1 ovo grande
- 30g de torresmo triturado bem fino
- 2 colheres de sopa de manteiga

Para o molho tártaro

- ¼ xícara de maionese sem açúcar
- 1 colher de sopa de picles de endro bem picado
- 1 colher de chá de vinagre de vinho branco
- 1 colher de chá de alcaparras picadas
- ½ colher de chá de mostarda rústica sem açúcar
- 1 pitada de sal marinho
- 1 pitada de pimenta-do-reino moída

Corte o peixe em 4 a 6 pedaços. Bata o ovo em uma tigela e coloque os torresmos triturados em outra. Passe cada pedaço de peixe no ovo e depois nos torresmos, cobrindo bem.

Aqueça a manteiga em uma frigideira em fogo médio. Cozinhe os pedaços de peixe por 5 a 8 minutos de cada lado, ou até dourarem e estarem bem cozidos.

Prepare o molho tártaro: misture bem todos os ingredientes até formar um molho homogêneo. Divida o peixe entre dois pratos e sirva com o molho à parte.

Informações Nutricionais (por porção): Gordura total: 36,5g Proteína: 30,5g Carboidratos totais: 1g

FAJITAS DE FRANGO NA FRIGIDEIRA

Rende 2 porções

- 5 colheres de sopa de manteiga
- 340g de peito de frango fatiado
- 1 pimentão médio (vermelho, laranja, amarelo ou verde), cortado em tiras
- ½ cebola fatiada
- 1 colher de chá de pimenta chili em pó
- ½ colher de chá de cominho

- ½ colher de chá de cebola em pó
- ½ colher de chá de alho em pó
- ½ colher de chá de sal
- 1 pitada de pimenta-caiena (ou mais, a gosto)
- ¼ xícara de creme de leite azedo (*sour cream*)

Aqueça a manteiga em uma frigideira. Adicione o frango, o pimentão, a cebola, o chili em pó, o cominho, a cebola em pó, o alho em pó, o sal e a pimenta-caiena.

Cozinhe até o frango estar completamente cozido e o pimentão macio, cerca de 10 a 15 minutos. Divida entre duas tigelas, decore com o *sour cream* e sirva imediatamente.

Informações Nutricionais (por porção): ordura total: 39,5g Proteína: 41g Carboidratos totais: 9g

CALDEIRADA DE PEIXE CETOGÊNICA

Rende 2 porções

- 6 fatias de bacon picadas
- ½ xícara de floretes de couve-flor bem picados
- ½ xícara de cebola picada
- 1 talo de salsão picado
- 1 dente de alho picado
- 1 xícara de caldo de frango
- 1 xícara de água
- 1 xícara de creme de leite
- ½ colher de chá de sal marinho

- ¼ colher de chá de pimenta-do-reino moída
- 340g de peixe branco (como bacalhau ou halibute), cortado em cubos de 2,5 cm
- 1 colher de sopa de salsinha picada

Cozinhe o bacon em uma panela grande em fogo médio até dourar, cerca de 8 a 10 minutos. Retire o bacon com uma escumadeira e reserve. Deglace a panela com um pouco de água, se necessário.

Adicione a couve-flor, a cebola, o salsão e o alho. Cozinhe até a cebola ficar translúcida, cerca de 10 minutos. Acrescente o caldo de frango, a água, o creme de leite, o sal e a pimenta.

Deixe ferver e cozinhe até a couve-flor e o salsão estarem macios, cerca de 15 a 20 minutos. Adicione o peixe e o bacon à panela e cozinhe por mais 5 minutos. Divida a caldeirada entre duas tigelas, decore com salsinha e sirva imediatamente.

Informações Nutricionais (por porção): Gordura total: 31,5g Proteína: 44,5g Carboidratos totais: 7,5g

PEITO DE FRANGO ESCALFADO COM MOLHO CREMOSO DE MANJERICÃO E ASPARGOS

Rende 2 porções

- 1 xícara de folhas de manjericão
- 1 colher de sopa de suco de limão
- 1 colher de chá de raspas de limão
- 1 dente de alho picado
- ½ colher de chá de sal marinho
- ¼ colher de chá de pimenta-do-reino moída
- ⅓ xícara de azeite de oliva
- 2 peitos de frango de 170g cada

- 16 aspargos, sem as pontas duras

Bata o manjericão com o suco e as raspas de limão, o alho, o sal e a pimenta em um liquidificador ou processador até picar bem. Com o motor ligado, adicione o azeite em fio até formar um molho.

Coloque os peitos de frango em uma panela com água salgada fria. Leve à fervura, tampe e reduza para fogo baixo. Cozinhe por cerca de 10 a 12 minutos, até o frango estar totalmente cozido.

Cozinhe os aspargos em água salgada fervente até ficarem macios e crocantes, cerca de 6 a 8 minutos. Sirva o frango regado com o molho de manjericão, acompanhado dos aspargos.

Informações Nutricionais (por porção): Gordura total: 40g Proteína: 42g Carboidratos totais: 6,5g

CHILI TEXANO CETOGÊNICO

Rende 2 porções

- 4 colheres de sopa de manteiga
- 340g de carne bovina (como acém), em cubos
- 2 xícaras de caldo de ossos de carne
- 1 colher de sopa de vinagre de maçã
- 1 colher de sopa de pimenta chili em pó
- 1 colher de sopa de molho chipotle (de lata)
- ½ colher de chá de orégano seco
- ½ colher de chá de sal marinho
- ¼ colher de chá de pimenta-do-reino moída
- ¼ xícara de creme azedo (*sour cream*)

Derreta a manteiga em uma frigideira grande em fogo médio. Doure metade da carne por 5 minutos. Retire e repita com o restante. Coloque toda a carne na panela de cozimento lento e adicione o caldo, o vinagre, o chili, o molho chipotle, o orégano, o sal e a pimenta.

Cozinhe em potência alta por 6 a 8 horas, até a carne ficar macia. Divida entre duas tigelas, decore com o creme azedo e sirva imediatamente.

Informações Nutricionais (por porção): Gordura total: 40,5g Proteína: 38g Carboidratos totais: 7,5g

STROGONOFF DE CARNE CETOGÊNICO

Rende 2 porções

- 2 colheres de sopa de manteiga
- 340g de filé de alcatra em tiras
- Sal marinho e pimenta-do-reino a gosto
- 1 xícara de cogumelos cremini fatiados
- 1 dente de alho picado
- ½ colher de chá de tomilho seco
- ½ colher de chá de sal marinho
- ¼ colher de chá de pimenta-do-reino moída
- ½ xícara de caldo de carne
- ¼ xícara de creme azedo (*sour cream*)
- 1 colher de sopa de endro picado

Aqueça a manteiga em uma frigideira em fogo médio-alto. Tempere a carne com sal e pimenta, adicione à frigideira e doure por 3 a 5 minutos. Retire e reserve.

Adicione os cogumelos, o alho, o tomilho, o sal e a pimenta. Cozinhe até dourar, cerca de 8 a 10 minutos.

Junte o caldo e a carne. Deixe ferver por 3 minutos. Acrescente o creme azedo. Divida entre duas tigelas, salpique com o endro e sirva imediatamente.

Informações Nutricionais (por porção): Gordura total: 38g Proteína: 36g Carboidratos totais: 3g

ESPETINHOS DE FRANGO AO CURRY VERMELHO TAILANDÊS COM SALADA

Rende 2 porções

Para o frango

- 340g de peito de frango
- 2 colheres de sopa de pasta de curry vermelho tailandês sem açúcar
- 3 colheres de sopa de azeite de oliva
- 1 colher de sopa de tamari
- 1 colher de sopa de suco de limão fresco
- 1 colher de chá de gengibre ralado
- 1 dente de alho picado
- 4 espetos de bambu (deixados de molho)

Para a salada

- 2 colheres de sopa de azeite de oliva
- 1 colher de sopa de suco de limão
- 1 colher de sopa de vinagre de maçã
- ¼ colher de chá de sal marinho
- ¼ colher de chá de pimenta-do-reino
- 2 xícaras de alface americana fatiada

- ¼ xícara de pimentão vermelho em tiras finas
- 1 colher de sopa de coentro grosseiramente picado

Corte o frango em cubos de 2,5 cm. Misture a pasta de curry, azeite, tamari, limão, gengibre e alho. Adicione o frango e deixe marinar na geladeira por pelo menos 30 minutos. Monte os espetos com o frango.

Grelhe em frigideira ou grelha por 12 a 15 minutos, virando de vez em quando, até dourar e cozinhar completamente.

Para o molho da salada, misture o azeite, o limão, o vinagre, o sal e a pimenta. Divida a alface entre dois pratos, cubra com o pimentão e o coentro, regue com o molho. Sirva com os espetos de frango por cima.

Informações Nutricionais (por porção — 2 espetos): Gordura total: 40,5g Proteína: 40g Carboidratos totais: 6,5g

Receitas para o Dia de Flexibilidade Metabólica (Flex Cetogênico)

CAFÉ DA MANHÃ

FRIGIDEIRA DE CLARAS COM LEGUMES

Rende 2 porções

- 2 colheres de chá de manteiga, divididas
- 1 ½ pimentão vermelho, amarelo ou laranja, cortado em cubos
- 3 abobrinhas pequenas, fatiadas em meias-luas
- 1,4 kg de cogumelos cremini fatiados
- 24 couves-de-bruxelas, fatiadas
- 6 dentes de alho picados

- 2 colheres de chá de páprica
- 2 colheres de chá de tempero italiano
- ½ colher de chá de sal marinho, ou a gosto
- ¼ colher de chá de pimenta-do-reino moída, ou a gosto
- 20 claras de ovos grandes

Aqueça 1 colher de chá de manteiga em uma frigideira grande em fogo médio. Adicione os pimentões, a abobrinha, os cogumelos, as couves-de-bruxelas, o alho, a páprica, o tempero italiano, o sal e a pimenta, e cozinhe até os legumes ficarem macios, cerca de 10 a 15 minutos. Bata as claras com sal e pimenta a gosto.

Aqueça o restante da manteiga em uma frigideira antiaderente em fogo médio. Adicione as claras e cozinhe até ficarem mexidas, cerca de 3 a 5 minutos. Divida os legumes entre dois pratos, cubra com as claras e sirva imediatamente.

Informações Nutricionais (por porção): Gordura total: 6,5g Proteína: 46,5g Carboidratos totais: 60,5g

PIMENTÕES RECHEADOS COM CLARA DE OVO E ABÓBORA

Rende 2 porções

- 5 pimentões vermelhos grandes
- 4 colheres de chá de manteiga
- 450g de abóbora-moranga, descascada e cortada em cubos pequenos
- 1 colher de chá de tempero italiano
- 3 dentes de alho picados
- ½ colher de chá de sal marinho
- ¼ colher de chá de pimenta-do-reino moída
- 14 claras de ovos grandes

Preaqueça o forno a 180°C.

Corte os pimentões ao meio no sentido vertical, retirando os talos, membranas e sementes. Coloque-os em uma assadeira com o lado cortado para cima.

Aqueça a manteiga em uma frigideira em fogo médio. Adicione a abóbora, o tempero italiano, o alho, o sal e a pimenta, e cozinhe até a abóbora ficar macia, cerca de 15 minutos.

Distribua a abóbora entre as metades de pimentão. Cubra bem e asse até ficarem macios, cerca de 1 hora. Bata as claras, despeje sobre os pimentões recheados, cubra e leve ao forno novamente até que as claras firmem, cerca de 15 minutos.

Informações Nutricionais (por porção): Gordura total: 9g Proteína: 32g Carboidratos totais: 42,5g

ALMOÇO

SALADA DE FILÉ COM INSPIRAÇÃO TAILANDESA

Rende 2 porções

Para o filé:

- 170g de fraldinha
- 3 colheres de sopa de tamari
- ¾ colher de chá de sal marinho
- ¼ colher de chá de pimenta-do-reino moída

Para a salada:

- 4 xícaras de alface romana ou alface lisa picada
- 4 pimentões (vermelho, amarelo, laranja ou verde), em tiras finas
- 4 pepinos tipo japonês, em meias-luas
- 1 xícara de folhas de hortelã rasgadas
- 1 xícara de folhas de coentro rasgadas

- 2 pimentas tailandesas, em fatias finas

Para o molho:

- 6 colheres de sopa de suco de limão fresco
- 2 colheres de sopa de tamari
- 1 colher de chá de azeite de oliva
- 2 dentes de alho picados
- ¼ colher de chá de pimenta vermelha em flocos (ou mais, a gosto)
- ¼ colher de chá de sal marinho
- ¼ colher de chá de pimenta-do-reino moída

Tempere o filé com tamari, sal e pimenta. Deixe marinar na geladeira por no mínimo 30 minutos. Aqueça uma frigideira de ferro em fogo médio. Grelhe o filé até o ponto desejado (aproximadamente 4 minutos de cada lado para malpassado).

Retire e deixe descansar por pelo menos 5 minutos antes de fatiar.

Enquanto isso, misture a alface com os pimentões, pepino, hortelã, coentro e pimenta. Em uma tigela à parte, bata todos os ingredientes do molho. Misture o molho e o filé com a salada, divida entre dois pratos e sirva imediatamente.

Informações Nutricionais (por porção): Gordura total: 8,5g Proteína: 33g Carboidratos totais: 51g

SOPA DE FRANGO AO ESTILO BUFFALO

Rende 2 porções

- 1 colher de chá de manteiga
- 170g de peito de frango em cubos
- 4 pimentões vermelhos em fatias
- 4 pimentões verdes em fatias
- 1 cebola média em fatias

- 1 colher de chá de páprica
- 3 dentes de alho picados
- ½ colher de chá de sal marinho
- ½ colher de chá de pimenta-do-reino
- 1 xícara de caldo de ossos de frango
- 3 colheres de sopa de molho de pimenta caiena sem açúcar
- ¼ xícara de cebolinha picada

Derreta a manteiga em uma panela em fogo médio. Adicione o frango, os pimentões, a cebola, a páprica, o alho, o sal e a pimenta. Cozinhe até o frango dourar e a cebola ficar translúcida, cerca de 10 a 12 minutos.

Adicione 3 xícaras de água, o caldo de frango e o molho de pimenta. Deixe ferver e cozinhe até os legumes ficarem macios, cerca de 10 minutos. Divida a sopa em duas tigelas grandes, decore com a cebolinha e sirva.

Informações Nutricionais (por porção): Gordura total: 9g Proteína: 39g Carboidratos totais: 51,5g

SOPA MINESTRONE CETOGÊNICA

Rende 2 porções

- 225g de carne moída magra
- 1 cebola média picada
- 2 colheres de chá de tempero italiano
- 4 dentes de alho picados
- 1 colher de chá de sal marinho
- ½ colher de chá de pimenta-do-reino moída
- 5 xícaras de floretes pequenos de couve-flor

- 3 talos de salsão em cubos
- 4 cenouras grandes, descascadas e em cubos
- 3 abobrinhas médias em cubos
- ¼ xícara de salsinha picada

Aqueça uma panela grande em fogo médio. Refogue a carne moída com a cebola, o tempero italiano, o alho, o sal e a pimenta até dourar, cerca de 8 a 10 minutos.

Adicione a couve-flor, o salsão, as cenouras, a abobrinha e pelo menos 4 xícaras de água.

Deixe ferver e cozinhe até os legumes ficarem macios, cerca de 30 a 40 minutos. Acrescente mais água se necessário. Ajuste os temperos a gosto. Divida a sopa entre duas tigelas grandes, decore com salsinha e sirva.

Informações Nutricionais (por porção): Gordura total: 10g Proteína: 35g Carboidratos totais: 47g

JANTAR

FRANGO COM LEGUMES SALTEADOS

Rende 2 porções

- 1 colher de chá de manteiga
- 170g de peito de frango, cortado em cubos
- 450g de cogumelos cremini fatiados
- 8 xícaras de floretes pequenos de brócolis
- 4 pimentões vermelhos, cortados em tiras
- ⅓ xícara de tamari
- 4 dentes de alho picados
- 1 colher de sopa de gengibre bem picado

- ½ colher de chá de pimenta vermelha em flocos
- ½ colher de chá de sal marinho
- ¼ xícara de coentro picado

Aqueça a manteiga em uma frigideira grande. Adicione o frango e cozinhe até dourar e estar completamente cozido, cerca de 10 a 12 minutos. Retire e reserve.

Volte a frigideira ao fogo médio. Adicione os cogumelos, o brócolis e os pimentões, e cozinhe os legumes até dourarem, cerca de 10 minutos. Adicione ¼ de xícara de água, tampe a frigideira e deixe os legumes cozinharem no vapor até que o brócolis esteja macio, cerca de 5 minutos.

Retire a tampa e deixe a água evaporar completamente.

Bata o tamari com o alho, o gengibre, a pimenta em flocos e o sal. Adicione o molho e o frango aos legumes, mexendo até aquecer completamente, cerca de 3 minutos.

Divida o salteado entre dois pratos, decore com o coentro e sirva imediatamente.

Informações Nutricionais (por porção): Gordura total: 7g Proteína: 45g Carboidratos totais: 49,5g

ASSADO DE BACALHAU COM LIMÃO E LEGUMES

Rende 2 porções

- 48 aspargos, com as extremidades duras removidas
- 4 abobrinhas médias, fatiadas
- 4 abobrinhas amarelas (tipo italiana), fatiadas
- 2 filés de bacalhau de 85g cada
- ¼ xícara de suco de limão fresco
- 2 colheres de chá de manteiga derretida
- ½ colher de chá de sal marinho
- ¼ colher de chá de pimenta-do-reino moída

- 2 colheres de sopa de salsinha picada

Preaqueça o forno a 180°C.

Distribua os aspargos, as abobrinhas e as abobrinhas amarelas em uma assadeira grande. Coloque o bacalhau por cima e tempere tudo com suco de limão, manteiga, sal e pimenta.

Cubra bem e asse até o peixe estar cozido e os legumes ficarem macios, cerca de 30 a 40 minutos. Divida entre dois pratos e finalize com a salsinha.

Informações Nutricionais (por porção): Gordura total: 6,5g Proteína: 35,5g Carboidratos totais: 49g

BACALHAU COM CHIPOTLE E SALADA DE REPOLHO AO LIMÃO

Rende 2 porções

- 6 xícaras de repolho roxo ralado
- 6 xícaras de repolho verde ralado
- 1 cebola roxa bem picada
- 1 xícara de coentro picado
- 2 jalapeños bem picados
- ½ xícara de suco de limão fresco
- 1 colher de chá de sal marinho, dividida
- ½ colher de chá de pimenta-do-reino moída, dividida
- 2 filés de bacalhau de 140g cada
- ½ colher de chá de pimenta chipotle em pó
- 2 colheres de chá de manteiga

Em uma tigela grande, misture o repolho, a cebola roxa, o coentro, os jalapeños, o suco de limão, ½ colher de chá de sal e ¼ colher de chá de pimenta até incorporar bem. Prove e ajuste o sal e a pimenta se necessário. Reserve.

Tempere o bacalhau com o restante do sal, da pimenta e a pimenta chipotle. Aqueça a manteiga em uma frigideira em fogo médio.

Adicione o peixe e cozinhe até dourar e ficar bem cozido, cerca de 4 a 5 minutos de cada lado.

Divida a salada de repolho entre duas tigelas, cubra com o bacalhau e sirva imediatamente.

Informações Nutricionais (por porção): Gordura total: 4,5g Proteína: 35,5g Carboidratos totais: 55g

Posfácio

Quero compartilhar algo surpreendente com você. Nunca tive a intenção de me tornar uma liderança mundial em saúde metabólica; isso nasceu da minha própria jornada da dor ao propósito. Passei grande parte da minha vida me sentindo preso por questões metabólicas e, no fim, perdi meu pai por complicações do diabetes. Muitas vezes, a nossa maior dor pode nos conduzir ao nosso propósito mais profundo, e é por isso que hoje sou movido pela paixão de ensinar as pessoas a remover os obstáculos que estão impedindo seus corpos de se curarem naturalmente.

Tenho me sentido profundamente desencorajado com o estado da medicina convencional. Embora eu seja grato aos médicos e profissionais de saúde dedicados que trabalham incansavelmente dentro do sistema, também fico desanimado ao ver o quanto esse sistema está desregulado. Chegou a hora de assumirmos o controle da nossa própria saúde. Este livro é o manual que eu gostaria de ter tido quando enfrentei a obesidade e quando meu pai lutava contra um diabetes debilitante. Quando você sabe mais, pode fazer melhor. Estou em uma missão para ajudar um bilhão de pessoas a alcançar a Liberdade Metabólica — algo que nunca foi feito antes. Meu compromisso é movido pelo desejo de ajudar outras pessoas a se libertarem das limitações dessa doença metabólica, em homenagem ao meu pai. Se quiser saber mais sobre meus programas de coaching, convido você a visitar o site www.benazadi.com.

Agora você tem os passos exatos para acessar sua inteligência inata e promover uma cura profunda. As chaves do reino da saúde estão em suas mãos. Se ainda restarem dúvidas ou crenças limitantes sobre a possibilidade de alcançar a Liberdade Metabólica, permita-me compartilhar uma história com você.

Na África do Sul, é comum que elefantes bebês comecem a trabalhar assim que conseguem andar. Depois de um longo dia de trabalho, colocam correntes em seus tornozelos, presas ao chão, para mantê-los no lugar durante a noite. Quando o sol nasce, as correntes são retiradas, e os elefantes voltam ao trabalho. À noite, o elefante bebê tenta se soltar, ansiando por liberdade, mas é pequeno e fraco demais para romper as correntes. Após várias semanas tentando, ele desiste. Com o tempo, aquele elefante cresce e se torna um adulto poderoso, capaz de puxar cinco vezes o próprio peso e até mover vagões de trem carregados. Ainda assim, toda noite, as mesmas correntes são colocadas em seus tornozelos — e o elefante nem sequer tenta se libertar, apesar de ter força mais do que suficiente para romper aquelas amarras. O elefante foi condicionado a acreditar que, ao sentir as correntes, está preso.

Quais correntes mentais foram colocadas em você? Pense nesta frase de Vernon Howard, pioneiro do desenvolvimento espiritual e pessoal: "Você não pode escapar de uma prisão se não sabe que está nela."

Minha esperança é que *Liberdade Metabólica* tenha feito você perceber as correntes que o mantinham preso. Este livro foi criado para desempenhar um papel vital no enfrentamento da epidemia de doenças no mundo. À medida que mais pessoas adotam os princípios apresentados aqui, visualizo um futuro no qual nos unimos em saúde, assumimos a responsabilidade pelo nosso bem-estar e alcançamos uma cura duradoura. Acredito verdadeiramente que as estratégias de cura ancestral que compartilhei com você podem transformar profundamente a saúde metabólica no mundo.

Sonho com o dia em que todos nós reconheceremos que o maior médico que já existiu habita dentro do nosso próprio corpo. O momento de começar essa jornada é agora. Como disse Paulo Coelho: "Um dia você acordará e não haverá mais tempo para fazer as coisas que sempre quis. Faça-as agora." Sinta orgulho desse novo poder que você conquistou e do crescimento que irá vivenciar. Apoie outros que também estão trilhando esse caminho. Transforme o "um dia" em "dia um". Este é o seu dia um. Estou torcendo por você em cada passo dessa jornada. Tenho uma abundância de gratidão — vitamina G — por você. Eu amo você e estou vibrando por você com todo o meu coração.

APÊNDICE A

GLOSSÁRIO DOS TERMOS METABÓLICOS MAIS USADOS

Aqui estão alguns termos frequentemente mencionados entre os praticantes da Liberdade Metabólica ao redor do mundo. É bom se familiarizar com eles antes de iniciar sua jornada.

Autofagia: Processo pelo qual uma célula quebra e destrói proteínas e outras substâncias antigas, danificadas ou anormais em seu citoplasma (o fluido dentro da célula). Os produtos resultantes dessa quebra são então reciclados para funções celulares importantes, especialmente durante períodos de jejum. A autofagia pode ocorrer após 16 a 18 horas de jejum, mas pode começar antes ou depois, dependendo da sua saúde metabólica.

Taxa metabólica basal (TMB): Taxa na qual o corpo usa energia em repouso para manter funções vitais, como respirar e manter o calor corporal. Em resumo, é o número de calorias que seu corpo queimaria se você ficasse sentado no sofá o dia todo. Pessoas com sobrepeso que restringiram calorias por muito tempo geralmente apresentam taxas metabólicas basais mais baixas.

Glicose sanguínea: O nível de glicose no sangue representa a quantidade de glicose circulante. A glicose é um tipo de açúcar proveniente dos alimentos que comemos, e também é formada e armazenada no corpo, principalmente no fígado e nos músculos. Em estado de jejum, o nível saudável de açúcar no sangue deve ficar entre 70 e 90 mg/dL (miligramas por decilitro).

Quebrar o jejum: O termo *breakfast* (café da manhã, em inglês) significa literalmente "quebrar o jejum" da noite anterior. Também usamos este termo para nos referirmos a qualquer alimento ou bebida que eleve o açúcar no sangue e ative o sistema digestivo, encerrando assim os benefícios curativos do estado de jejum. Em resumo, significa sair do estado de jejum e entrar no estado alimentado.

Janela alimentar: Período do dia em que você se alimenta. Todas as suas refeições e lanches ocorrem dentro de uma janela específica de tempo. Esse intervalo pode variar de acordo com a preferência da pessoa e o protocolo escolhido.

Janela de jejum: Período do dia em que você não consome alimentos nem bebidas que elevem a glicose. Qualquer comida ou bebida que aumente o açúcar no sangue e ative a digestão tira você do estado de jejum.

Adaptado à queima de gordura: A adaptação à gordura ocorre em diferentes graus, dependendo da restrição de carboidratos. Geralmente, isso acontece quando a ingestão de carboidratos é reduzida a menos de 50 gramas por dia durante sete dias. Você está adaptado à queima de gordura quando seu corpo deixa de usar predominantemente açúcar (glicose) como fonte de energia e passa a queimar gordura (corpos cetônicos).

Insulina: Hormônio produzido pelas células das ilhotas pancreáticas. A insulina controla a quantidade de açúcar no sangue ao transportá-lo para dentro das células, onde é usado como fonte de energia. A insulina é o principal hormônio de armazenamento de gordura.

Resistência à insulina: Condição na qual as células dos músculos, da gordura e do fígado não respondem bem à insulina e têm dificuldade em absorver glicose do sangue. Como consequência, o pâncreas produz mais insulina para tentar ajudar a glicose a entrar nas células. Um termo mais preciso seria *hiperinsulinemia*. Se não for corrigida, essa condição pode evoluir para pré-diabetes e, eventualmente, diabetes.

Jejum intermitente (JI): Prática de ficar sem comer por um período entre 12 e 20 horas.

Adaptado à cetose: A adaptação à cetose representa uma reestruturação mais profunda de vários sistemas fisiológicos. Ela só ocorre quando a ingestão de carboidratos é reduzida a um ponto que induz a cetose nutricional sustentada. Esse processo leva mais tempo do que a simples adaptação à gordura e pode demorar de 6 a 12 semanas.

Flex cetogênico: Entrar e sair da cetose depois que o corpo já aprendeu a queimar gordura como combustível. Também chamamos isso de flexibilidade metabólica. Algumas pessoas chamam esse processo de *ciclo de carboidratos* ou *ciclo cetogênico*.

Corpos cetônicos: Subprodutos do metabolismo da gordura. Os corpos cetônicos são o sinal de que o fígado está queimando gordura, e não açúcar, como fonte de energia. O fígado produz três tipos de corpos cetônicos: acetona (medida no hálito), acetoacetato (medido na urina) e beta-hidroxibutirato (BHB, medido no sangue). Recomendo medir os níveis sanguíneos de BHB — a faixa ideal é entre 0,5 e 3,0 mmol/L (milimoles por litro).

Cetose: Processo metabólico que ocorre quando o corpo não tem carboidratos suficientes para gerar energia. Ao restringir carboidratos na dieta, os níveis de insulina diminuem, o que permite a queima de gordura. Você pode entrar em cetose da forma preferida, endogenamente (produzindo corpos cetônicos internamente), ou exogenamente (com suplementos de cetonas).

Flexibilidade metabólica: Capacidade de alternar facilmente entre a queima de açúcar (glicose) e de gordura (corpos cetônicos), sem apresentar dificuldades.

Mitocôndrias: Organelas celulares com membrana própria (mitocôndria, no singular) responsáveis por gerar a maior parte da energia química usada nas reações bioquímicas da célula. Essa energia é armazenada na molécula chamada adenosina trifosfato (ATP). As mitocôndrias possuem seu próprio pequeno conjunto de cromossomos. São conhecidas como as "usinas de energia" das células.

mTOR: Sigla em inglês para "alvo mecanístico da rapamicina" (*mechanistic target of rapamycin*). Trata-se de uma via de sinalização celular ativada quando aumentam os níveis de aminoácidos e insulina dentro da célula, o que normalmente acontece no estado alimentado. Essa via estimula o crescimento anabólico e se opõe à autofagia, que é um processo mais catabólico e de reparo. Uma vez ativada, a mTOR promove o crescimento celular.

Açúcar armazenado: Quantidade de glicose armazenada em tecidos como o fígado, gordura, cérebro, músculos e olhos.

Queimador de açúcar: Sistema energético que utiliza como combustível a glicose proveniente dos alimentos ingeridos, especialmente dos carboidratos.

Jejum com água: Tipo de jejum em que se consome apenas água. Envolve um período (geralmente superior a 16 horas) sem nenhum alimento, apenas água.

Agradecimentos

Escrever um livro nunca é uma jornada solitária. Tudo começa com uma centelha de inspiração e é nutrido por inúmeras conversas, pesquisas extensas e um desejo inabalável de fazer a diferença em um mundo que está sofrendo. Quando idealizei *Liberdade Metabólica*, eu não tinha um roteiro claro, mas me comprometi com a jornada, confiando que a criatividade viria com o comprometimento. Ao refletir sobre esse processo, percebo o quanto sou afortunado por ter o apoio de alguns dos maiores pensadores do mundo, que ajudaram a moldar as ideias apresentadas nestas páginas.

Em primeiro lugar, quero agradecer aos Keto Kampers ao redor do mundo que interagem com meu conteúdo nas redes sociais. Aos milhões que assistiram meus vídeos e ouviram meu podcast, obrigado por suas perguntas e comentários. Sei que muitos se sentem perdidos, sem esperança e sobrecarregados em sua jornada para curar o corpo, e sou profundamente grato pela confiança que depositaram em mim. Parabenizo cada um por assumir o controle da própria saúde. Ler sobre suas vitórias e conquistas me traz imensa alegria, e minha equipe e eu as celebramos com frequência. Vocês são a prova viva da incrível capacidade que o corpo tem de se curar.

Em 2018, participei de um seminário em Boca Raton, na Flórida, apresentado pelo Dr. Daniel Pompa. Lembro-me vividamente. Na primeira hora ouvindo o Dr. Pompa falar, aprendi mais sobre o potencial de cura do corpo do que em uma década estudando nutrição. Foi como se ele tivesse reconfigurado completamente minha compreensão sobre saúde, virando de cabeça para baixo tudo o que eu achava que sabia. Eu disse a mim mesmo: "Quero aprender tudo o que ele sabe, e quero que ele me ensine." Como diz Don Miguel Ruiz em *Os Quatro Compromissos*, "Seja impecável com sua palavra." Eu realmente acredito no poder da linguagem e, pouco depois de fazer essa declaração, fui pessoalmente orientado pelo Dr. Pompa. Tive o privilégio de trabalhar ao lado de mais de 50 médicos e profissionais de saúde brilhantes através do programa Platinum The Health Centers of the Future. Dividi o palco com o Dr. Pompa muitas vezes, e ele me honrou ao me chamar de seu "maior aluno de todos os tempos". O Dr. Pompa foi uma inspiração tremenda, e este livro não teria sido concluído sem seu trabalho brilhante.

À minha equipe incrível, que trabalha incansavelmente ao meu lado para servir nossa comunidade: Se quiser ir rápido, vá sozinho. Se quiser ir longe, vá junto. Vocês são a melhor equipe que eu poderia ter sonhado. Obrigado por se juntarem a mim nessa missão — serei eternamente grato. Alina, Jonathan, Becky, Andrea, Sofia, Jeremy, Ian, Kamran, Christy e Ada, obrigado por sua dedicação em causar um impacto positivo contra as doenças.

Meu profundo agradecimento a todos os colegas e mentores incríveis que me ajudaram a montar o quebra-cabeça metabólico. Foi uma honra aprender com cada um de vocês. Suas pesquisas, amizade e mentorias foram inestimáveis para me ajudar a transformar a vida de milhões. Um agradecimento especial à Dra. Mindy Pelz, Dr. Jason Fung, Megan Ramos, Cynthia Thurlow, Reed Davis, Sean Croxton, Dr. Ben Bikman, Mark Sisson, David Asarnow, Shawn Wells, JJ Virgin, Roy Cammarano, Warren Phillips, Dra. Cate Shanahan, Dr. Will Cole, Dave Asprey, Ben Greenfield, Dr. John Lieurance, Dr. Eric Berg e Dr. Ken Berry — suas influências estão profundamente arraigadas no meu trabalho.

Por fim, quero expressar minha mais profunda gratidão à minha família e aos amigos próximos. Sua crença em mim tem sido o oxigênio da minha alma. Para minha mãe, Haddi: seu sacrifício de imigrar do Oriente Médio para os Estados Unidos me deu uma vida de liberdade e oportunidades. Você é a pessoa mais carinhosa e altruísta que já conheci. Obrigado por seu imenso amor e apoio. Para minha futura esposa, Natassia: compartilhar minha vida com você tem sido uma das maiores bênçãos. Seu apoio inabalável e amor significam tudo para mim. Obrigado por assistir a incontáveis palestras e por sempre estar ao meu lado. Aos meus amigos próximos Ronald, Carla, Alex e Paul: obrigado por acreditarem em mim. Nos momentos difíceis e nos de triunfo, vocês estiveram comigo. Sou abençoado por ter cada um de vocês na minha vida.

Sobre o Autor

Ben Azadi é praticante de nutrição diagnóstica funcional, autor best-seller da Amazon por quatro vezes, palestrante internacional e especialista em saúde metabólica, com mais de 17 anos de experiência ajudando milhares de pessoas a reconquistar sua saúde. Reconhecido como um líder no campo da saúde alternativa, Ben é um pioneiro nos movimentos de dieta cetogênica e jejum, ensinando os princípios do estilo de vida cetogênico, jejum, desintoxicação, equilíbrio hormonal e funcionamento metabólico geral.

Seu popular canal no YouTube, onde compartilha as mais recentes ferramentas e técnicas respaldadas pela ciência para restaurar o metabolismo, já ultrapassou 25 milhões de visualizações. Ben também é apresentador do podcast *Metabolic Freedom*, que figura entre os 15 mais ouvidos, com mais de 12 milhões de downloads e mais de 900 episódios. Em 2022, o podcast foi premiado como Podcast Keto do Ano pelo Metabolic Health Summit.

O trabalho de Ben já foi destaque em grandes publicações, como *Forbes*, *LA Weekly*, *Disrupt Magazine*, *New York Times Magazine* e *LA Entertainment Weekly*. Ele também participou do documentário inovador *Biohack Yourself*, disponível no Amazon Prime.

Para saber mais sobre Ben Azadi e seu trabalho, acesse benazadi.com.

Notas

Introdução

1. Hales et al., "Prevalence of Obesity and Severe Obesity Among Adults: United States, 2017–2018", *NCHS Data Brief*, nº 360 (fevereiro de 2020). https://www.cdc.gov/nchs/data/databriefs/db360-h.pdf.

2. Fryar et al., "Prevalence of Overweight, Obesity, and Severe Obesity Among Adults Aged 20 and Over: United States, 1960–1962 through 2017–2018", *NCHS Health E-Stats* (dezembro de 2020). https://www.cdc.gov/nchs/data/hestat/obesity-adult-17-18/overweight-obesity-adults-H.pdf.

3. Harvard T.H. Chan School of Public Health, "Close to Half of U.S. Population Projected to Have Obesity by 2030", divulgação à imprensa, 18 de dezembro de 2019, https://www.hsph.harvard.edu/news/press-releases/half-of-us-to-have-obesity-by-2030/.

4. UNC Gillings School of Global Public Heath, "Only 12 Percent of American Adults Are Metabolically Healthy, Carolina Study Finds", divulgação à imprensa, 28 de novembro de 2018, https://www.unc.edu/posts/2018/11/28/only-12-percent-of-american-adults-are-metabolically-healthy-carolina-study-finds/.

5. O'Hearn et al., "Trends and Disparities in Cardiometabolic Health Among U.S. Adults, 1999–2018", *Journal of the American College of Cardiology* 80, nº 2 (2022), 138–151. https://doi.org/10.1016/j.jacc.2022.04.046.

6. Loprinzi et al., "Healthy Lifestyle Characteristics and Their Joint Association with Cardiovascular Disease Biomarkers in US Adults", *Mayo Clinic Proceedings* 91, nº 4 (abril de 2016), 432–442, https://www.mayoclinicproceedings.org/article/S0025-6196(16)00043-4/abstract.

7. Jennifer Karas Montez, "Policy Polarization and Death in the United States", *Temple Law Review* 92, nº. 4 (2020), 889–916. https://www.ncbi.nlm.nih.gov/pmc/articles/PMC8442849.

8. P. Boersma, L. I. Black e B. W. Ward, "Prevalence of Multiple Chronic Conditions Among US Adults, 2018", *Preventing Chronic Disease* 17, nº 200130 (2020). http://dx.doi.org/10.5888/pcd17.200130.

9. "Health Rankings", American Public Health Association, acesso em 25 de novembro de 2024, https://www.apha.org/topics-and-issues/health-rankings.

10. "Cancer Prevalence: How Many People Have Cancer", American Cancer Society, última modificação em 19 de janeiro de 2023, https://www.cancer.org/cancer/survivorship/cancer-prevalence.html.

11. "About Diabetes", Diabetes Caucus, acesso em 25 de novembro de 2024, https://diabetescaucus-degette.house.gov/facts-and-figures.

12. "National Diabetes Statistics Report", U.S. Centers for Disease Control and Prevention, 15 de maio de 2024, https://www.cdc.gov/diabetes/php/data-research/index.html

13. "About Diabetes", Diabetes Caucus, acesso em 25 de novembro de 2024, https://diabetescaucus-degette.house.gov/facts-and-figures.

14. Goldenberg et al., "Efficacy and Safety of Low and Very Low Carbohydrate Diets for Type 2 Diabe tes Remission: Systematic Review and Meta-Analysis of Published and Unpublished Randomized Trial Data", *BMJ* 372 (2021): m4743. https://doi.org/10.1136/bmj.m4743.

15. Hallberg et al., "Effectiveness and Safety of a Novel Care Model for the Management of Type 2 Di abetes at 1 Year: An Open-Label, Non-Randomized, Controlled Study", *Diabetes Therapy* 9 (2018): 583–612. https://doi.org/10.1007/s13300-018-0373-9.

16. Athinarayanan et al., "Long-Term Effects of a Novel Continuous Remote Care Intervention Including Nutritional Ketosis for the Management of Type 2 Diabetes: A 2-Year Non-random ized Clinical Trial", *Frontiers in Endocrinology* 10, (2019): 348. https://doi.org/10.3389/fendo.2019.00348.

Precisamos de um Novo Paradigma para a Queima de Gordura

1. Eppendorf, "How Many Cells Are in Your Body? Probably More Than You Think!" *Beyond Science* (blog), 4 de dezembro de 2017, https://www.eppendorf.com/us-en/beyond-science/health-medicine/how-many-cells-are-in-your-body-probably-more-than-you-think.

2. O'Hearn et al., "Trends and Disparities in Cardiometabolic Health Among U.S. Adults, 1999-2018", *Journal of the American College of Cardiology* 80, nº 2 (2022): 138–151. https://doi.org/10.1016/j. jacc.2022.04.046.

3. Bruce H. Lipton, "Brains versus Gonads", *Bruce H. Lipton, PhD* (blog), 8 de fevereiro de 2012, https://www .brucelipton.com/brain-versus-gonads/.

4. Bruce H. Lipton, "Insight into Cellular Consciousness", *Bruce H. Lipton, PhD* (blog), última modificação em 22 de abril de 2024, https://www.brucelipton.com/insight-cellular-consciousness/.

5. Heidi Godman, "Lessons from *The Biggest Loser*", *Harvard Health Publishing* (blog), 24 de Janeiro de 2018, https://www.health.harvard.edu/diet-and-weight-loss/lessons-from-the-biggest-loser.

6. Vasanti S. Malik and Frank B. Hu, "Sweeteners and Risk of Obesity and Type 2 Diabetes: The Role of Sugar-Sweetened Beverages", *Current Diabetes Reports* 12 (janeiro de 2012): 195–203. https://doi .org/10.1007/s11892-012-0259-6.

7. Michael Napolitano e Mihai Covasa, "Microbiota Transplant in the Treatment of Obesity and Diabetes: Current and Future Perspectives", *Frontiers in Microbiology* 11 (2020), https://doi. org/10.3389/fmicb.2020.590370.

8. Digestive Disease Week, "First Randomized Controlled Trial of FMT for Obesity Shows Potential Progress", *Medical X Press*, 9 de maio de 2019, https://medicalxpress.com/news/2019-05-randomized-trial-fmt-obesity-potential.html.

9. Hartford Healthcare, "Stool as a Weight-Loss Tool? The Strange-But-True Fecal Transplant Possibil ities", *Hartford Healthcare* (blog), 19 de setembro de 2019, https://hartfordhealthcare.org/about-us/news-press/news-detail?articleid=22421&publicId=395.

10. Ori Hofmekler, *The Anti-Estrogenic Diet* (Berkeley, CA: North Atlantic Books, 2007), 110.

11. Ahmed et al., "Impact of Intermittent Fasting on Human Health: An Extended Review of Metabol ic Cascades." *International Journal of Food Properties* 21, nº 1 (2018): 2700–2713. https://doi.org/10 .1080/10942912.2018.1560312.

12. Solimanik et al., "Prolonged Fasting Outperforms Short-Term Fasting in Terms of Glucose Toler ance and Insulin Release: A Randomised Controlled Trial", *British Journal of Nutrition* 130, nº 9 (2023): 1500–1509. https://doi.org/10.1017/S0007114523000557.

Os Equívocos sobre Como Seu Metabolismo Funciona

1. "Hormesis", Wikipedia, acesso em 3 de fevereiro de 2025, https://en.wikipedia.org/wiki/Hormesis.

2. Chris Opfer e Allison Troutner, "Does Your Body Really Replace Itself Every Seven Years?" *How Stuff Works*, última modificação em 22 de setembro de 2022, https://science.howstuffworks.com/life/cellu lar-microscopic/does-body-really-replace-seven-years.htm.

3. Thibault et al., "Crosstalk Between Senescent Bone Cells and the Bone Tissue Microenvironment Influences Bone Fragility During Chronological Age and in Diabetes", *Frontiers in Physiology* 13 (2022). https://doi.org/10.3389/fphys.2022.812157.

4. Bussian et al., "Clearance of Senescent Glial Cells Prevents Tau-Dependent Pathology and Cogni tive Decline", *Nature* 562 (2018): 578–582. https://doi.org/10.1038/s41586-018-0543-y.

5. National Institute on Aging, "Senescent Brain Cells May Contribute to Alzheimer's Disease", *Research Highlights* (blog), 26 de maio de 2022, https://www.nia.nih.gov/news/senescent-brain-cells-may-contribute-alzheimers-disease.

6. Mayo Clinic Staff, "Health and Zombie Cells in Aging", Mayo Clinic (blog), 1º de dezembro de 2023, https://newsnetwork.mayoclinic.org/discussion/health-and-zombie-cells-in-aging/.

7. Giarmarco et al., "Daily Mitochondrial Dynamics in Cone Photoreceptors", *Proceedings of the Na tional Academy of Sciences of the United States of America* 117, nº 46 (2020): 28816–28827. https://doi.org/10.1073/pnas.2007827117.

8. Robert K. Naviaux, "Metabolic Features of the Cell Danger Response", *Mitochondrion* 16 (2014): 7–17. https://doi.org/10.1016/j.mito.2013.08.006.

9. Christiakov et al., "Mitochondrial Aging and Age-Related Dysfunction of Mitochondria", *BioMed Research International* (2014). https://pmc.ncbi.nlm.nih.gov/articles/PMC4003832/.

10. C. Özkul, M. Yalınay e T. Karakan, T, "Islamic Fasting Leads to an Increased Abundance of Akkermansia Muciniphila and Bacteroides Fragilis Group: A Preliminary Study on Intermittent Fasting", *The Turkish Journal of Gastroenterology* 30, nº 12 (2019): 1030–1035. https://doi.org/10.5152/tjg.2019.19185.

11. Nadeem Khan et al., "Intermittent Fasting Positively Modulates Human Gut Microbial Diversity and Ameliorates Blood Lipid Profile", *Frontiers in Microbiology* 13 (2022). https://doi.org/10.3389/fmicb.2022.922727.

12. Weir et al., "Heart Disease and Cancer Deaths — Trends and Projections in the United States, 1969–2020", *CME Activity* 13 (novembro de 2016). http://dx.doi.org/10.5888/pcd13.160211.

13. Sara Novak, "Type 2 Diabetes Linked with an Increased Risk of Dying from Cancer", *NewScientist*, 24 de janeiro de 2023, https://www.newscientist.com/article/2356182-type-2-diabetes-linked-with-an-increased-risk-of-dying-from-cancer/.

14. Yadira Galindo, "When — Not What — Obese Mice Ate Reduced Breast Cancer Risk", *UC San Diego Today*, 25 de janeiro de 2021, https://today.ucsd.edu/story/when-not-what-obese-mice-ate-reduced-breast-cancer-risk.

15. Manasi et al., "Time-Restricted Feeding Normalizes Hyperinsulinemia to Inhibit Breast Cancer in Obese Postmenopausal Mouse Models", *Nature Communications* 12, nº 1 (2021): 565. https://doi.org/10.1038/s41467-020-20743-7.

16. Bruce H. Lipton, "THINK Beyond Your Genes", *Bruce H. Lipton, PhD* (blog), 26 de novembro de 2018, https://www.brucelipton.com/think-beyond-your-genes-november-2018/.

17. N. N. Dasanayaka, N. D. Sirisena e N. Samaranayake, "The Effects of Mediation on Length of Telomeres in Healthy Individuals: A Systemic Review", *Systemic Reviews* 10, nº 151 (2021). https://doi.org/10.1186/s13643-021-01699-1.

18. Pennington Biomedical Research Center, "Metabolism Changes with Age, Just Not When You Might Think", *ScienceDaily*, 12 de agosto de 2021, https://www.sciencedaily.com/releases/2021/08/210812145028.htm?.

Transformando-se em um Queimador de Açúcar

1. Heald et al., "Estimating Life Years Lost to Diabetes: Outcomes from Analysis of National Diabetes Audit and Office of National Statistics Data", *Cardiovascular Endocrinology & Metabolism* 9, nº 4 (2020): 183–185. https://doi.org/10.1097/XCE.0000000000000210.

2. Tabák et al., "Trajectories of Glycaemia, Insulin Sensitivity, and Insulin Secretion Before Diagnosis of Type 2 Diabetes: An Analysis from the Whitehall II Study", *The Lancet* 373, nº 9682 (2009): 2215–2221.

3. Nazia Karsan e Peter J. Goadsby, "Migraine Is More Than Just Headache: Is the Link to Chronic Fatigue and Mood Disorders Simply Due to Shared Biological Systems?" *Frontiers in Human Neuro science* 15 (2021). https://doi.org/10.3389/fnhum.2021.646692.

4. S. E. Lakhan e A. Kirchgessner, "Gut Inflammation in Chronic Fatigue Syndrome", *Nutrition and Metabolism* 7, nº 79 (2010). https://doi.org/10.1186/1743-7075-7-79.

5. Pedro Rojas-Morales, José Pedraza-Chaverri e Edilia Tapia, "Ketone Bodies, Stress Response, and Redox Homeostasis", *Redox Biology* 29 (2020). https://doi.org/10.1016/j.redox.2019.101395.

6. Roberts et al., "A Ketogenic Diet Extends Longevity and Healthspan in Adult Mice", *Cell Metabolism* 26, nº 3 (2017): 539–546.e5. https://doi.org/10.1016/j.cmet.2017.08.005.

7. Newman et al., "Ketogenic Diet Reduces Midlife Mortality and Improves Memory in Aging Mice", *Cell Metabolism* 26, nº 3 (2017): 547–557.e8. https://doi.org/10.1016/j.cmet.2017.08.004.

8. Shimazu et al., "Suppression of Oxidative Stress by β-hydroxybutyrate, an Endogenous Histone Deacetylase Inhibitor", *Science* 339, nº 6116 (2013): 211–214. https://doi.org/10.1126/ science.1227166.

9. S. M. de la Monte and J. R. Wands, "Alzheimer's Disease Is Type 3 Diabetes — Evidence Re viewed", *Journal of Diabetes Science and Technology* 2, nº 6 (2008): 1101–1113. https://doi. org/10.1177/193229680800200619.

10. Jensen et al., "Effects of Ketone Bodies on Brain Metabolism and Function in Neurodegener ative Diseases", *International Journal of Molecular Sciences* 21, nº 22 (2020): 8767. https://doi. org/10.3390/ijms21228767.

11. H. Hersant e G. Grossberg, "The Ketogenic Diet and Alzheimer's Disease", *Journal of Nutrition, Health & Aging* 26, nº 6 (2022): 606–614. https://doi.org/10.1007/s12603-022-1807-7.

12. E. Ozan, V. A. Chouinard e C. M. Palmer, "The Ketogenic Diet as a Treatment for Mood Disor ders", *Current Treatment Options in Psychiatry* 11 (2024): 163–176. https://doi.org/10.1007/s40501 -024-00322-z.

13. Fisher Center for Alzheimer's Research Foundation, "Nearly 14 Million Americans Will Have Alz heimer's Disease by 2060", 5 de dezembro de 2060, https://www.alzinfo.org/articles/research/nearly-14-million-americans-will-have-alzheimers-disease-by-2060/.

14. Kelsie Smith Hayduk, "Can Ketones Enhance Cognitive Function and Protect Brain Networks?" *University of Rochester Medical Center Newsroom*, 31 de maio de 2024, https://www.urmc.rochester.edu/news/publications/neuroscience/can-ketones-enhance-cognitive-function-and-protect-brain -networks.

15. The Physiological Society, "Ketone Supplement Might Be a Novel Therapeutic for Boosting Brain Function in Obesity", *ScienceDaily*, 5 de outubro de 2021, https://www.sciencedaily.com/releases/2021/10/211005101908.htm.

16. M. V. Liberti e J. W. Locasale, "The Warburg Effect: How Does It Benefit Cancer Cells?" *Trends in Biochemical Sciences* 41, nº 3 (2016): 211–218. https://doi.org/10.1016/j.tibs.2015.12.001.

17. J. Tan-Shalaby, "Ketogenic Diets and Cancer: Emerging Evidence", *Federal Practitioner* 34, Suppl. 1 (2017): 37S–42S. https://pubmed.ncbi.nlm.nih.gov/30766299/.

18. Tan-Shalaby, "Ketogenic Diets and Cancer." *Federal Practitioner* 34, Suppl. 1 (2017): 37S–42S. https://pubmed.ncbi.nlm.nih.gov/30766299/.

Alimentos Ultraprocessados

1. Michele Majidi, "Pharmaceutical Industry TV Advertising Spending in the United States from 2016 to 2020." Statista, 20 de dezembro de 2023. https://www.statista.com/statistics/953104/pharma-industry-tv-ad-spend-us/.

2. Harvard Health Publishing, "Do Not Get Sold on Drug Advertising", *Harvard Health Publishing* (blog), 14 de fevereiro de 2017, https://www.health.harvard.edu/medications/do-not-get-sold-on-drug-advertising.

3. Anthony E. Gallo, "Food Advertising in the United States", in *America's Eating Habits: Changes and Consequences*, Elizabeth Frazão, ed., (Washington, DC: U.S. Department of Agriculture, 1999), https://ers.usda.gov/sites/default/files/_laserfiche/publications/42215/5838_aib750i_1_.pdf

4. The Commonwealth Fund, "U.S. Ranks Last Among Seven Countries on Health System Performance Measures", newsletter, acesso em 26 de novembro de 2024, https://www.commonwealthfund.org/publications/newsletter-article/us-ranks-last-among-seven-countries-health-system-performance.

5. R. Petersen, L. Pan e H. M. Blanck, "Racial and Ethnic Disparities in Adult Obesity in the United States: CDC's Tracking to Inform State and Local Action", *Preventing Chronic Disease* 16 (2019). http://dx.doi.org/10.5888/pcd16.180579.

6. Parker et al., "Economic Costs of Diabetes in the U.S. in 2022", *Diabetes Care* 47, nº 1 (2024): 26–43. https://doi.org/10.2337/dci23-0085.

7. Vitale et al., "Ultra-Processed Foods and Human Health: A Systematic Review and Meta-Analysis of Prospective Cohort Studies", *Advances in Nutrition* 15, nº 1 (2024). https://doi.org/10.1016/j.advnut.2023.09.009.

8. Kashmira Gander, "Doritos Roulette: School Warns Parents Not to Give Children Crisps After Pupil Left Struggling to Breathe", *The Independent*, 17 de julho de 2015, https://www.independent.co.uk/life-style/health-and-families/health-news/doritos-roulette-school-warns-parents-not-to-give-children-crisps-after-pupil-was-left-struggling-to-breathe-10393965.html.

9. N. M. Avena, P. Rada e B. G. Hoebel, "Evidence for Sugar Addiction: Behavioral and Neurochemi cal Effects of Intermittent, Excessive Sugar Intake", *Neuroscience and Biobehavioral Reviews* 32, nº 1 (2008): 20–39. https://doi.org/10.1016/j.neubiorev.2007.04.019.

10. Diabetes Research & Wellness Foundation, "Most People in the UK Consume 3 Times the Advised Daily Sugar Intake", divulgação à imprensa, 28 de março de 2018, https://www.drwf.org.uk/news-and-events/news/report-on-diet-finds-most-people-in-the-uk-are-consuming-almost-3-times-the-recommended-daily-sugar-intake/.

11. Alessio Fasano, "All Disease Begins in the (Leaky) Gut: Role of Zonulin-Mediated Gut Permeability in the Pathogenesis of Some Chronic Inflammatory Diseases", *F1000Research* 9 (2020): https:// doi.org/10.12688/f1000research.20510.1.

Toxinas Ambientais Causam Doenças e Inflamações

1. Environmental Working Group, "Body Burdens: The Pollution in Newborns", *EWG Research* (blog), 14 de julho de 2005, https://www.ewg.org/research/body-burden-pollution-newborns.

2. Anand et al., "Cancer Is a Preventable Disease That Requires Major Lifestyle Changes", *Pharmaceutical Research* 25 (2008): 2097–2116. https://doi.org/10.1007/s11095-008-9661-9.

3. Minnesota Pollution Control Agency, "BPA and BPS in Thermal Paper", *Business with Us* (blog), acesso em 26 de novembro de 2024, https://www.pca.state.mn.us/business-with-us/bpa-and-bps-in-thermal-paper.

4. The University of Newcastle, Austrália, "Plastic Ingestion by People Could Be Equating to a Credit Card a Week", *University News* (blog), 12 de junho de 2019, https://www.newcastle.edu.au/newsroom/featured/plastic-ingestion-by-people-could-be-equating-to-a-credit-card-a-week.

5. Marfella et al., "Microplastics and Nanoplastics in Atheromas and Cardiovascular Events", *New England Journal of Medicine* 390, nº 10 (março de 2024): 900–910. https://doi.org/10.1056/NEJMoa2309822.

6. UniCamillus, "Obesity Alarm in Italy: 12% of the Italian Population Is Obese (Osservasalute Re port)", comunicado à imprensa, 23 de junho de 2024, https://www.unicamillus.org/obesity-alarm-in-italy-12-of-the-italian-population-is-obese/.

7. Istat, "Diabetes in Italy", comunicado à imprensa, 24 de julho de 2017, https://www.istat.it/en/press-release/diabetes-in-italy-years-2000-2016.

8. Health Data Overview for the Republic of Italy", World Health Organization Data, acesso em 26 de novembro de 2024, https://data.who.int/countries/380.

9. "Life Expectancy", National Center for Health Statistics, 25 de outubro de 2024, https://www.cdc.gov/ nchs/fastats/life-expectancy.htm.

10. Pesticide Action Network, "Italy Places Important Restrictions on the Use of Glyphosate", comunicado à imprensa, 24 de agosto de 2016, https://www.pan-europe.info/press-releases/2016/08/italy-places-important-restriction s-use-glyphosate.

11. Tadeu de Araújo-Ramos et al., "Controversies on Endocrine and Reproductive Effects of Glyphosate and Glyphosate-Based Herbicides: A Mini-Review", *Frontiers in Endocrinology* 12 (2021). https://doi.org/10.3389/fendo.2021.627210.

12. A. Samsel e S. Seneff, "Glyphosate, Pathways to Modern Diseases III: Manganese, Neurological Diseases, and Associated Pathologies", *Surgical Neurology International* 6, nº 45 (2015). https:// doi.org/10.4103/2152-7806.153876.

13. Feng-chih Chang, Matt F. Simcik e Paul D. Capel, "Occurrence and Fate of the Herbicide Glyphosate and Its Degradate Aminomethylphosphonic Acid in the Atmosphere", *Environmental Toxicology and Chemistry* 30, nº 3 (2011): 548–555. https://doi.org/10.1002/etc.431.

14. J. Y. Jeon, K. H. Ha e D. J. Kim, "New Risk Factors for Obesity and Diabetes: Environmental Chemicals", *Journal of Diabetes Investigation* 6, nº 2 (2015): 109–111. https://doi.org/10.1111/jdi.12318.

15. W. Holtcamp, "Obesogens: An Environmental Link to Obesity", *Environmental Health Perspectives* 120, nº 2 (2012): a62–a68. https://doi.org/10.1289/ehp.120-a62.

16. "Common EDCs and Where They Are Found", Endocrine Society, acesso em 26 de novembro de 2024, https://www.endocrine.org/topics/edc/what-edcs-are/common-edcs.

17. Philippa D. Darbre, "Endocrine Disruptors and Obesity", *Current Obesity Reports* 6 (2017): 18–27. https://doi.org/10.1007/s13679-017-0240-4.

18. W. Holtcamp, "Obesogens: An Environmental Link to Obesity", *Environmental Health Perspectives* 120, nº 2 (2012): a62–a68. https://doi.org/10.1289/ehp.120-a62.

19. Philippa D. Darbre, "Endocrine Disruptors and Obesity", *Current Obesity Reports* 6 (2017): 18–27. https://doi.org/10.1007/s13679-017-0240-4.

Falta de Sono de Qualidade

1. Laura Smith, "53 Sleep Statistics: What Percentage of the Population Is Sleep Deprived?" *The Good Body* (blog), 23 de novembro de 2022, https://www.thegoodbody.com/sleep-statistics/.

2. Nina Julia, "Sleep Statistics: Facts & Latest Data in America (2024 Update)", CFAH, última modificação em 11 de janeiro de 2024. https://cfah.org/sleep-statistics/.

3. Julia Forbes, "54 Sleep Statistics and Trends for 2024", *Sleep Advisor*, 3 de setembro de 2024, https://www.sleepadvisor.org/sleep-statistics/.

4. Donya Currie, ed., "Sleep Statistics and Facts", *National Council on Aging* (blog), 7 de março de 2024, https://www.ncoa.org/adviser/sleep/sleep-statistics/.

5. Eric Suni e Kimberly Truong, "100+ Sleep Statistics", *Sleep Foundation* (blog), 26 de setembro de 2023, https://www.sleepfoundation.org/how-sleep-works/sleep-facts-statistics.

6. Nina Julia, “Sleep Statistics: Facts & Latest Data in America (2024 Update)”, CFAH, última modificação em 11 de janeiro de 2024. https://cfah.org/sleep-statistics/.

7. Suni and Truong, “100+ Sleep Statistics.” *Sleep Foundation* (blog), 26 de setembro de 2023, https://www.sleepfoundation.org/how-sleep-works/sleep-facts-statistics.

8. Donya Currie, ed., “Sleep Statistics and Facts.” *National Council on Aging* (blog), 7 de março de 2024, https://www.ncoa.org/adviser/sleep/sleep-statistics/.

9. Institute of Medicine (US) Committee on Sleep Medicine and Research, *Sleep Disorders and Sleep Deprivation: An Unmet Public Health Problem*, edição de H. R. Colten e B. M. Altevogt (Wash ington, D.C.: National Academies Press, 2006), cap. 4, https://www.ncbi.nlm.nih.gov/books/NBK19958/.

10. Van Cauter et al., “Metabolic Consequences of Sleep and Sleep Loss”, *Sleep Medicine* 9, Suppl. (2008): S23–S28. https://doi.org/10.1016/S1389-9457(08)70013-3.

11. American College of Physicians, “Short-Term Sleep Deprivation Significantly Decreases Insulin Sensitivity in Fat Cells”, *ACP Newsroom*, 15 de outubro de 2012, https://www.acponline.org/acp-newsroom/short-term-sleep-deprivation-significantly-decreases-insulin-sensitivity-in-fat-cells.

12. Roo Killick, Siobhan Banks e Peter Y. Liu, “Implications of Sleep Restriction and Recovery on Metabolic Outcomes”, *The Journal of Clinical Endocrinology & Metabolism* 97, nº 11 (novembro de 2012): 3876–3890. https://doi.org/10.1210/jc.2012-1845.

13. University of Chicago Medical Center, “Even Your Fat Cells Need Sleep, According to New Research”, *ScienceDaily*, 15 de outubro de 2012, www.sciencedaily.com/releases/2012/10/121015170822.htm.

14. Buxton et al., “Sleep Restriction for 1 Week Reduces Insulin Sensitivity in Healthy Men”, *Diabetes* 59, nº 1 (junho de 2010): 2126–2133. https://doi.org/10.2337/db09-0699.

15. Zamani-Alavijeh et al., “The Effectiveness of Stress Management Training on Blood Glucose Control in Patients with Type 2 Diabetes”, *Diabetology & Metabolic Syndrome* 10, nº 39 (2018). https:// doi.org/10.1186/s13098-018-0342-5.

16. K. Spiegel, R. Leproult e E. Van Cauter, “Impact of Sleep Debt on Metabolic and Endocrine Function”, *Lancet* 354, nº 9188 (1999): 1435–1439. https://doi.org/10.1016/S0140- 6736(99)01376-8.

17. Ayas et al., "A Prospective Study of Self-Reported Sleep Duration and Incident Diabetes in Wom en", *Diabetes Care* 26, nº 2 (2003): 380–384. https://doi.org/10.2337/diacare.26.2.380.

18. Axelsson et al., "Sleepiness as Motivation: A Potential Mechanism for How Sleep Deprivation Affects Behavior", *Sleep* 43, nº 6 (junho de 2020): zsz291. https://doi.org/10.1093/sleep/zsz291.

19. World Health Organization, "IARC Monographs Volume 124: Night Shift Work", *IARC News*, 2 de junho de 2020, https://www.iarc.who.int/news-events/iarc-monographs-volume-124-night-shift-work/.

20. Windred et al., "Sleep Regularity Is a Stronger Predictor of Mortality Risk Than Sleep Duration: A Prospective Cohort Study", *Sleep* 47, nº 1 (janeiro de 2024): zsad253. https://doi.org/10.1093/sleep/ zsad253.

21. Salk Institute, "Time-Restricted Eating Reshapes Gene Expression throughout the Body", *Salk News,* comunicado à imprensa, 3 de janeiro 2023, https://www.salk.edu/news-release/time-restricted-eating-reshapes-gene-expression-throughout-the-body.

22. RNZ, "Eating Times Essential to Healthy Diet and Nutrition—Dr. Satchin Panda", *RNZ Health* (blog), 7 de agosto de 2018, https://www.rnz.co.nz/national/programmes/afternoons/audio/2018657024/eating-times-essential-to-healthy-diet-and-nutrition-dr-satchin-panda.

23. Salk Institute, "Eating in 10-hour Window Can Override Disease-Causing Genetic Defects, Nurture Health", *Salk News*, comunicado à imprensa, 30 de agosto de 2018, https://www.salk.edu/news-release/eating-in-10-hour-window-can-override-disease-causing-genetic-defects-nurture-health.

24. Salk Institute, "Clinical Study Finds Eating within a 10-Hour Window May Help Stave Off Diabetes, Heart Disease", *Salk News*, comunicado à imprensa, 5 de dezembro de 2019, https://www.salk.edu/news-release/clinical-study-finds-eating-within-10-hour-window-may-help-stave-off-diabetes-heart-disease.

25. Salk Institute, "Satchidananda Panda, PhD", (faculty profile), acesso em 27 de novembro de 2024, https://www.salk.edu/scientist/satchidananda-panda.

26. Salk Institute, "Time-restricted Eating Reshapes Gene Expression throughout the Body", *Salk News*, comunicado à imprensa, 3 de janeiro de 2023, https://www.salk.edu/news-release/time-restricted-eating-reshapes-gene-expression-throughout-the-body.

27. Salk Institute, "Clinical Study Finds Eating within a 10-Hour Window May Help Stave Off Diabetes, Heart Disease", *Salk News*, comunicado à imprensa, 5 de dezembro de 2019, https://www.salk.edu/news-release/clinical-study-finds-eating-within-10-hour-window-may-help-stave-off-diabetes-heart-disease.

Por que a Dieta Cetogênica É a Resposta para a Liberdade Metabólica

1. Mary K. Enig, Ph.D., "Fat and Cholesterol in Human Milk", *Weston A. Price Foundation* (blog), 31 de dezembro de 2001, https://www.westonaprice.org/health-topics/fat-and-cholesterol-in-human-milk.

2. Khalid et al., "Effects of Ketogenic Diet on Reproductive Hormones in Women with Polycystic Ovary Syndrome", *Journal of the Endocrine Society* 7, nº 10 (outubro de 2023): bvad112. https://doi.org/10.1210/jendso/bvad112.

3. Johns Hopkins Medicine, "Keto Diet Therapy Recommendations Set for Adults with Epilepsy, Other Neurologic Diseases", *Johns Hopkins Medicine Newsroom*, 24 de novembro de 2020, https://clinicalconnection.hopkinsmedicine.org/news/keto-diet-therapy-recommendations-set-for-adults-with-epilepsy-other-neurologic-diseases.

4. Rusek et al., "Ketogenic Diet in Alzheimer's Disease", *International Journal of Molecular Sciences* 20, nº 16 (2019): 3892. https://doi.org/10.3390/ijms20163892.

5. Shahpasand et al., "Therapeutic Potential of the Ketogenic Diet: A Metabolic Switch with Implica tions for Neurological Disorders, the Gut-Brain Axis, and Cardiovascular Diseases", *Journal of Nutritional Biochemistry* 132, nº 109693 (2024). https://doi.org/10.1016/j.jnutbio.2024.109693.

6. Eugene Reznick, "A Review of the Ketogenic Diet in the Treatment of Autism Spectrum Disorder", tese de doutorado, Loma Linda University, 2024, https://scholarsrepository.llu.edu/etd/1713.

7. M. Grootveld, "Evidence-Based Challenges to the Continued Recommendation and Use of Peroxidatively-Susceptible Polyunsaturated Fatty Acid-Rich Culinary Oils for High-Temperature Frying Practises: Experimental Revelations Focused on Toxic Aldehydic Lipid Oxidation Products", *Frontiers in Nutrition* 8, nº 711640 (2022). https://doi.org/10.3389/fnut.2021.711640.

8. "List of 100 Top Selling Grocery Items 2025 & Tips", *BusinessNes,* atualização em 8 de janeiro de 2025, https://businessnes.com/list-of-top-selling-grocery-items-and-tips/.

9. Ekaterina Pesheva, "Diet, Gut Microbes, and Immunity", *Harvard Medical School News & Research* (blog), 16 de novembro de 2021, https://hms.harvard.edu/news/diet-gut-microbes-immunity

10. Melina Roberts, "Five Connections between Bile Flow and Thyroid Function", Advanced Naturopathic Medical Centre, acesso em 27 de novembro de 2024, https://advancednaturopathic.com/bile-thyroid-connection.

11. J. Laukkarinen, J. Sand e I. Nordback, "The Underlying Mechanisms: How Hypothyroidism Affects the Formation of Common Bile Duct Stones", *HPB Surgery*, nº 102825 (2012). https://doi.org/10.1155/2012/102825.

12. Nazia Karsan e Peter J. Goadsby, "Migraine Is More Than Just Headache: Is the Link to Chronic Fatigue and Mood Disorders Simply Due to Shared Biological Systems?" *Frontiers in Human Neuroscience* 15 (2021). https://doi.org/10.3389/fnhum.2021.646692.

13. Ravindran et al., "Migraine Headaches in Chronic Fatigue Syndrome (CFS): Comparison of Two Prospective Cross-Sectional Studies", *BMC Neurology* 11, nº 30 (2011). https://doi.org/10.1186/1471-2377-11-30.

14. S. E. Lakhan e A. Kirchgessner, "Gut Inflammation in Chronic Fatigue Syndrome", *Nutrition & Metabolism* 7, nº 79 (2010). https://doi.org/10.1186/1743-7075-7-79.

15. American Association for the Advancement of Science, "Coffee Is Number One Source of Antioxidants", divulgação à imprensa, 28 de agosto de 2005, https://www.eurekalert.org/news-releases/560866.

16. Hassan Baky et al., "Interactions between Dietary Flavonoids and the Gut Microbiome: A Comprehensive Review", *British Journal of Nutrition* 128, nº 4 (2022): 577–591. https://doi.org/10.1017/S0007114521003627.

O Jejum para Acessar a Gordura Corporal Armazenada

1. American Heart Association, "More Than 100 Million Americans Have High Blood Pressure, AHA Says", divulgação à imprensa, 31 de janeiro de 2018, https://www.heart.org/en/news/2018/07/18/more-than-100-million-americans-have-high-blood-pressure-aha-says.

2. Jaws Podiatry, "How High Blood Pressure Affects Your Feet", *Jaws Podiatry* (blog), acesso em 27 de novembro de 2024, https://www.jawspodiatry.com/how-high-blood-pressure-affects-your-feet.

3. Benedict et al., *A Study of Prolonged Fasting* (Washington, D.C.: Carnegie Institution of Washington, 1915), https://archive.org/details/cu31924003162959.

4. Goldhamer et al., "Medically Supervised Water-Only Fasting in the Treatment of Hypertension", *Journal of Manipulative and Physiological Therapeutics* 24, nº 5 (junho de 2001), https://www.truenorthhealthfoundation.org/sites/default/files/docs/fasting-database-article/Goldhamer%20et%20al_2001_Medically%20Supervised%20Water-only%20Fasting%20in%20the%20Treatment%20of%20Hypertension.pdf.

5. Anne Tafton, "Fasting Boosts Stem Cells' Regenerative Capacity", *MIT News* (blog), 3 de maio de 2018, https://news.mit.edu/2018/fasting-boosts-stem-cells-regenerative-capacity-0503.

6. Mihaylova et al., "Fasting Activates Fatty Acid Oxidation to Enhance Intestinal Stem Cell Function during Homeostasis and Aging", *Cell Stem Cell* 22 (2018): 769–778. https://dspace.mit.edu/ handle/1721.1/124714.

7. Godínez-Victoria et al., "Intermittent Fasting Promotes Bacterial Clearance and Intestinal IgA Production in *Salmonella typhimurium*-Infected Mice", *Scandinavian Journal of Immunology* 79, nº 5 (2014): 283–345. https://onlinelibrary.wiley.com/doi/epdf/10.1111/sji.12163.

8. Li et al., "Intermittent Fasting Promotes White Adipose Browning and Decreases Obesity by Shaping the Gut Microbiota", *Cell Metabolism* 26, nº 4 (2017): 672–685.e4. https://doi.org/10.1016/ j.cmet.2017.08.019.

9. Khan et al., "Intermittent Fasting Positively Modulates Human Gut Microbial Diversity and Ameliorates Blood Lipid Profile", *Frontiers in Microbiology* 13 (2022). https://doi.org/10.3389/ fmicb.2022.922727.

10. M. P. Mattson, "Energy Intake, Meal Frequency, and Health: A Neurobiological Perspec tive", *Annual Review of Nutrition*, 25 (2005): 237–260. https://doi.org/10.1146/annurev. nutr.25.050304.092526.

11. Brian Doctrow, "Calorie Restriction, Immune Function, and Health Span", *NIH Research Matters* (blog), 1º de março de 2022, https://www.nih.gov/news-events/nih-research-matters/calorie-restriction-immune-function-health-span.

12. Chantal Gil, "The Starvation Experiment", *Duke Psychiatry & Behavioral Services* (blog), 9 de maio de 2023, https://psychiatry.duke.edu/blog/starvation-experiment.

13. Zauner et al., "Resting Energy Expenditure in Short-Term Starvation Is Increased as a Result of an Increase in Serum Norepinephrine", *American Journal of Clinical Nutrition* 71, nº 6 (2000): 1511–1515. https://doi.org/10.1093/ajcn/71.6.1511.

14. Ouellet et al., "Brown Adipose Tissue Oxidative Metabolism Contributes to Energy Expenditure During Acute Cold Exposure in Humans", *Journal of Clinical Investigation* 122, nº 2 (2012): 545–552. https://doi.org/10.1172/JCI60433.

15. Max Bingham, "New Obesity Tool?" *Harvard Medical School News & Research*, 14 de abril de 2001, https://hms.harvard.edu/news/new-obesity-tool.

16. Endocrine Society, "People with Brown Fat May Burn 15 Percent More Calories", comunicado à imprensa, 28 de abril de 2020, https://www.endocrine.org/news-and-advocacy/news-room/2020/people-with-brown-fat-may-burn-15-percent-more-calories.

17. Diab et al., "Intermittent Fasting Regulates Metabolic Homeostasis and Improves Cardiovascular Health", *Cell Biochemistry and Biophysics* 82 (2024): 1583–1597. https://doi.org/10.1007/s12013-024-01314-9.

18. Kaylyn Tousignant, "What Science Says About Intermittent Fasting and the Gut Microbiome", relatório *Co-Biome by Microba*, 10 de junho de 2024, https://www.co-biome.com/education/patient/what-science-says-about-intermittent-fasting-and-the-gut-microbiome.

19. Ducarmon et al., "Long-Term Fasting Remodels Gut Microbial Metabolism and Host Metabolism", *bioRxiv* (pré-impressão) (19 de abril de 2024), https://doi.org/10.1101/2024.04.19.590209.

Alimentos que Ativam Seu Metabolismo

1. Chiavaroli et al., "Effect of Low Glycaemic Index or Load Dietary Patterns on Glycaemic Control and Cardiometabolic Risk Factors in Diabetes: Systematic Review and Meta-Analysis of Ran domised Controlled Trials", *BMJ* 374 (2021): 1651. https://doi.org/10.1136/bmj.n1651.

2. L. Nesti, A. Mengozzi e D. Tricò, "Impact of Nutrient Type and Sequence on Glucose Tolerance: Physiological Insights and Therapeutic Implications", *Frontiers in Endocrinology* 10 (2019): 144. https://doi.org/10.3389/fendo.2019.00144.

3. Laura Williamson, "To Curb High Rates of Heart Disease and Stroke, Experts Urge Prevention and Innovation", divulgação à imprensa da American Heart Association, 24 de janeiro de 2024, https://www.heart.org/en/news/2024/01/24/to-curb-high-rates-of-heart-disease-and-stroke-experts-urge-prevention-and-innovation.

4. Dominic Lawson, "Warnings about Blood Pressure? I Take Them with a Pinch of Salt, Says Dominic Lawson", *Daily Mail*, 29 de maio de 2017, https://www.dailymail.co.uk/debate/article-4551028/Blood-pressure-warnings-pinch-salt.html.

5. The Cornucopia Institute, "Apeel and Edible Coatings: Your Questions Answered", Cornucopia News release, atualização em 9 de agosto de 2023, https://www.cornucopia.org/2023/07/apeel-and-edible-coatings-your-questions-answered/.

6. "Study: Hot Dogs May Raise Risk of Childhood Leukemia", *Supermarket News*, 13 de junho de 1994, https://www.supermarketnews.com/grocery-operations/study-hot-dogs-may-raise-risk-of-childhood-leukemia.

7. Amy-Sarah Mitchell, "Do Hot Dogs Cause Cancer? Processed Meat & Colon Cancer", *UVAHealth* (blog), 3 de março de 2023, https://blog.uvahealth.com/2023/03/02/do-hot-dogs-cause-cancer.

8. Cioffi et al., "Fructose-Rich Diet Affects Mitochondrial DNA Damage and Repair in Rats", *Nutrients* 9, nº 4 (2017): 323. https://doi.org/10.3390/nu9040323.

9. Dornas et al., "Health Implications of High-Fructose Intake and Current Research", *Advances in Nutrition* 6, nº 6 (2015): 729–737. https://doi.org/10.3945/an.114.008144.

10. Jonathan Q. Purnell e Damien A. Fair, "Fructose Ingestion and Cerebral, Metabolic, and Satiety Responses", *JAMA* 309, nº 1 (2013): 85–86. https://doi.org/10.1001/jama.2012.190505.

11. Hieronimus et al., "Effects of Consuming Beverages Sweetened with Fructose, Glucose, High-Fructose Corn Syrup, Sucrose, or Aspartame on OGTT-Derived Indices of Insulin Sensitivity in Young Adults", *Nutrients* 16, nº 1 (2024): 151. https://doi.org/10.3390/nu16010151.

12. Aeberli et al., “Moderate Amounts of Fructose Consumption Impair Insulin Sensitivity in Healthy Young Men: A Randomized Controlled Trial”, *Diabetes Care* 36, nº 1 (2013): 150–156. https://doi.org/10.2337/dc12-0540.

13. Jensen et al., “Fructose and Sugar: A Major Mediator of Non-Alcoholic Fatty Liver Disease”, *Journal of Hepatology* 68, nº 5 (2018): 1063–1075. https://doi.org/10.1016/j.jhep.2018.01.019.

14. Raatz et al., “Consumption of Honey, Sucrose, and High-Fructose Corn Syrup Produces Similar Metabolic Effects in Glucose-Tolerant and -Intolerant Individuals”, *Journal of Nutrition* 145, nº 10 (2015): 2265–2272. https://doi.org/10.3945/jn.115.218016.

15. Stanhope et al., “A Dose-Response Study of Consuming High-Fructose Corn Syrup–Sweetened Beverages on Lipid/Lipoprotein Risk Factors for Cardiovascular Disease in Young Adults”, *American Journal of Clinical Nutrition* 101, nº 6 (2015): 1144–1154. https://doi.org/10.3945/ ajcn.114.100461.

16. Stanhope et al., “Consumption of Fructose and High Fructose Corn Syrup Increase Postprandial Triglycerides, LDL-Cholesterol, and Apolipoprotein-B in Young Men and Women”, *Journal of Clinical Endocrinology & Metabolism* 96, nº 10 (2011): E1596–E1605. https://doi.org/10.1210/ jc.2011-1251.

17. Jameel et al., “Acute Effects of Feeding Fructose, Glucose and Sucrose on Blood Lipid Levels and Systemic Inflammation”, *Lipids in Health and Disease* 13, nº 195 (2014). https://doi. org/10.1186/1476-511X-13-195.

18. Pett et al., “The Seven Countries Study”, *European Heart Journal* 38, nº 42 (2017): 3119–3121. https://doi.org/10.1093/eurheartj/ehx603.

19. John Gordon Harold, “Harold on History | Myocardial Infarction: Evolution in Diagnosis, Care, Prognosis”, *Cardiology Magazine*, 2019, https://www.acc.org/Latest-in-Cardiology/Articles/2019/01/07/12/42/Harold-on-History-Myocardial-Infarction-Evolution-in-Diagnosis-Care-Prognosis.

20. J. M. Ketchem, E. J. Bowman e C. M. Isales, “Male Sex Hormones, Aging, and Inflammation”, *Biogerontology* 24 (2023): 1–25. https://doi.org/10.1007/s10522-022-10002-1.

21. Daniel Kelly, “Low Testosterone in Men Associated with an Early Death”, *Medical Xpress*, 15 de maio de 2024, https://medicalxpress.com/news/2024-05-testosterone-men-early-death.html.

22. J. M. Ketchem, E. J. Bowman e C. M. Isales, "Male Sex Hormones, Aging, and Inflammation", *Biogerontology* 24 (2023): 1–25. https://doi.org/10.1007/s10522-022-10002-1.

23. "Protein Leverage Hypothesis", Wikipedia, acesso em 2 de dezembro de 2024, https://en.wikipedia.org/ wiki/Protein_leverage_hypothesis.

24. Holt et al., "A Satiety Index of Common Foods", *European Journal of Clinical Nutrition* 49, nº 9 (1995): 675–690. https://researchers.mq.edu.au/en/publications/a-satiety-index-of-common -foods.

Como Seus Pensamentos Influenciam a Queima de Gordura e a Saúde

1. "Psycho-Cybernetics", Wikipedia, acesso em 2 de dezembro de 2024, https://en.wikipedia.org/wiki/ Psycho-Cybernetics.

2. Joel Arthur Baker, *Paradigms: The Business of Discovering the Future* (Nova York: HarperBusiness, 1993), https://archive.org/details/paradigmsbusines00bark.

3. Susan Perry, "The Power of the Placebo", BrainFacts.org, 31 de maio de 2012, https://www.brainfacts.org/archives/2012/the-power-of-the-placebo.

4. AP, "'Hysteria' Among Possible Causes of Illness of 125 at Game on Coast", *New York Times*, 24 de outubro de 1982, https://www.nytimes.com/1982/10/24/us/hysteria-among-possible-causes-of-illness-of -125-at-game-on-coast.html.

5. Peggy McColl, "Faith Is Powerful", *Proctor Gallagher Institute* (blog), acesso em 27 de novembro de 2024, https://www.proctorgallagherinstitute.com/38329/faith-is-powerful.

6. Joe Dispenza, "The Power of Gratitude", *Unlimited* (blog), 25 de novembro de 2016, https://drjoedispenza.com/blogs/dr-joes-blog/the-power-of-gratitude.

7. Margaret Rhea, "Gratitude", UC Davis Health Wellness News 49 (novembro de 2019), https://health.ucdavis.edu/nursing/academics/studentwellness/pdfs/BIMSON_Newsl etter-November_2019.pdf.

8. Picard et al., "A Mitochondrial Health Index Sensitive to Mood and Caregiving Stress", *Biological Psychiatry* 84, nº 1 (2018): 9–17. https://doi.org/10.1016/j.biopsych.2018.01.012.

9. Chen et al., "Gratitude and Mortality Among Older US Female Nurses", *JAMA Psychiatry* 81, nº 10 (2024): 1030–1038. https://doi.org/10.1001/jamapsychiatry.2024.1687.

10. Goodreads, "Quotable Quote", Robert A. Heinlein, acesso em 26 de janeiro de 2025, https://www.goodreads.com/quotes/73503-in-the-absence-of-clearly-defined-goals-we-become-strangely-loyal

11. A. G. Barnett and A. J. Dobson, "Excess in Cardiovascular Events on Mondays: A Meta-Analysis and Prospective Study", *Journal of Epidemiology and Community Health* 59, nº 2 (2005): 109–114. https://doi.org/10.1136/jech.2003.019489.

12. Pindek et al., "Workdays Are Not Created Equal: Job Satisfaction and Job Stressors Across the Workweek", *Human Relations* 74, nº 9 (2021): 1447–1472. https://doi.org/10.1177/0018726720924444.

13. Maria J. Fitzpatrick e Timothy J. Moore, "The Mortality Effects of Retirement: Evidence from Social Security Eligibility at Age 62", *National Bureau of Economic Research*, Working Paper Series 24127, dezembro de 2017, http://www.nber.org/papers/w24127.

14. Pagnini et al., "Ageing as a Mindset: A Study Protocol to Rejuvenate Older Adults with a Counterclockwise Psychological Intervention", *BMJ* 9, nº 7 (2019): e030411. https://doi.org/10.1136/bmjopen-2019-030411.

15. Ellen Langer e Judith Rodin, "The Effects of Choice and Enhanced Personal Responsibility for the Aged: A Field Experiment in an Institutional Setting", *Journal of Personality and Social Psychology* 34, nº 2 (agosto de 1976): 191–198. https://doi.org/10.1037/0022-3514.34.2.191.

16. Benjamin Hardy, "Age Does Not Define You; You Can Be Whoever You Want to Be", *Thought.is*, acesso em 27 de novembro de 2024, https://thought.is/age-does-not-define-you-you-can-be-whoever-you-want-to-be.

17. Dan Gordon, "Laughing All the Way", *UCLA Magazine*, 1º de julho de 2019, https://newsroom.ucla.edu/magazine/norman-cousins-humor-health-mind-body.

18. Funakubo et al., "Effects of a Laughter Program on Body Weight and Mental Health Among Japanese People with Metabolic Syndrome Risk Factors: A Randomized Controlled Trial", *BMC Geriatrics* 22, nº 361 (2022). https://doi.org/10.1186/s12877-022-03038-y.

19. American Physiological Society, "Laughter Remains Good Medicine", *ScienceDaily*, acesso em 27 de novembro de 2024, www.sciencedaily.com/releases/2009/04/090417084115.htm.

Biohacks de Ponta para Alcançar um Novo Nível de Saúde

1. Watanabe et al., "Coffee Abundant in Chlorogenic Acids Reduces Abdominal Fat in Overweight Adults: A Randomized, Double-Blind, Controlled Trial", *Nutrients* 11, nº 7 (2019): 1617. https:// doi.org/10.3390/nu11071617.

2. J. H. O'Keefe, J. J. DiNicolantonio e C. J. Lavie, "Coffee for Cardioprotection and Longev ity", *Progress in Cardiovascular Diseases* 61, nº 1 (2018): 38–42. https://doi.org/10.1016/j. pcad.2018.02.002.

3. Wu et al., "Chlorogenic Acid Protects Against Atherosclerosis in Apoe-/- Mice and Promotes Cholesterol Efflux from RAW264.7 Macrophages", *PloS One* 9, nº 9 (2014): e95452. https://doi .org/10.1371/journal.pone.0095452.

4. N. Liang e D. D. Kitts, "Role of Chlorogenic Acids in Controlling Oxidative and Inflammatory Stress Conditions", *Nutrients* 8, nº 1 (2015): 16. https://doi.org/10.3390/nu8010016.

5. Meng et al., "Roles of Chlorogenic Acid on Regulating Glucose and Lipids Metabolism: A Review", *Evidence-based Complementary and Alternative Medicine: eCAM* (2013): 801457. https://doi. org/10.1155/2013/801457.

6. Watanabe et al., "The Blood Pressure-Lowering Effect and Safety of Chlorogenic Acid from Green Coffee Bean Extract in Essential Hypertension", *Clinical and Experimental Hypertension* 28, nº 5 (2006): 439–449. https://doi.org/10.1080/10641960600798655.

7. Harpaz et al., "The Effect of Caffeine on Energy Balance", *Journal of Basic and Clinical Physiology and Pharmacology* 28, nº 1 (2017): 1-10. https://doi.org/10.1515/jbcpp-2016-0090.

8. Guest et al., "International Society of Sports Nutrition Position Stand: Caffeine and Exercise Perfor mance", *Journal of the International Society of Sports Nutrition* 18, nº 1 (2021). https://doi.org/10.1186/s12970-020-00383-4.

9. Institute of Medicine (US) Committee on Military Nutrition Research, *Caffeine for the Sustainment of Mental Task Performance: Formulations for Military Operations* (Washington, D.C.: National Acade mies Press, 2001), 2. https://www.ncbi.nlm.nih.gov/books/NBK223808/.

10. Hoshimoto et al., "Caprylic Acid and Medium-Chain Triglycerides Inhibit IL-8 Gene Transcrip tion in Caco-2 Cells: Comparison with the Potent Histone Deacetylase Inhibitor Trichostatin A", *British Journal of Pharmacology* 136, nº 2 (2002): 280–286. https://doi.org/10.1038/ sj.bjp.0704719.

11. St-Pierre et al., "Plasma Ketone and Medium Chain Fatty Acid Response in Humans Consuming Different Medium Chain Triglycerides During a Metabolic Study Day", *Frontiers in Nutrition* 6 (2019): 46. https://doi.org/10.3389/fnut.2019.00046.

12. Vandenberghe et al., "Tricaprylin Alone Increases Plasma Ketone Response More Than Coconut Oil or Other Medium-Chain Triglycerides: An Acute Crossover Study in Healthy Adults", *Current Developments in Nutrition* 1, nº 4 (2017): e000257. https://doi.org/10.3945/cdn.116.000257.

13. Östman et al., "Vinegar Supplementation Lowers Glucose and Insulin Responses and Increases Satiety After a Bread Meal in Healthy Subjects", *European Journal of Clinical Nutrition* 59 (2005): 983–988. https://doi.org/10.1038/sj.ejcn.1602197.

14. Kondo et al., "Vinegar Intake Reduces Body Weight, Body Fat Mass, and Serum Triglyceride Levels in Obese Japanese Subjects", *Bioscience, Biotechnology, and Biochemistry* 73, nº 8 (2009): 1837– 1843. https://doi.org/10.1271/bbb.90231.

15. Carol S. Johnston, Cindy M. Kim e Amanda J. Buller, "Vinegar Improves Insulin Sensitivity to a High-Carbohydrate Meal in Subjects with Insulin Resistance or Type 2 Diabetes", *Diabetes Care* 27, nº 1 (2004): 281–282. https://doi.org/10.2337/diacare.27.1.281.

16. A. N. McLendon, J. Spivey e C. B. Woodis, "African Mango (*Irvinga gabonensis*) Extract for Weight Loss: A Systematic Review", *Journal of Nutritional Thereapeutics* 2, nº 1 (2013): 53-58. http://lifescienceglobal.com/pms/index.php/jnt/article/view/927.

17. Joe Schwarcz, "The African Mango: Can Its Seeds Really Help You Lose Weight?" *McGill Office of Science and Society*, 20 de março de 2017, https://www.mcgill.ca/oss/article/health-nutrition-you-asked/african-mango-can-its-seeds-really-help-you-lose-weight.

18. Ngondi et al., "IGOB131, a Novel Seed Extract of the West African Plant *Irvingia Gabonensis*, Significantly Reduces Body Weight and Improves Metabolic Parameters in Overweight Humans in a Randomized Double-Blind Placebo Controlled Investigation", *Lipids in Health and Disease* 8, nº 7 (2009). https://doi.org/10.1186/1476-511X-8-7.

19. A. K. Sawicka, G. Renzi e R. A. Olek, "The Bright and the Dark Sides of L-carnitine Supplementation: A Systematic Review", *Journal of the International Society of Sports Nutrition* 17, nº 1 (2020). https://doi.org/10.1186/s12970-020-00377-2.

20. N. Longo, M. Frigeni e M. Pasquali, "Carnitine Transport and Fatty Acid Oxidation", *Biochimica et Biophysica Acta* 1863, nº 10 (2016): 2422–2435. https://doi.org/10.1016/j.bbamcr.2016.01.023.

21. Alison Steiber, Janos Kerner e Charles L. Hoppel, "Carnitine: A Nutritional, Biosynthetic, and Functional Perspective", *Molecular Aspects of Medicine* 25, nº 5–6 (2004): 455–473. https://doi.org/10.1016/j.mam.2004.06.006.

22. Dulloo et al., "Efficacy of a Green Tea Extract Rich in Catechin Polyphenols and Caffeine in Increasing 24-H Energy Expenditure and Fat Oxidation in Humans", *American Journal of Clinical Nutrition* 70, nº 6 (1999): 1040–1045. https://doi.org/10.1093/ajcn/70.6.1040.

23. Maki et al., "Green Tea Catechin Consumption Enhances Exercise-Induced Abdominal Fat Loss in Overweight and Obese Adults", *Journal of Nutrition* 139, nº 2 (2009): 264–270. https://doi.org/10.3945/jn.108.098293.

24. M. P. Godard, B. A. Johnson e S. R. Richmond, "Body Composition and Hormonal Adaptations Associated with Forskolin Consumption in Overweight and Obese Men", *Obesity Research* 13, nº 8 (2005): 1335–1343. https://doi.org/10.1038/oby.2005.162.

25. Sugita et al., "Daily Ingestion of Grains of Paradise (*Aframomum melegueta*) Extract Increases Whole-Body Energy Expenditure and Decreases Visceral Fat in Humans", *Journal of Nutritional Science and Vitaminology* 60, nº 1 (2014): 22–27. https://doi.org/10.3177/jnsv.60.22.

26. Sudeep et al., "*Aframomum melegueta* Seed Extract with Standardized Content of 6-Paradol Reduces Visceral Fat and Enhances Energy Expenditure in Overweight Adults — A Randomized Double-Blind, Placebo-Controlled Clinical Study", *Drug Design, Development and Therapy* 16 (outubro de 2022): 3777–3791. https://doi.org/10.2147/DDDT.S367350.

27. Sugita et al., "Grains of Paradise (*Aframomum Melegueta*) Extract Activates Brown Adipose Tissue and Increases Whole-Body Energy Expenditure in Men." *British Journal of Nutrition* 110, nº 4 (2013): 733–738. https://doi.org/10.1017/S0007114512005715.

28. Onakpoya et al., "The Use of *Garcinia* Extract (Hydroxycitric Acid) as a Weight Loss Supplement: A Systematic Review and Meta-Analysis of Randomised Clinical Trials", *Journal of Obesity* (2011): 509038. https://doi.org/10.1155/2011/509038.

29. S. Basak e A. K. Duttaroy, "Conjugated Linoleic Acid and Its Beneficial Effects in Obesity, Cardiovascular Disease, and Cancer", *Nutrients* 12, nº 7 (2020): 1913. https://doi.org/10.3390/nu12071913.

30. Rahman et al., "Effects of Conjugated Linoleic Acid on Serum Leptin Concentration, Body-Fat Accumulation, and β-oxidation of Fatty Acid in OLETF Rats", *Nutrition* 17, nº 5 (2001): 385–390. https://doi.org/10.1016/S0899-9007(00)00584-0.

31. Sakono et al., "Combined Effects of Dietary Conjugated Linoleic Acid and Sesamin Triacylglycerol and Ketone Body Production in Rat Liver", *Journal of Nutritional Science and Vitaminology* 48, nº 5 (2002): 405–409. https://doi.org/10.3177/jnsv.48.405.

32. A. J. Smeets e M. S. Westerterp-Plantenga, "The Acute Effects of a Lunch Containing Capsaicin on Energy and Substrate Utilisation, Hormones, and Satiety", *European Journal of Nutrition* 48 (2009): 229–234. https://doi.org/10.1007/s00394-009-0006-1.

33. John Lieurance, *Melatonin: Miracle Molecule* (Sarasota: Advanced Rejuvenation Publishing, 2020).

34. R. J. Reiter, Q. Ma e R. Sharma, "Treatment of Ebola and Other Infectious Diseases: Mela tonin 'Goes Viral'", *Melatonin Research* 3, nº 1 (março de 2020): 43–57. https://doi.org/10.32794/ mr11250047.

35. Faridzadeh et al., "The Role of Melatonin as an Adjuvant in the Treatment of COVID-19: A System atic Review", *Heliyon* 8, nº 10 (2022): e10906. https://doi.org/10.1016/j.heliyon.2022.e10906.

36. Mubashshir et al. "Therapeutic Benefits of Melatonin against COVID-19", *Neuroimmunomodulation* 30, nº 1 (dezembro de 2023): 196–205. https://doi.org/10.1159/000531550.

37. Minich et al., "Is Melatonin the 'Next Vitamin D'?: A Review of Emerging Science, Clinical Uses, Safety, and Dietary Supplements", *Nutrients* 14, nº 19 (2022): 3934. https://doi.org/10.3390/ nu14193934.

38. Avci et al., "Low-Level Laser (Light) Therapy (LLLT) in Skin: Stimulating, Healing, Restoring", *Seminars in Cutaneous Medical Surgery* 32, nº 1 (2013): 41–52. https://pmc.ncbi.nlm.nih.gov/ articles/PMC4126803.

39. M. R. Hamblin, "Mechanisms and Mitochondrial Redox Signaling in Photobiomodulation", *Photochemistry and Photobiology* 94, nº 2 (2018): 199–212. https://doi.org/10.1111/php.12864.

40. "Red Light Therapy and Its Effects on Fat Cells", Aesthetic Bureau, acesso em 27 de novembro de 2024, https://aestheticbureau.com.au/red-light-therapy-and-its-effects-on-fat-cells.

41. Caruso-Davis et al., "Efficacy of Low-Level Laser Therapy for Body Contouring and Spot Fat Reduc tion", *Obesity Surgery* 21 (2011): 722–729. https://doi.org/10.1007/s11695-010-0126-y.

42. Endocrine Society, "People with Brown Fat May Burn 15 Percent More Calories", news release, 28 de abril de 2020, https://www.endocrine.org/news-and-advocacy/news-room/2020/people-with-brown-fat-may-burn-15-percent-more-calories.

43. Šrámek et al., "Human Physiological Responses to Immersion into Water of Different Temperatures", *European Journal of Applied Physiology* 81 (2000): 436–442. https://doi.org/10.1007/s004210050065.

44. "Norepinephrine", Cleveland Clinic Health Library, acesso em 27 de novembro de 2024, https://my.clevelandclinic.org/health/articles/22610-norepinephrine-noradrenaline.

45. Imane Hachemi e Mueez U-Din, "Brown Adipose Tissue: Activation and Metabolism in Humans", *Endocrinology and Metabolism* 38, nº 2 (2023): 214–222. https://doi.org/10.3803/ EnM.2023.1659.

46. Straat et al., "Cold-Induced Thermogenesis Shows a Diurnal Variation That Unfolds Differently in Males and Females", *Journal of Clinical Endocrinology & Metabolism* 107, nº 6 (junho de 2022): 1626–1635. https://doi.org/10.1210/clinem/dgac094.

47. Jones et al., "Pre-cooling for Endurance Exercise Performance in the Heat: A Systematic Review", *BMC Medicine* 10, nº 166 (2012). https://doi.org/10.1186/1741-7015-10-166.

48. Sarah Klein, "Should You Cold Plunge Before or After a Workout? Why Timing Matters", *Peleton* (blog), 3 de junho de 2024, https://www.onepeloton.com/blog/cold-plunge-before-or-after-workout.

49. Vienna E. Brunt e Christopher T. Minson, "Heat Therapy: Mechanistic Underpinnings and Applications to Cardiovascular Health", *Journal of Applied Physiology* 130, nº 6 (2021): 1684–1704. https://doi.org/10.1152/japplphysiol.00141.2020.

50. Jem L. Cheng e Maureen J. MacDonald, "Effect of Heat Stress on Vascular Outcomes in Humans", *Journal of Applied Physiology* 126, nº 3 (2019): 771–781. https://doi.org/10.1152/japplphysiol.00682.2018.

51. Pope L. Moseley, "Heat Shock Proteins and Heat Adaptation of the Whole Organism", *Journal of Applied Physiology* 83, nº 5 (1997): 1413–1417, https://doi.org/10.1152/jappl.1997.83.5.1413.

52. Fennel et al., "Effect of Heat Stress on Heat Shock Protein Expression and Hypertrophy-Related Signaling in the Skeletal Muscle of Trained Individuals", *American Journal of Physiology-Regulatory, Integrative and Comparative Physiology* 325, nº 6 (2023): R735–R749. https://doi.org/10.1152/ajpregu.00031.2023.

53. Bouchama et al., "A Model of Exposure to Extreme Environmental Heat Uncovers the Human Transcriptome to Heat Stress", *Scientific Reports* 7, nº 9429 (2017). https://doi.org/10.1038/s41598-017-09819-5.

54. Kunutsor et al., "Inflammation, Sauna Bathing, and All-Cause Mortality in Middle-Aged and Older Finnish Men: A Cohort Study", *European Journal of Epidemiology* 37 (2022): 1225–1231. https://doi.org/10.1007/s10654-022-00926-w.

55. Laukkanen et al., "Sauna Bathing Is Associated with Reduced Cardiovascular Mortality and Improves Risk Prediction in Men and Women: A Prospective Cohort Study", *BMC Medicine* 16, nº 219 (2018). https://doi.org/10.1186/s12916-018-1198-0.

56. "The Science Behind Earthing", *Rowland Earthing*, acesso em 27 de novembro de 2024, https://rowlandearthing.co.uk/pages/science.

57. James L. Oschman, "Can Electrons Act as Antioxidants? A Review and Commentary", *Journal of Alternative and Complementary Medicine* 13, nº 9 (2007): 955–967. https://doi.org/10.1089/acm.2007.7048.

58. Chevalier et al., "Earthing (Grounding) the Human Body Reduces Blood Viscosity — a Major Factor in Cardiovascular Disease", *Journal of Alternative and Complementary Medicine* 19, nº 22 (2013): 102–110. https://doi.org/10.1089/acm.2011.0820.

59. Howard K. Elkin e Angela Winter, "Grounding Patients with Hypertension Improves Blood Pressure: A Case History Series Study", *Alternative Therapies in Health and Medicine* 24, nº 6 (2018): 46–50. https://pubmed.ncbi.nlm.nih.gov/30982019.

60. Stephen T. Sinatra, "Grounding Q&A", *Heart MD Institute* (blog), última modificação em 13 de abril de 2023, https://heartmdinstitute.com/q-a/grounding-q-a/.

61. S. O'Mara, *In Praise of Walking: A New Scientific Exploration* (Nova York: W. W. Norton & Company, 2020).

62. University of Massachusetts Amherst, "Meta-analysis of 15 Studies Reports New Findings on How Many Daily Walking Steps Needed for Longevity Benefit", *ScienceDaily*, 3 de março de 2022, https://www.sciencedaily.com/releases/2022/03/220303112207.htm.

63. European Society of Cardiology, "The More You Walk, the Lower Your Risk of Early Death, Even If You Walk Fewer Than 5,000 Steps", *ScienceDaily*, 8 de agosto de 2023, https://www.sciencedaily.com/ releases/2023/08/230808201935.

64. National Heart, Lung, and Blood Institute (NHLBI), "Keep Walking: Study Finds Higher Daily Step Count Helps Adults Live Longer", divulgação à imprensa, 3 de setembro de 2021, https://www.nhlbi.nih.gov/news/2021/keep-walking-study-finds-higher-daily-step-count-helps-adults-live-longer.

65. Bellini et al., "The Effects of Postprandial Walking on the Glucose Response after Meals with Different Characteristics", *Nutrients* 14, nº 5 (2022): 1080. https://doi.org/10.3390/nu14051080.

66. J. Inchauspé, *Glucose Revolution: The Life-Changing Power of Balancing Your Blood Sugar* (Nova York: Simon & Schuster, 2022).

67. Glucose Goddess. (s.d.). "Jessie's Research on Meal Pairing." Extraído de glucosegoddess.com.

68. Inchauspé, J. (2021). "The Science of Blood Sugar and Metabolic Health." Journal of Nutritional Biochemistry.

69. Inchauspé, J. (2020). "The Impact of Meal Sequencing on Weight Management." Metabolism Clinical and Experimental.

70. Shukla et al., "Food Order Has a Significant Impact on Postprandial Glucose and Insulin Levels", *Diabetes Care* 38, nº 7 (2015): e98–e99. https://doi.org/10.2337/dc15-0429.

71. S. Imai, M. Fukui e S. Kajiyama, "Effect of Eating Vegetables Before Carbohydrates on Glucose Excursions in Patients with Type 2 Diabetes", *Journal of Clinical Biochemistry and Nutrition* 54, nº 1 (2014): 7–11. https://doi.org/10.3164/jcbn.13-67.

72. Shukla et al., "Carbohydrate-Last Meal Pattern Lowers Postprandial Glucose and Insulin Excursions in Type 2 Diabetes", *BMJ Open Diabetes Research & Care* 5, nº 1 (2017): e000440. https://doi.org/10.1136/bmjdrc-2017-000440.

73. Kubota et al., "A Review of Recent Findings on Meal Sequence: An Attractive Dietary Approach to Prevention and Management of Type 2 Diabetes", *Nutrients* 12, nº 9 (2020): 2502. https://doi.org/10.3390/nu12092502.

Seu Reset de 30 Dias para a Liberdade Metabólica

1. Price Pritchett, *You²: A High Velocity Formula for Multiplying Your Personal Effectiveness in Quantum Leaps* (Dallas: Pritchett & Associates, 1994), 15.

2. Robert Waldinger e Marc Schulz, "What the Longest Study on Human Happiness Found Is the Key to a Good Life", *The Atlantic*, 19 de janeiro de 2023, https://www.theatlantic.com/ideas/archive/2023/01/harvard-happiness-study-relationships/672753

ÍNDICE